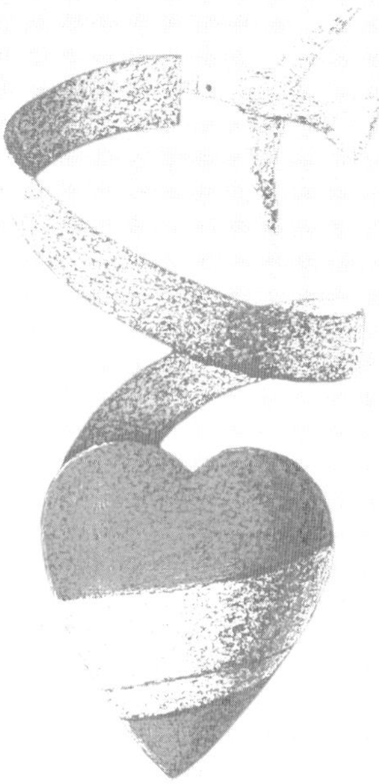

リハビリテーション効果を最大限に引き出すコツ

応用行動分析で運動療法とＡＤＬ訓練は変わる

第3版

編集　山﨑裕司・山本淳一

三輪書店

■編集

山﨑裕司　高知リハビリテーション専門職大学 リハビリテーション学科 教授

山本淳一　慶應義塾大学文学部 教授

■執筆者一覧（執筆順）

山﨑裕司　高知リハビリテーション専門職大学 リハビリテーション学科 教授

山本淳一　慶應義塾大学文学部 教授

加藤宗規　SBC 東京医療大学・教授

榊原僚子　くらた病院 リハビリテーション室（理学療法士）

山本哲生　中内整形外科クリニック リハビリテーション科（理学療法士）

石井　亙　医療法人共生会 川湯の森病院 リハビリテーション課（理学療法士）

松井　剛　茅ヶ崎リハビリテーション専門学校 理学療法学科（理学療法士）

上村朋美　東船橋病院 リハビリテーション科（理学療法士）

鈴木　誠　東京家政大学 健康科学部 リハビリテーション学科 作業療法学専攻 教授

上村　賢　市立三笠総合病院 リハビリテーション科（理学療法士）

桂下直也　株式会社ぴんぴんらいふ 代表取締役

安藤章子　市立三笠総合病院 リハビリテーション科（理学療法士）

中山直之　白石明日佳病院 リハビリテーション科（理学療法士）

岡田一馬　松山リハビリテーション病院 リハビリテーション部（理学療法士）

中田衛樹　松山リハビリテーション病院 リハビリテーション部（理学療法士）

中山智晴　須崎くろしお病院 リハビリテーション部（理学療法士）

遠藤有紗　エスポワール北広島 リハビリテーション科（作業療法士）

大森圭貢　湘南医療大学 リハビリテーション学科 教授

（発刊時）

第3版 はじめに

やっと第3版を発刊することができました．これも読者の皆様のご支援のおかげです．

リハコツ第2版は，2012年に発刊されましたが，リハビリテーションを取り巻く社会情勢は年々厳しさを増すばかりです.「JPTA NEWS 8月号（2013）」の中での，日本理学療法士協会の半田一登会長の発言を紹介します．

「厚労省のお役人から『なんちゃってリハビリ』という言葉が出てきた．揉んで終りの理学療法，ただ患者に付いていくだけの理学療法を指している．これはリハビリテーション医療に対する不信感の表れである」という主旨でした．

そして，2016年度診療報酬改定では，回復期リハビリテーションに成果主義が導入されました．入院中のactivities of daily living（以下，ADL）得点の改善率が一定の値（実績指数27）を下回ると，治療点数は入院基本料に包括されるというのです．つまり，リハビリテーションを行っても点数が取れません．

このような状況の中，ある学会ではADL得点が伸びやすい症例をいかにして抽出するかが重要だという発表がありました．ある施設では，ADL得点が伸びた対象者は長く入院させるが，ADL得点が伸びない重症患者は早期に退院・転院させているといいます（短い入院期間でADL得点が伸びると改善率は大きくなる．逆に，同じADL得点の改善幅でも入院期間が長くなると改善率は低く算出される）．

なぜ，セラピストは，重症患者のADLを改善させるための動作訓練を創出しないのでしょう．ちなみに，2018年度診療報酬改定では，より厳しい基準（実績指数37）が設けられました．

答えは簡単です．セラピストが有効なADL訓練の方法を知らないからです．でも大丈夫．私たちは，この間に応用行動分析学を基本とした事例研究を積み重ねてきました．そして最強の動作訓練を編み出しました．応用行動分析学はADL訓練を変えたのです．この本を読んで，「なんちゃってリハビリ」からは卒業です．重度の麻痺や認知症，高次脳機能障害があっても大丈夫．患者の予後を変えられる特別なセラピストに変身しましょう．

2019年5月吉日

山﨑裕司

第２版　はじめに

初版から４年が経って，第２版を発刊することができました．読者の皆様のご支援のおかげと感謝しています．

われわれセラピストは，認知症を合併した対象者に対して「言語指示に従えないから訓練を行うことは無理」「記憶できないから何度言ってもだめ」といった先入観を持ってないでしょうか．そして，認知機能の回復がなければADL能力の回復はできないと考えてないでしょうか．私も以前はそうでした．しかし，これを認知機能の問題ではなく，行動の問題としてとらえると違った見方ができます．言語指示に従えないのであれば，もう一度言語に行動を制御する機能をもたせればよいのです．「言語指示（先行刺激）に従って，行動した結果，大きな強化刺激（後続刺激）が得られる」という関係を繰り返すことで，もう一度言語指示に行動制御機能をもたせることは可能です．このことは第Ⅴ章（p208～210）に詳述しました．さらに第Ⅳ章では，このような認知症事例に対する行動分析学的介入の効果について示しました．言語をもたない重度の自閉症児に言語を獲得させてきた行動分析学のパワーを感じていただけると思います．

2011年にはNHKの某番組で脳卒中リハビリテーションが取り上げられました．その中で，アメリカの最新の知見が報告されました．それは，歩行訓練中に歩行スピードをフィードバックして賞賛した群は，行わなかった群よりも歩行スピードが大きく改善したという内容です．これは行動分析学の専門家ではない研究者からの報告です．研究は多施設間における無作為化臨床比較試験の手法を用いて行われており，強化刺激の重要性が明らかとなっています．詳細については第Ⅴ章（p206）をご覧ください．

第Ⅵ章では，４年間のうちに蓄積された基準値を追加しました．ヘルスメーターによる立位バランス評価と膝伸展筋力評価を組み合わせることで，歩行障害の原因分析がより科学的に実施できる研究が紹介されています（p236）．

本書が，読者の皆様の介入効果を最大限に引き出すお手伝いができることを願っています．

第1版 はじめに

「訓練を行いましょう」と言っても，対象者は「私のことだからほっといてよ」とまったくやる気をみせてくれない．理学療法士・作業療法士ならば，このような場面にめぐり合ったことがあるでしょう．「寝ていると体力が落ちるから，起きて運動しましょう」「まだ一人で着替えができないから，着替えの練習をしましょう」といくら説明しても理解してもらえない．こんなときには「やる気がないので訓練の対象にはならないな」とか，「私の接しかたが未熟だからこんなことになってしまうんだ」なんて思ったりしますよね．

ちょっと待ってください．よい解決方法がありますよ．考えかたをちょっと変えるんです．これまでの自分はどうでしたか？　英語は将来役立つから，一生懸命に勉強しました？　タバコは体に悪いからやめられました？　肥満に高血圧，メタボリック症候群だって言われて，食事制限や運動を継続できました？　アルコールは肝臓に悪いので，適量で我慢できてます？

私は，どれも中途半端．だから，英語の文献を読むのに苦労するし，太ってきたし，血圧も高いし，肝機能も悪化してきた．これって，やる気のない対象者と同じじゃないですか？

でもこの前，たまたまお酒を飲まない日があって，朝早く目が覚めて，黒酢を飲んで，ゴルフクラブを一本持って，10分散歩して帰ってきたら，なんか調子がいい．シャワーを浴びて血圧を測ると，いつも上が150，下が95 mmHg以上ある血圧が，134の88．『うれしかった』．次の日は前日に少しお酒を飲んだが，また朝早く目が覚めて，今度は15分歩いた．同じように血圧を測ると138の84だった．『すごくうれしかった』．次の朝は，歩きたくて目が覚めた．30分も歩いてしまった．血圧はなんと128の82だった．「こんな血圧，最近見たことない！」．そして次の朝も，その次の朝も歩いた．

気づきませんか？　散歩を始めたときには，やる気なんてなかったんです．歩いた後に，ちょっといいことがあっただけ．実はこれがポイントなんです．行動すると，ちょっといいことが起きる．

この本では，「ちょっといいこと」を生じさせる秘訣を教えます．対象者の方々が，理学療法・作業療法の時間を楽しみにしているなんて素敵じゃないですか？

目次

第Ⅳ章

事例集

第VI章

見通しを与える基準値 …… 大森圭貢

装丁・本文デザイン　関原直子

イラスト　長縄キヌエ

第 I 章

なぜ，運動療法・ADL 訓練に行動分析が必要なのか

理学療法，作業療法の現場では，医学的に正しいことを行おうとしても，うまくいかない場面に遭遇する．そのような場合，これまで培ってきた経験によって問題を解釈し，解決を図っていくであろう．ただ，それだけではうまくいかないことも多いのではないだろうか．運動療法や日常生活動作（ADL）訓練の中で，そのような問題をみてみよう．

1　実践してもらえない運動療法

理学療法士や作業療法士（以下，セラピスト）が対象者に歩行訓練を勧めているが，一向に行ってもらえない（図 1）．多くのセラピストが経験したことのある光景ではないだろうか．このようなときに，セラピストは訓練の必要性に関する知識を与えることで対象者の指示従事行動（以下，コンプライアンス）を得ようとする．

しかし，問題はそんなに簡単ではない．筆者は，禁煙できない，あるいは体重管理ができない医療スタッフを数多くみてきた．当然のことながら，彼らは喫煙や肥満の弊害に関する十分な知識を有している．知識があったにもかかわらず，適切な行動（禁煙，食事制限，運動）が伴わないのである．対象者も同様で，練習が必要であっても適切な行動がとれるとは限らない．

運動療法については，多くのエビデンスが示されている．しかし，それらの効果は，最善の形で治療が適用されることを前提としている．例えば，呼吸リハビリテーションにおける下肢

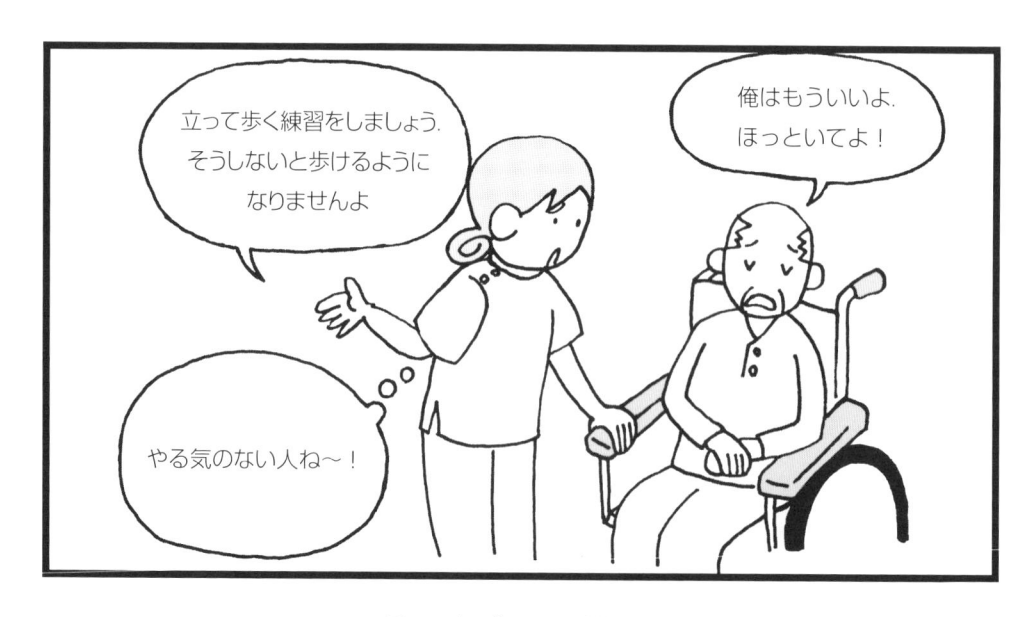

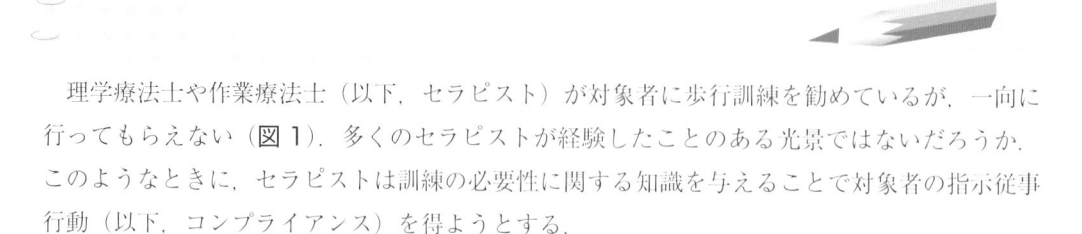

図 1　やる気のない対象者

表 1　COPD 患者のための呼吸リハビリテーション・ガイドラインに対する勧告と証拠の強さ（文献 1）より）

構成要素／成果	勧告	証拠の強さ
下肢のトレーニング	下肢のトレーニングは運動耐容能を向上させるので，呼吸リハビリテーションの一環として推奨される	A
上肢のトレーニング	筋力と持久力のトレーニングは上肢の機能を高めるので，上肢の運動を呼吸リハビリテーションに含めるべきである	B
呼吸筋トレーニング	呼吸リハビリテーションで呼吸筋トレーニングをルーチンに行うことを支持するような科学的証拠はない．呼吸筋の筋力が低下したり息切れがする一部の対象者に実施することを検討する	B
心理社会的，行動的，教育的な構成要素と成果	単独の治療法としての短期的な心理社会的支援の効果を裏づける証拠はない．長期的な治療は効果が期待される．専門家たちの意見は，呼吸リハビリテーションに教育的および心理社会的な支援の構成要素を入れることを支持している	C
呼吸困難	呼吸リハビリテーションは呼吸困難を改善する	A
QOL	呼吸リハビリテーションは健康関連 QOL を改善する	B
医療の利用度	呼吸リハビリテーションによって入院件数や入院日数が減っている	B
生存率	呼吸リハビリテーションにより生存率の改善が期待される	C

表 2　呼吸リハビリテーションにおけるコンプライアンス

- Chester EH, et al : *Chest*　72 : 695–702, 1977
  運動に伴う呼吸困難感の増加は，運動継続のコンプライアンスを低下させる
- Brooks D, et al : *Eur Respir J*　20 : 20–29, 2002
  重症例では維持期の呼吸リハビリテーションのドロップアウトが高率
- Heppner PS, et al : *J Cardiopulm Rehabil*　26 : 44–53, 2006
  集中的呼吸リハビリテーション後の自宅での歩行トレーニングの継続率は，2 年後で 41%に低下
- Griffiths TL, et al : *Lancet*　355 : 362–368, 2000
  集中的な呼吸リハビリテーション後のレジャーセンターにおける監視型呼吸リハビリテーションプログラムを企画するが，参加率は 25%と低値
- 安藤守秀，他：日本呼吸管理学会誌　13 : 344–350, 2003
  外来の呼吸リハビリテーションのドロップアウト率は約 40%．ドロップアウトの理由の大部分が意欲低下による自己中止
- 三浦留美子，他：日本呼吸管理学会誌　10 : 391–397, 2001
  在宅での呼吸リハビリテーションプログラムの実施率は，呼吸に関するトレーニングが 40～60%，歩行・上下肢筋力トレーニングは 0～20%と極めて低値

のトレーニングは，多数の無作為化比較試験において，運動耐容能を向上させ息切れを軽減させることが明らかとなっている（**表 1**）[1]．しかし，一方で**表 2** に示すような適応の限界が報告されている．安藤らは，外来における呼吸リハビリテーションのドロップアウト率は約 40%であり，その原因の大部分が意欲低下による自己中止であることを報告した．三浦らの調査でも，在宅での歩行・上下肢筋力トレーニングの継続率は 0～20%と，極めて低値であった．

繰り返すが，コンプライアンスの問題があって治療の適用や継続に制限がある場合は，十分

表３　コンプライアンスの問題

- ・Forkan R, et al : *Phys Ther*　86 : 401–410, 2006
  高齢者の転倒予防のための運動プログラムを，週４回以上実施できていた対象者は 28%．49%の対象者は週１回以下の実施
- ・Lenze EJ, et al : *Arch Phys Med Rehabil*　85 : 1599–1601, 2004
  入院リハビリテーションにおける理学療法，作業療法に熱心に参加しているのは 57%．25%以上の訓練機会において回避したり，真面目に参加できない対象者は 21%
- ・Shaughnessy M, et al : *Rehabil Nurs*　31 : 15–21, 2006
  慢性期片麻痺者の中で在宅での運動療法を週４回以上行っていたのは 31%．42%の対象者は週１回未満
- ・Williams A, et al : *Br J Sports Med*　25 : 90–93, 1991
  慢性腎不全患者での在宅での 12 週間の運動療法プログラムの完遂率は 23%
- ・Nelson KM, et al : *Diabetes Care*　25 : 1722–1728, 2002
  17 歳以上の２型糖尿病患者のうち 31%は定期的な運動習慣を持たない．38%は運動習慣はあるが，推奨された運動量に達していない
- ・杉村誠一郎，他：行動リハビリテーション　1 : 30–38，2012
  退院後，上肢骨折者の自主トレーニング頻度を調査．退院後 1～5 週の期間に，指導されていたセット数を守れていた対象者は 28～54%

な治療効果は期待できない．これは呼吸リハビリテーションに限ったものではない．Lenze らは，入院中のリハビリテーションにおいても常時熱心に理学療法・作業療法に参加できている対象者は 57%にとどまったことを報告した．片麻痺者を対象とした調査でも，在宅での運動療法を所定の回数実施できていた対象者は 31%にすぎなかった．このような運動療法に関するコンプライアンスの問題は，様々な疾患で報告されている（**表３**）．

運動療法効果を最大にするためには，「どのような治療を行うか」という視点に，「どのようにして対象者の行動を適切な方向に導くか」という視点を追加しなければならない．

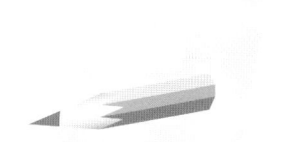

2　ADL訓練の現状

「理学療法士及び作業療法士法」の中で，理学療法とは「身体に障害のある者に対し，主としてその基本的動作能力の回復を図るため，治療体操その他の運動を行なわせ，及び電気刺激，マッサージ，温熱その他の物理的手段を加えることをいう．」と定義されている．他の定義では，「身体に障害のある人や，そのおそれのある人に対して，治療体操などの運動療法，日常生活の基本となる動作練習や，温熱・電気・水・光線を用いた物理療法を行い，機能や能力障害の回復・維持・予防を図ること」が理学療法とされている[2]．

作業療法は「身体又は精神に障害のある者，またはそれが予測される者に対して，その主体的な活動の獲得を図るため，諸機能の回復・維持および開発を促す作業活動を用いて行う治療・指導・援助のこと」である．そして，治療や援助もしくは指導の手段とされる「作業活動」とは日常活動の諸動作，仕事・遊びなど人間の生活全般に関わる諸活動と定義されている[2]．これらの定義からすると，ADL訓練は理学療法や作業療法の根幹をなすものといってよいであろう．

ここで，ADLに関する教科書を紐解いていただきたい．教科書には片麻痺者が，どのような移動形態をとるべきか，どのように更衣，入浴，排泄を行えばよいのかが記されている．しかし，その動作ができない場合に，どのように練習すればよいのかはほとんど記載されていない（図2）．これは片麻痺に限ったことではない．脊髄損傷，切断，脳性麻痺，パーキンソン

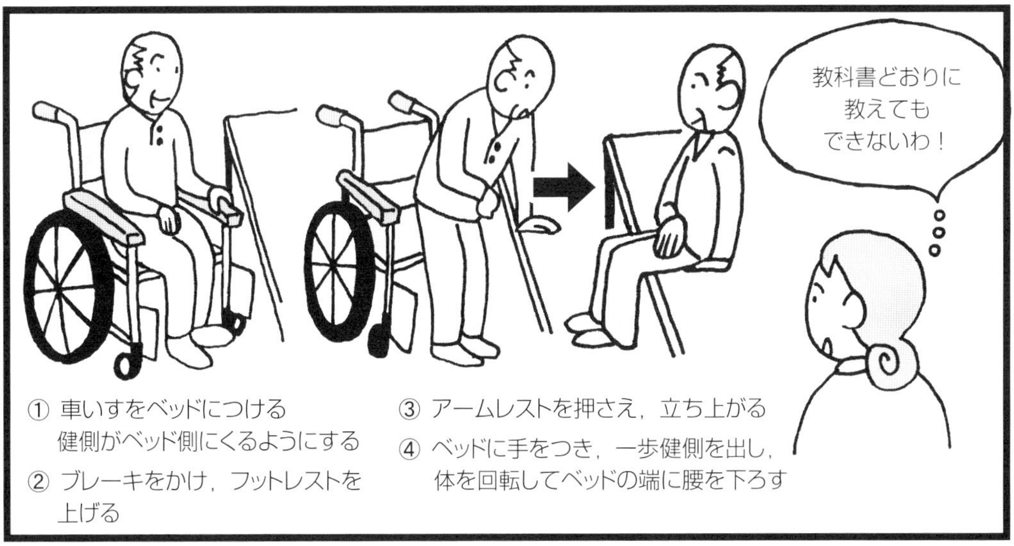
教科書どおりに
教えても
できないわ！
① 車いすをベッドにつける
健側がベッド側にくるようにする
② ブレーキをかけ，フットレストを
上げる
③ アームレストを押さえ，立ち上がる
④ ベッドに手をつき，一歩健側を出し，
体を回転してベッドの端に腰を下ろす

図2　動作練習の現実
・やり方の記述のみ！
・どのように動作を再獲得させるのかについては記述されていない！

病のどれをとってもほぼ同じである．そもそも適切な動作が行える対象者には動作訓練を行う必要がない．逆に言うと，適切な動作を行おうとしても，その動作ができない方がわれわれの対象者なのである．ということは，ADL の教科書には，ADL 訓練の方法がほとんど記載されていないことになる．

熟練したセラピストが行う ADL 訓練は経験の浅いセラピストに比べて明らかにうまい．動作の課題分析，運動学的分析を行い，動作をさらに細かい動作に分けていく．そして，できない部分には身体的ガイドやモデリング，言語指示などのテクニックが用いられ，動作の上達とともにそれらは徐々に漸減されていく．細かい動作は徐々につながれ，目標とする動作が形作られていく．おそらく，セラピストは経験的に ADL 訓練方法を習得してきたのであろう．

しかし，新人セラピストが訓練方法を指導してもらえない職場に就職したらどうだろうか．セラピストの爆発的な増加が生じている本邦では，こういった状況は少なくないはずである．そうした場合，書籍が頼りとなるが，熟練したセラピストが行っているような方法は記述されていない．おそらく，単純な動作の反復練習が行われることになる．難易度の高い動作では，練習中に失敗を繰り返すことが少なくないであろう（図３）．後述されるが，失敗や上達がない状態は ADL 訓練に対する意欲を低下させ，学習を阻害してしまう．

ADL 訓練における治療効果を最大にするためには，「どのような動作を行うべきか」という視点よりもむしろ，「どのようにしてその動作を獲得（学習）させるか」という視点を持たなければならない．

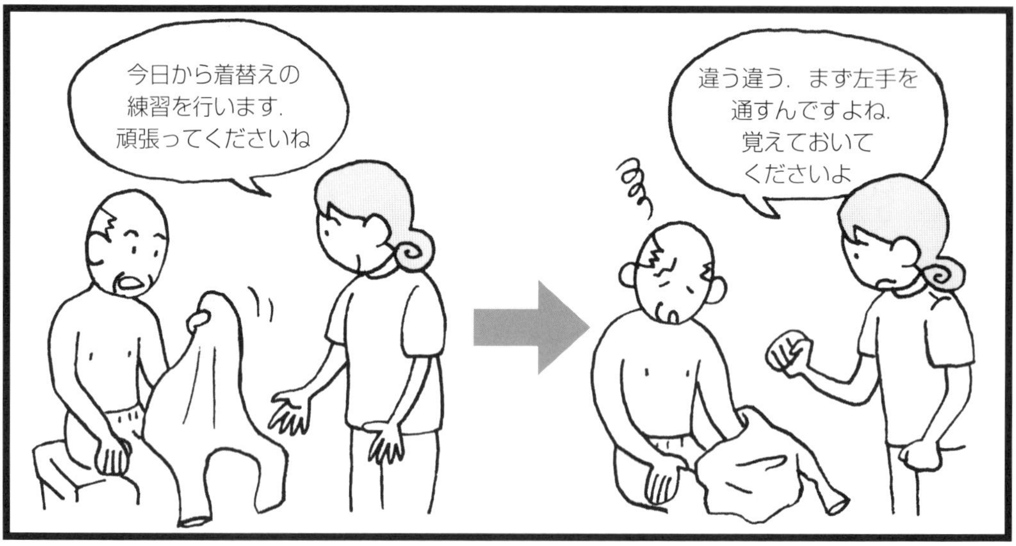

図３　よく行われている ADL 訓練

コラム

片麻痺者の基本的動作予後

1983年に発表された二木先生の論文を紹介しよう[3]．発症から6カ月間にわたって脳卒中片麻痺者の基本的動作の獲得状況が追跡調査された．その中で起居移動動作レベルの獲得率が報告されている．寝返りが獲得できた症例は，70歳代で73%，80歳以上で52%であった．同様に，起き上がりができた症例は，56%，38%，屋内歩行ができた症例は47%，34%であった．起居移動動作レベルに最も強く影響したのは下肢Brunnstrom stage（以下，Br. Stage）で，相関係数は0.9であった．

これは何を意味しているのか．80歳以上で寝返りや起き上がりができた症例は，軽症の片麻痺者であったということである．逆に言えば，高齢の重症片麻痺患者の基本動作予後は，極めて不良ということだ．

最近の調査において[4]，回復期リハビリテーション終了時の下肢Br. StageがⅢ以下であった症例のうち，寝返り・起き上がりが自立または監視下で可能であった者は54%，50%と報告されている．別の調査では[5]，下肢Br. StageがⅢ以下であった症例のうち，寝返り・起き上がりが自立した者は34%，30%であった．2つの調査は症例の重症度や動作可能者の取り込み基準が異なっており単純に比較はできない．しかし，現在も重症片麻痺者の起居動作の予後は不良といってよいであろう．

基本的動作能力の回復を図ることを主目的とするセラピストには，基本的動作能力の予後を良くする責務がある．

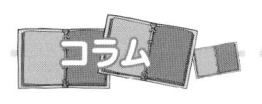

3　行動分析学の導入

これまでセラピストは，医学的により良い治療方法を探究することによって，対象者に対するサービスを向上させようとしてきた．しかし，運動療法やADL訓練などは，対象者自身の協力なくしては成立しない．このような背景から，セラピストは対象者の障害や病態の問題でなく，行動の問題に取り組むための方法論を必要とする．つまり，適切な行動を学習させ，適切な行動を生じさせ，それを維持させるための具体的方法である．これらは行動分析の得意分野であり，これまでも特に障害児教育の分野で顕著な業績を上げてきた．運動療法やADL訓練の効果は，行動分析的視点を加えることによって最大限に引き出される．

（山﨑裕司）

第 II 章

応用行動分析

1　応用行動分析の特徴

1．応用行動分析とは

人間には固有の行動のシステムがあり，ある共通の法則にのっとって生きている．したがって，その法則性を把握すれば，これまで難しいといわれていた問題や事例に対応することができる．その法則性は，心理学の領域から発展して構築された「行動分析学（behavior analysis）」によって見い出されてきた．行動分析学は，米国の心理学者スキナー（ハーバード大学教授，1904～1990）が体系化した心理学・行動科学に関する学問で，行動や心の働きを，環境との相互作用という点から徹底的に分析することで，個人の行動や心の働きが生じる原因を明らかにしてきた．

行動分析学では，行動の法則性は個人の中にはなく，個人と個人を囲む環境との相互作用にあると考える．個人と環境との相互作用を徹底的に調べることで，行動が変わる条件を見い出すことができると考える．行動分析学の応用領域である「応用行動分析（applied behavior analysis）」は，そのようにして見い出された理論，枠組み，技法を，教育・医療・福祉・看護・リハビリテーション・法務・ビジネスなどのいわゆるヒューマンサービスに関する多くの領域で活用し，目覚ましい実績を上げている．

図1は，個人（対象者）と環境との相互作用を示したものである．個人にのみ焦点をあてると，個人が行動している部分しかみえない．しかし，一歩引いた視点で個人と環境との相互作用をみると，対象者は環境から何らかの刺激を受けて，応答（行動）している．そして，その行動に対してまた環境からの応答を刺激として受けている．セラピストも対象者に接しているときには，対象者に何らかの刺激を与えているのである．そして，対象者の応答（行動）を受け止め，それに対する刺激を再び対象者に返しているのである．

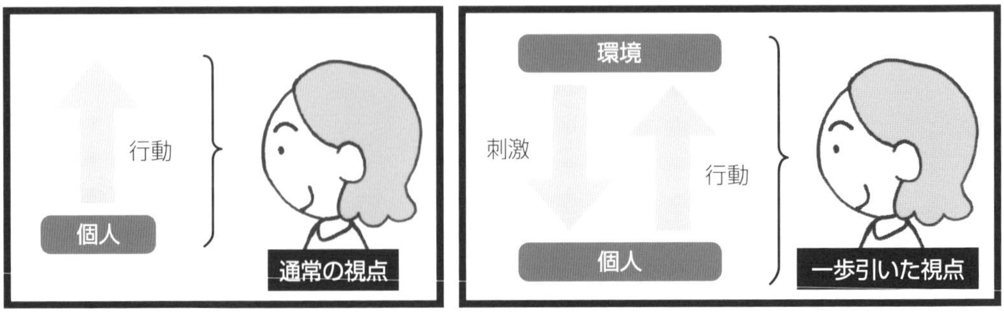

図1　個人と環境との相互作用

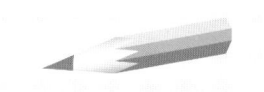

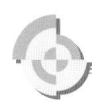

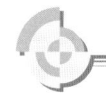

2．うまくいかない事例，うまくいく事例 —勉強が苦手な子どもの例—

環境によって，個人がこれほど変わるという例を挙げ，応用行動分析の考え方を紹介していこう．

1）A先生の場合（図2）

A先生は，たいへん教育熱心な先生である．どのような子どもでも，繰り返しの練習によって学習が進むと考えている．授業時間内にできなかった課題は，宿題として家に持って帰って必ずこなすように指示をしている．漢字の書き取りで，少しでも「とめ」「はね」などが違っていたら，全部消してもう一度やるように指導してきた．

太郎君は，漢字の書き取りが苦手である．そのため，宿題がどんどんたまっていき，家や学校の机の中がやっていない宿題でいっぱいになってしまった．A先生も自分の方針どおりに学習が進まないので，いら立ちを募らせ，つい叱る口調で指示することが多くなった．このようなことが，国語の時間のみならず，算数や理科，社会の時間でも繰り返された．その結果，“うまく書けた，読めた，わかった”という経験をせずに一日が過ぎていくことが多くなった．太郎君は，だんだんA先生の指示に感情的に反発するようになっていった．あるとき，「わかんないんだよ！」と大きな声を出して教室を出て行ってしまった．その後，「学校に行きたくない」などの登校しぶりをするようになった．

A先生自身も，そのように反発する子どもに対してマイナスの感情を抱くようになっていった．「私が一所懸命指導しているのに，あの子はまったくやる気がない」「あの子は感情的になるだけで，自分の不満を発散させようとしているんだ」などと思うようになった．その結果，丁寧な指導ができなくなり，太郎君の感情的反発もますます強くなっていった．

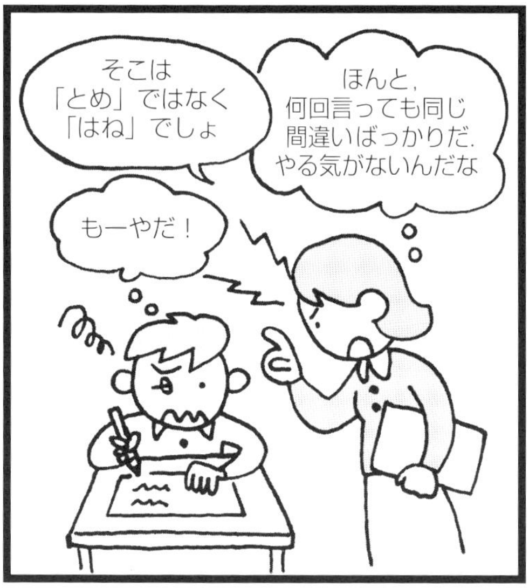
そこは「とめ」ではなく「はね」でしょ
ほんと，何回言っても同じ間違いばっかりだ．やる気がないんだな
もーやだ！

図2　A先生の指導場面
（嫌悪刺激を与える）

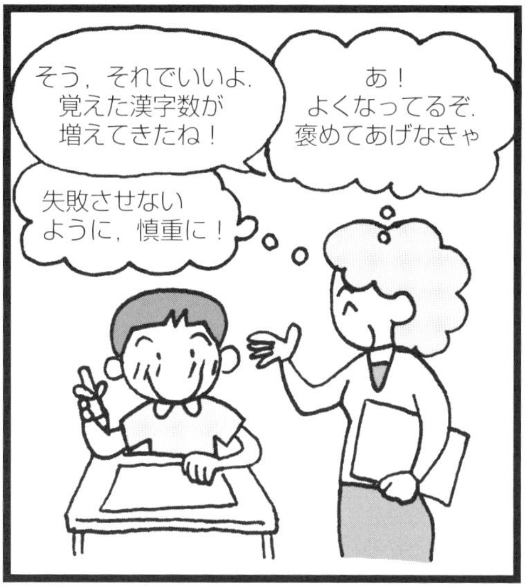
そう，それでいいよ．覚えた漢字数が増えてきたね！
あ！よくなってるぞ．褒めてあげなきゃ
失敗させないように，慎重に！

図3　B先生の指導場面
（強化刺激を与える）

2）B 先生の場合（図 3）

B 先生は，子どもに学習の見通しを持たせることが重要だと考えている．特に，苦手な科目や単元については，まず今日は何をやるかといった「短期的な見通し」を，授業の初めに説明した．また「長期的な見通し」として，1 週間で漢字 15 文字，1 カ月で 60 文字覚えるよう，月初めに示し，教室に貼り出しておいた．目標の漢字はプリントにして配り，覚えられたものに○をつけていくように指示した．1 カ月後には，覚えて○をつけた漢字の数を皆が発表した．

次郎君は，漢字の書き取りが苦手である．B 先生が指導するにあたって注意を払ったことは，少しずつできる数を増やしていくようにすることである．また，学習の初めは間違いなくスムースにできるようにするため，多めのヒントを与え，それを徐々に減らしていく工夫をした．適切なヒントが得られることで授業時間内に課題が完了するようになったので，宿題がたまることもなかった．

B 先生は，次郎君が努力したことに注目し，うまくできていること，一所懸命に取り組んだことを十分褒めた．ステップを徐々に上げていったことで，次郎君は挫折感を味わうこともなく学習に取り組めた．また，うまくできたことを褒められ，できるようになった答案が徐々に増えていくことは大きな励みになった．次郎君は，他の教科に関しても安定して学習を進めていくことができた．

B 先生は，このような配慮をすることが授業を進めるうえで負担になるとは感じていない．むしろそのような工夫をせずに，学習拒否や離席，感情的な反発，登校しぶりなどの問題が起こった場合，それに対応するには莫大な時間と労力がかかると考えている．

3）ここが違う（図 4）

強い指示が繰り返し与えられ，自分が苦手なことを繰り返しさせられた太郎君は，学習を拒否するようになり，どんどん感情的になってしまった．これは，子どもの心の中に初めから，

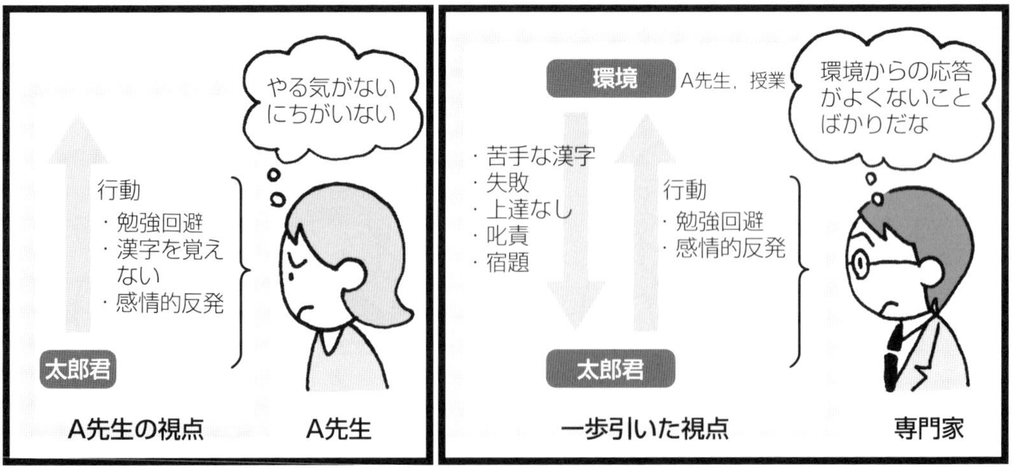

図 4　太郎君と環境との相互作用
原因は太郎君にあるのではなく，太郎君とまわりの環境との相互作用にある．

「意欲欠如」「反抗傾向」「いら立ち」「消極性」などがあるから起こるのではない．子どもの心の中の働きを推測しすぎたり，その人格にレッテルを貼ったりしてはいけない．「子ども個人そのもの」しかみないと，そのような「レッテル貼り」のわなに陥りやすい．一歩引いた視点で考え，「子どもと環境との相互作用」をみてみると，先生が出している刺激が，学習拒否や感情的反発など，ネガティブな行動を生み出していることがみえてくる．

太郎君にとっては，見通しがないまま，嫌な刺激ばかりが与えられ続けている．このようなことが繰り返し生じれば，私たちでもイライラして，やめたくなる．せっかく努力してうまくいったことがあったとしても，嫌な刺激のほうが多かったら，その場面全体やその場面に含まれているもろもろの刺激（先生，教室，同級生，教科書，学校そのもの）までもが嫌な刺激になってしまう．そして，それらの刺激が，子どもの不安，緊張，いら立ちなどを生み出すことになる．

4）循環論に陥らないようにする

私たちのものの考え方には，ネガティブな行動の原因は，本人にあると考える傾向がある．ためしに次のような会話に意味がないことを確認してほしい．

第三者がA先生に対して，「なぜ，太郎君は学校で勉強しないのですか」と尋ねた．A先生は「勉強する意欲がないからですよ」と答えた．では，「なぜ，勉強する意欲がないと考えるのですか」と再び第三者が問いかけた．A先生はこう答えた．「だって，太郎君は宿題もやらないし，学校を頻繁に休むのですよ」．

このような論法は循環論といい，私たちが陥りやすいわなである．結局，意欲などは原因がわからないときに大人が貼る，都合のいいラベルなのである．循環論に陥ってしまうと，本人に原因があるという考えにとらわれてしまうので，「注意する」「叱る」以外の解決方法は見い出せなくなる．

行動分析学では，「学習場面で嫌な刺激が多すぎること」や「見通しのなさ」などの環境のあり方が“原因”で，「意欲のなさ」「いら立ち」「感情的な反発」が“結果”であると考える．すなわち，心理学的事象は，環境と個人との相互作用がスムースに進まないために生じる「結果としての」出来事なのである．したがって，対象者の心の中にアプローチするのではなく，学習が進み行動が安定するように，環境との相互作用にアプローチする．つまり，B先生のように状況を適切に整えることで，感情的な反発をなくしていくことができる．

2　応用行動分析の基礎

1．ABC 分析─個人と環境との相互作用を把握する─

1）ABC 分析（図5）

私たちは，様々な刺激の存在する環境と相互作用を行いながら生活をしている．このような個人と環境との相互作用が，「行動（behavior：B）」である．行動には，人が行うふるまい，活動のすべてが含まれる．また環境のあり方も含んだ定義である．もう少し厳密にいうと，「行動」とは，「『死んだ人』にはできないが，『生きている人』が行うこと」という定義もなされている[1]．

個人の行動に影響を与える環境のあり方を「刺激（stimulus）」という．行動は，外的環境，身体内環境に含まれる刺激の影響を受けて，増えたり減ったりする．

私たちの行動は，まわりの環境にある刺激，あるいは身体内の刺激を手がかりとして（きっかけとして，機会として，ヒントとして）引き起こされる．「行動」に時間的に先立って存在し，行動を引き出すきっかけとなる刺激を「先行刺激（antecedent stimulus：A）」という．

一方，私たちが行動を起こした結果，まわりはそれに対して何らかの応答を行う．その応答は，まわりの人たちから与えられる場合も，物理的な環境の変化として得られる場合も，自分自身の体で体感する場合もある．行動した結果，環境から与えられる応答（フィードバック）を「後続刺激（consequent stimulus：C）」という．

①環境の側の先行刺激がどのような行動を引き起こしているか（A → B）

②引き起こされた行動に対して環境からどのような応答があったか（B → C）

③そしてその応答の結果，行動は増えたのか，減ったのか（C → B）

このように，その時点での「先行刺激（A）」と「後続刺激（C）」がどのように働いているか，それによって「行動（B）」の状態がどのようになっているかを詳しく分析することを，それぞれの頭文字を取って「ABC 分析」という．

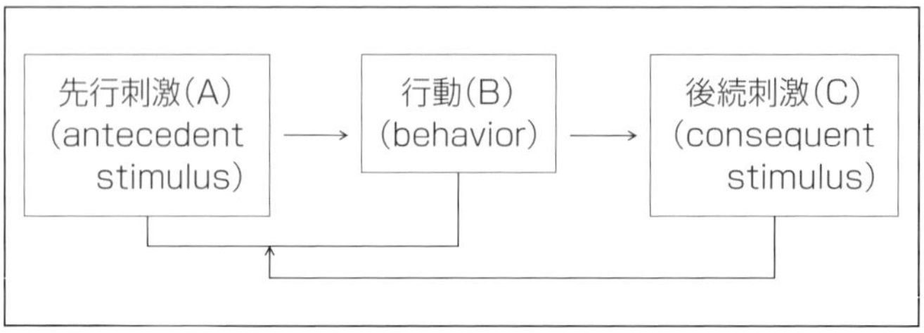

図5　ABC 分析

2）行動とは何か？（図６）

日常の活動のほとんどが，行動として捉えることができ，「動詞」で表現できる．

「動作」：歩く，立つ，座る，走る，投げる

「ADL」：服を着る，食事をする，排泄する

「言語理解」：相手の言っていることを手がかりにして，対応した行動をする

「言語表出」：相手に伝えるように言葉を使う．言語もコミュニケーションとしての働きがあるという点で行動である．はっきりと音が外に出てくる言葉を「外言」という．一方，考えをまとめたり計画を立てるときに，自分自身に対して小さい声（さらには心の中）で語りかけることがある．これは，言葉による行動調整や思考としての働きである．外に出てこない音声なので，「内言」という

「非音声的コミュニケーション」：言葉以外の手段（身振り，視線）で相手に伝えるように行動する

「リテラシー」：文字や文章を読む，文字や文章を書く

「アドヒアレンス」：他者の指示を守って行動する

「自己管理」：自分自身の行動の変化をチェックリストやグラフにつけ，それらを見る

「注意」：環境の様々な刺激（視覚，聴覚，触覚，内受容感覚）による制御を受けて行動する

「認知スキル」：思考する，推論する，記憶する，問題解決の方略を立てる

「社会的スキル」：挨拶をする，相手とやりとりをする

「自立生活スキル」：買い物をする，電話をかける，料理を作る

「集団参加スキル」：集団での活動に参加する，役割交代をする

「セルフケア・スキル」：健康維持のための行動を行う

「職業スキル」：仕事をする

「余暇スキル」：楽しみを見つけて，それを継続的に行う

「社会参加スキル」：地域での様々な活動に参加する

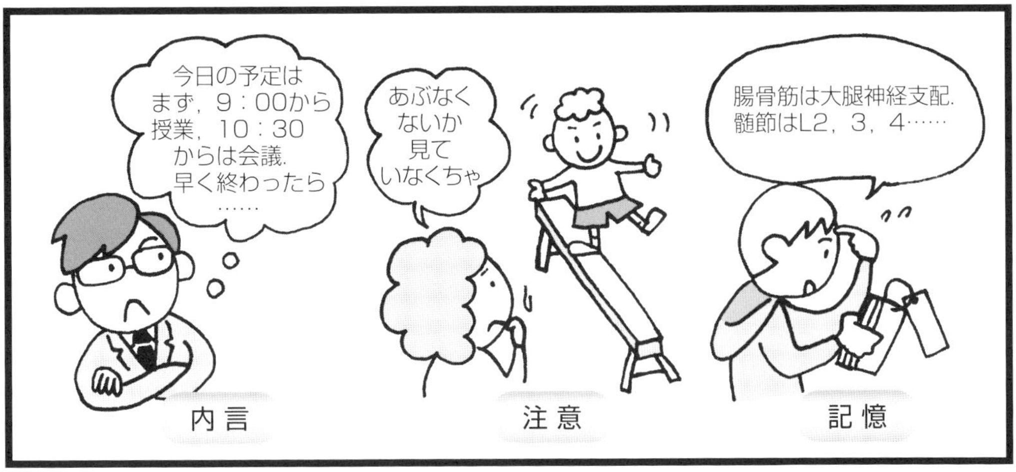

今日の予定は まず，9：00から 授業，10：30 からは会議． 早く終わったら ……
あぶなく ないか 見て いなくちゃ
腸骨筋は大腿神経支配． 髄節はL2，3，4……
内言
注意
記憶

図６　これも行動！

3）先行刺激とは何か？

前述したとおり，私たちの行動（B）は，まわりの環境にある刺激（先行刺激）（A）を手がかりとして引き起こされる．例を挙げてみよう．

①乳児は，母親の笑顔（A）に対して，笑顔で反応する（B）

②子どもたちは体育の時間に，先生の説明（A）を受けて，逆上がりの練習をする（B）

③私たちは，手帳につけた日時と用件と場所のメモ(A)を見て，予定を確認し行動する(B)

④対象者は，セラピストの指示（A）に従って運動療法を行う（B）

このような行動を引き起こすきっかけを与える刺激が「先行刺激」である．

4）後続刺激とは何か？

私たちが行動を起こした結果，まわりはそれに対して何らかの応答を行う．その応答は，まわりの人たちから与えられる場合もあるし，物理的な環境の変化として得られる場合もあるし，自分自身の体で体感する場合もある．行動した結果，環境から与えられる応答（フィードバック）を「後続刺激」(C）という．このような環境からの応答は，行動を直接的に増やしたり減らしたりする．上記の例から，後続刺激にあたる部分を抽出してみよう．

①母親の笑顔（A）に対して，乳児が笑顔で反応し何らかの音声を発したら（B），「母親から笑顔，頭なで，体を楽しくゆするなどの応答があった（C)」

②先生の説明（A）どおりに，鉄棒の持ち方を決め，勢いをつけて，足を振り上げ，重心を移動させると（B），「うまく逆上がりができた，先生に褒められた，友だちから拍手してもらった（C)」

③手帳につけた日時と用件と場所のメモ（A）を見て，約束の場所まで到着する時間を考え，電車に乗っていく（B）ことで，「約束の時間に間に合って到着した，用件が済んだ，楽しい時間が過ごせた（C)」

④セラピストの指示（A）どおりに運動療法を行ったら（B），「褒められた，うまくできた，体調が良くなった（C)」

5）まとめ

「先行刺激」と「後続刺激」によって，「行動」のあり方が決まる．先行刺激と後続刺激が適切に与えられ，機能している場合には，行動が安定して出現する．以下は「先行刺激」と「後続刺激」が適切に与えられると，行動が安定する例である．

①子どもはすくすくと成長し，母親は子育てに充実感を味わっている

②子どもたちは逆上がりができたことで達成感が得られ，体育の時間が楽しみになる

③メモ書きを確認する習慣がついたことで，遅刻してしまうこともなくなり，仕事をスムースに進めることができる

④対象者は，見通しを持って運動療法に取り組むことができるようになる．また，的確な指示と意欲を引き出してくれたセラピストを信頼するようになる

このように，適切なABCが繰り返されると，行動がより安定して出現するようになる．これが，「行動の法則」である．

練習問題 1

1)～4) には身のまわりの行動について ABC の枠組みを示している．その行動に影響を与える A と C を考え，図の中に具体的な A と C を入れて，その行動が増える・定着しているメカニズムを分析してみよう．

5)，6) では，自分の身のまわりの行動を探し，その行動に影響を与える A と C を考え，その行動が定着しているメカニズムを分析してみよう．

	＜先行刺激＞		＜行動＞		＜後続刺激＞
1)	(次の運動学の小テストは，このプリントから出ます)	⇒	(プリントの内容を記憶する)	⇒	(　　)
2)	(青信号)	⇒	(道路を横断する)	⇒	(　　)
3)	(　　)	⇒	(髪を 2 cm 短く切ってと言う)	⇒	(　　)
4)	(　　)	⇒	(朝，おはようと挨拶をする)	⇒	(　　)
5)	(　　)	⇒	(　　)	⇒	(　　)
6)	(　　)	⇒	(　　)	⇒	(　　)

(→解答は p 48)

2．行動の法則性を学ぶ

1）後続刺激による行動の増加と減少の法則（図 7）

私たちの行動は，環境の刺激から常に影響を受けている．私たちはなぜそのように行動するのであろうか？　どのようなときに学習が進み，どのようなときにそれが滞るのであろうか？　それを知るためには，個人と環境との相互作用による行動の成立過程・消失過程とそのメカニズムを知らなくてはならない．

行動に焦点をあてると，行動が増えていくときの法則と，行動が減っていくときの法則に分

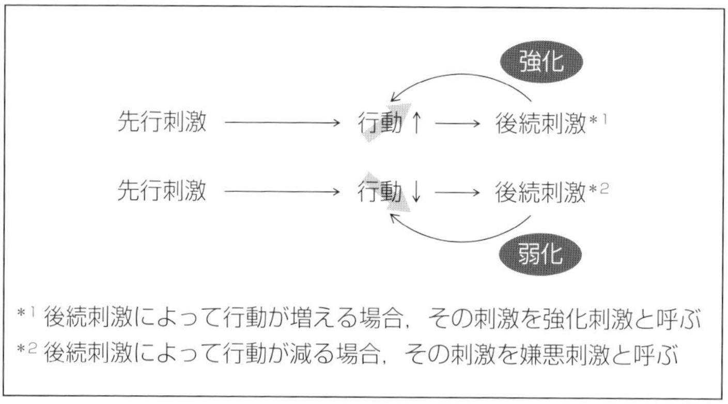

図７　行動の法則

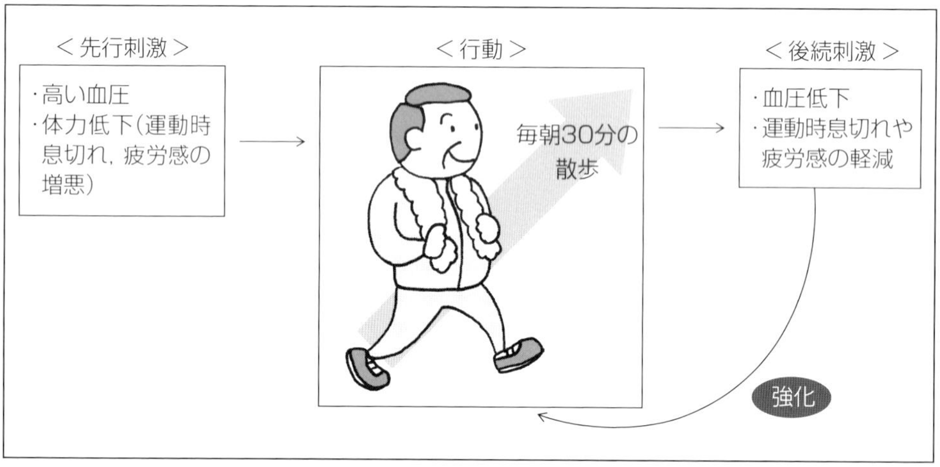

図８　適切な行動が増える法則

けられる．そのパターンを分類してみよう．後続刺激によって行動が増えていく場合を「強化」，減っていく場合を「弱化」という．行動を増やす働きをする後続刺激を「強化刺激」，行動を減らす働きをする後続刺激を「嫌悪刺激」という．また，行動に対する応答がない場合にも，その行動は減っていく．これは「消去」と呼ばれる．

①適切な行動が増える法則（図８）

ある行動をしたときに褒められると，その行動は増える．また，ある行動をしたときに，自分の身体の状態が改善したり対人関係が楽しくなったりしても，その行動は増える．子どもの力を伸ばす，対象者の治療を進めるなどのヒューマンサービスの基本は，適切な行動を増やすことにある．

例えば，運動療法によって身体機能が改善していくときには，運動療法に意欲的に取り組む行動が増える．

②不適切な行動が減る法則（図９）

不適切な行動をしていても，環境からの応答がなければその行動は減る．これを「消去」と

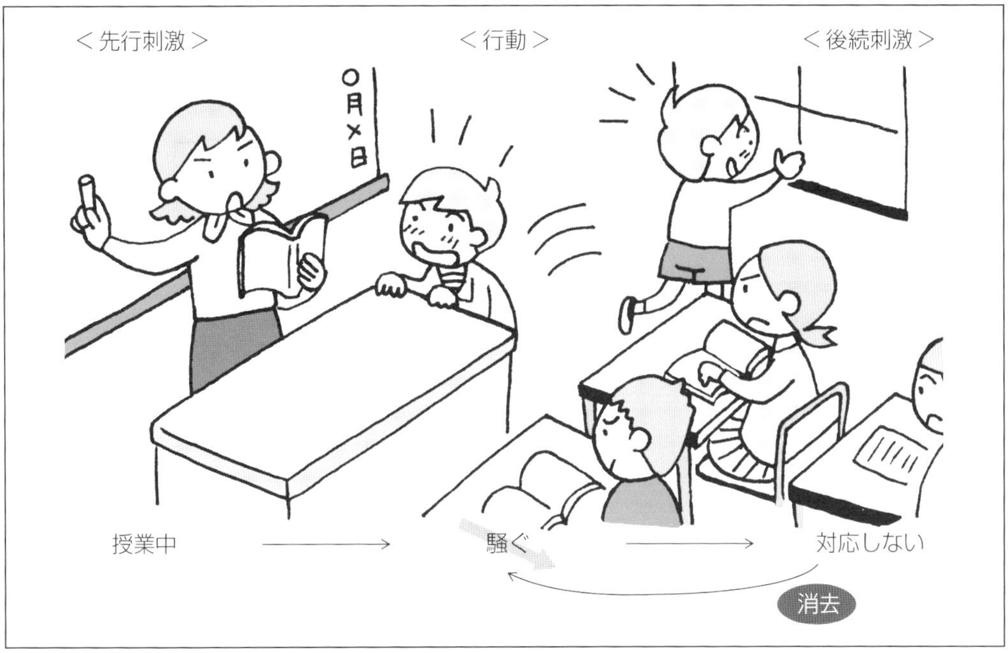

図９　不適切な行動が減る法則
このイラストのような教師や友人の注目が問題行動を増やしている場面では，離席などの不適切な行動には注目せず（消去），その子どもが着席などの適切な行動をしたときだけ注目する（強化）．

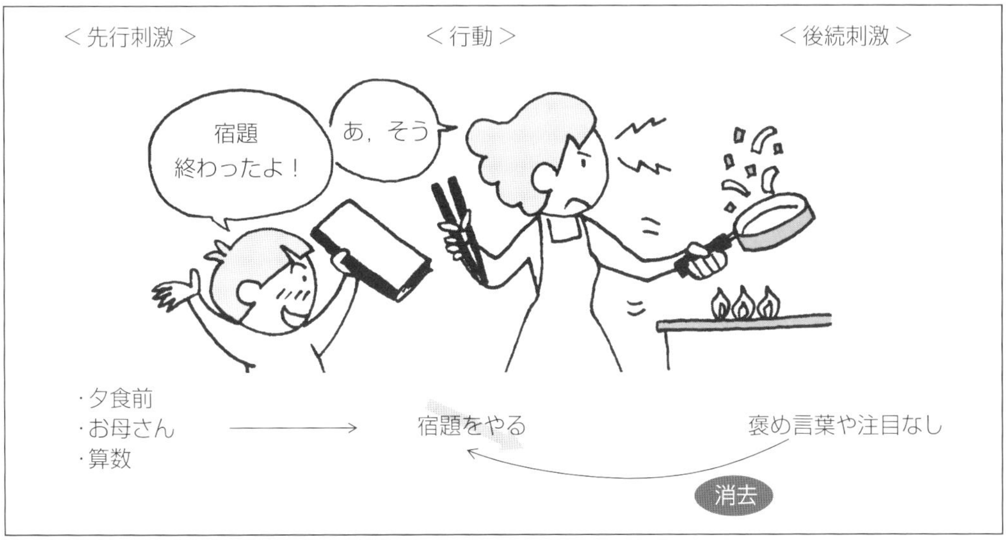

図 10　適切な行動が減る法則

いう．不適切な行動を減らしたい場合には，その行動に対応しないという方法を用いる．例えば，先生の注目を引きたいために，授業中に大きな声で唐突に先生に話しかける子どもがいる．そのような場合，「静かにしなさい」と言っても，先生の注目を引き，関わってもらえることが強化刺激になるため，指示をするだけではこのような不適切な行動を減らすことはでき

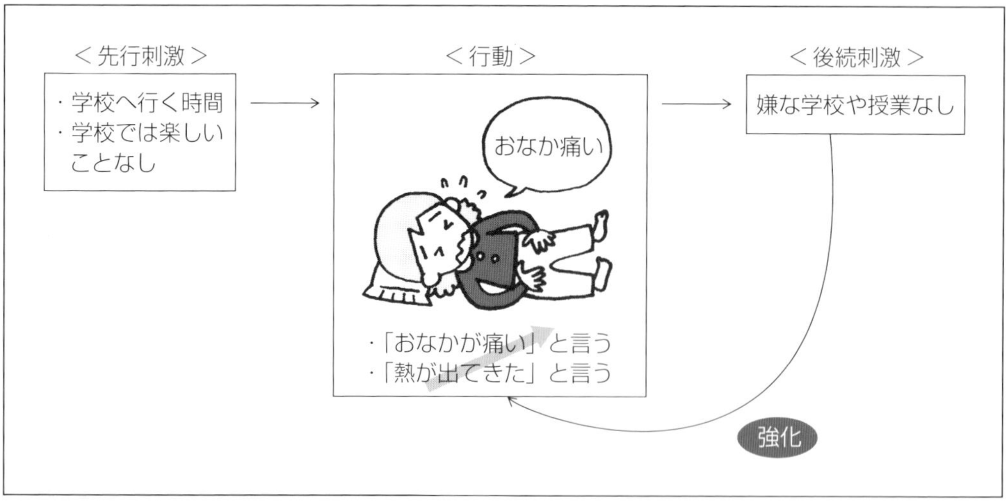

図 11　不適切な行動が増える法則
嫌悪刺激がなくなることによって不適切な行動が増える.

ない. 問題行動を減らすためには, 不適切な行動に対応しないことが有効である.

③適切な行動が減る法則（図 10）

適切な行動をしても対応や応答がなければ, その行動は減る. したがって, 適切な行動が出現したらすぐにフィードバックを返せるようにする. せっかく苦手な算数の宿題を夕食前に終えたのに, 忙しさにかまけて何も褒め言葉をかけなければ, 子どもはがっかりして勉強をやる意欲が薄れていく. ここでは, 適切な行動の減少に「消去」の原理が働いている.

④不適切な行動が増える法則（図 11）

不適切な行動をしていても, その結果, 誰かが取り合ってくれたり, 自分にとって都合のよいことが起こると, その行動は増える. また, 不適切な行動をして嫌な状況や苦痛を伴う場面を回避できたら, やはり, その行動は増える. 学校で楽しい経験が少なく, 登校しぶりが始まりかけている子どもが,「おなかが痛い, 熱が出てきた」と訴えたとき, 休ませて家の中で好きなことをさせたりすると, その登校しぶり行動が増えていく.

⑤プラスの感情的反応が増える法則

自分の行動が,「うまくいった, 人に評価された, 褒められた」ということが繰り返されると, プラスの感情的反応（達成感, 意欲, 楽しさ）が増えていく.

⑥マイナスの感情的反応が増える法則

嫌な刺激（嫌悪刺激）が繰り返し与えられると, 与える人やその状況が嫌いになるだけでなく, マイナスの感情的反応（不安, 緊張, いら立ち, 興奮）が増えていく.

2）先行刺激による行動制御の法則

行動する際には, 周囲に数多くの先行刺激が存在している. どういった刺激が行動に影響を与える先行刺激となるのであろうか.

道路横断を例にとって考えてみよう. 私たちは通常, 青信号で道路を横断する. しかし, 幼い頃には信号は見ずに, まわりの動きに応じて渡っていた. なぜ, 私たちは, 青信号を見て,

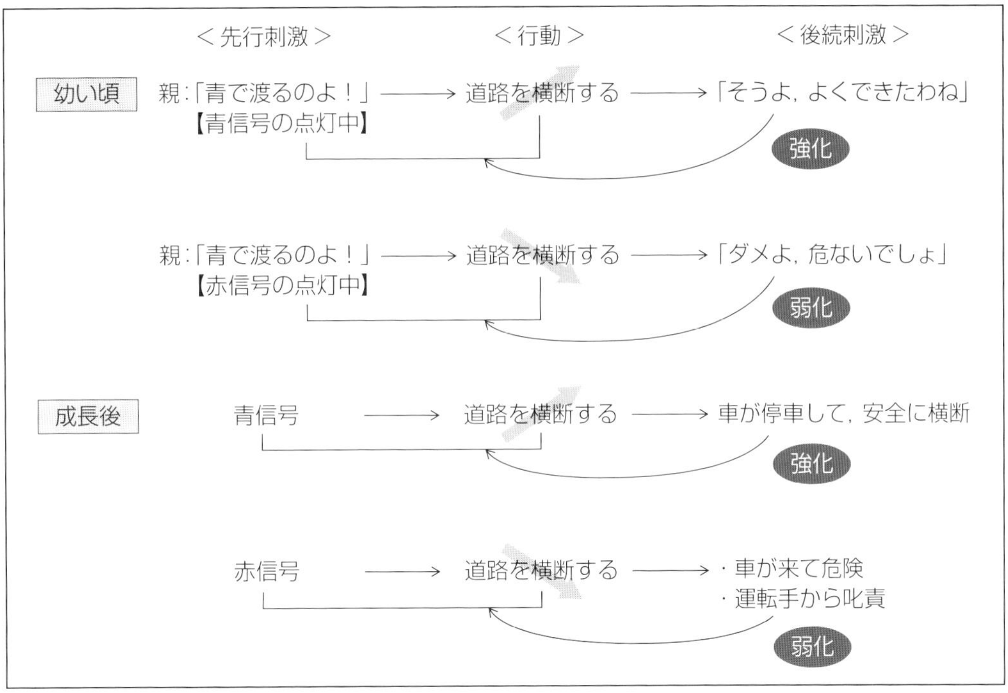

図 12　行動を制御する先行刺激―青信号で渡ろう―
こういった関係が繰り返されると，行動が強化されるだけでなく，
青信号という先行刺激が行動（道路横断）を制御するようになる．

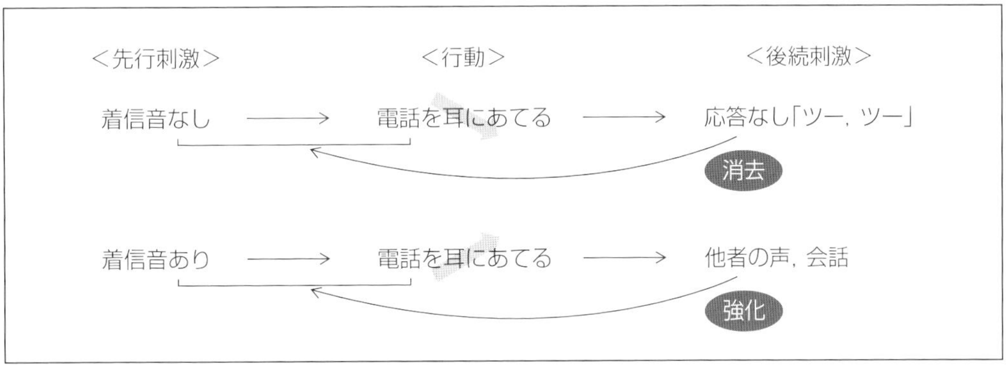

図 13　行動を制御する先行刺激―電話の着信音―

渡るようになったのだろうか（図 12）．

ある先行刺激のもとで行動すると良いことが生じた場合，その先行刺激は行動を方向づける働き（制御する機能）を持つようになる．行動分析学では，行動を制御するようになった先行刺激のことを「弁別刺激」と呼ぶ．電話を例にとって考えてみよう（図 13）．着信音が鳴っているときに電話を取ると，「他者と必要な会話ができる」という強化刺激が得られ，その結果，着信音が弁別刺激となっていく．

コミュニケーションも先行刺激や強化刺激によって影響を受ける行動である．例えば，暗い

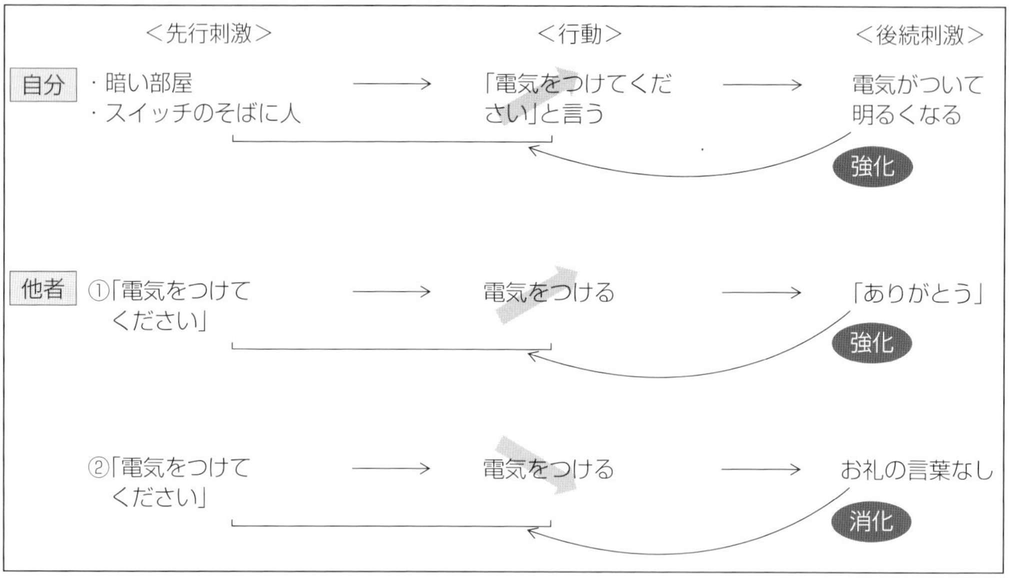

図 14　先行刺激としての言葉
言葉は言語表出という行動であるとともに，行動を生じさせるきっかけを与える先行刺激としても働く．

とき（先行刺激）に「電気をつけてください」と誰かに頼む言語行動は，「明るくなる」「必要な物が見つかる」といった強化刺激によって増え，定着している．一方，話しかけられた側からみると，このときの言葉は先行刺激となる（**図 14**）．私たちが対象者に対して発する言葉や文字は，対象者に行動を生じさせるきっかけを与える先行刺激でもある．

もう少し深く考えてみよう．「電気をつけてください」という先行刺激によって，「電気をつけてもらった」後に，私たちは通常「ありがとう」という強化刺激を，電気をつけてくれた人に与えているはずである．もしそれがなかったら，次に，あるいはその次に，「電気をつけてください」という先行刺激を出したとき，電気をつけてもらえるだろうか？

これは，信号についても同じである．赤信号で渡っても叱らない両親のもとで育った子どもにとって，青信号・赤信号という先行刺激は，道路を横断する行動を制御しない．

先行刺激が行動を制御する働き（機能）を持つためには，強化刺激によって行動が支えられなくてはならない．

これまで述べてきた行動は，後続刺激によって直接的な影響を受け，増えたり減ったりする行動であった．このような行動を，行動分析学では「オペラント行動」と呼ぶ．私たちが考えるほとんどの行動がこのオペラント行動にあたる．

オペラント行動は，「先行刺激（A），行動（B），後続刺激（C）」の三項関係によって成立，維持しており，このような環境刺激と行動の関係は三項随伴性あるいは行動随伴性と呼ばれる．

練習問題 2

下図の例において，後続刺激の機能は，「強化」「弱化」「消去」のいずれにあたるでしょうか．（　）内に記入してみましょう．

また，以下のどの行動の法則があてはまるでしょうか．

不適切な行動が増える法則，不適切な行動が減る法則，適切な行動が増える法則，
適切な行動が減る法則，プラスの感情的反応が増える法則，マイナスの感情的反応が増える法則

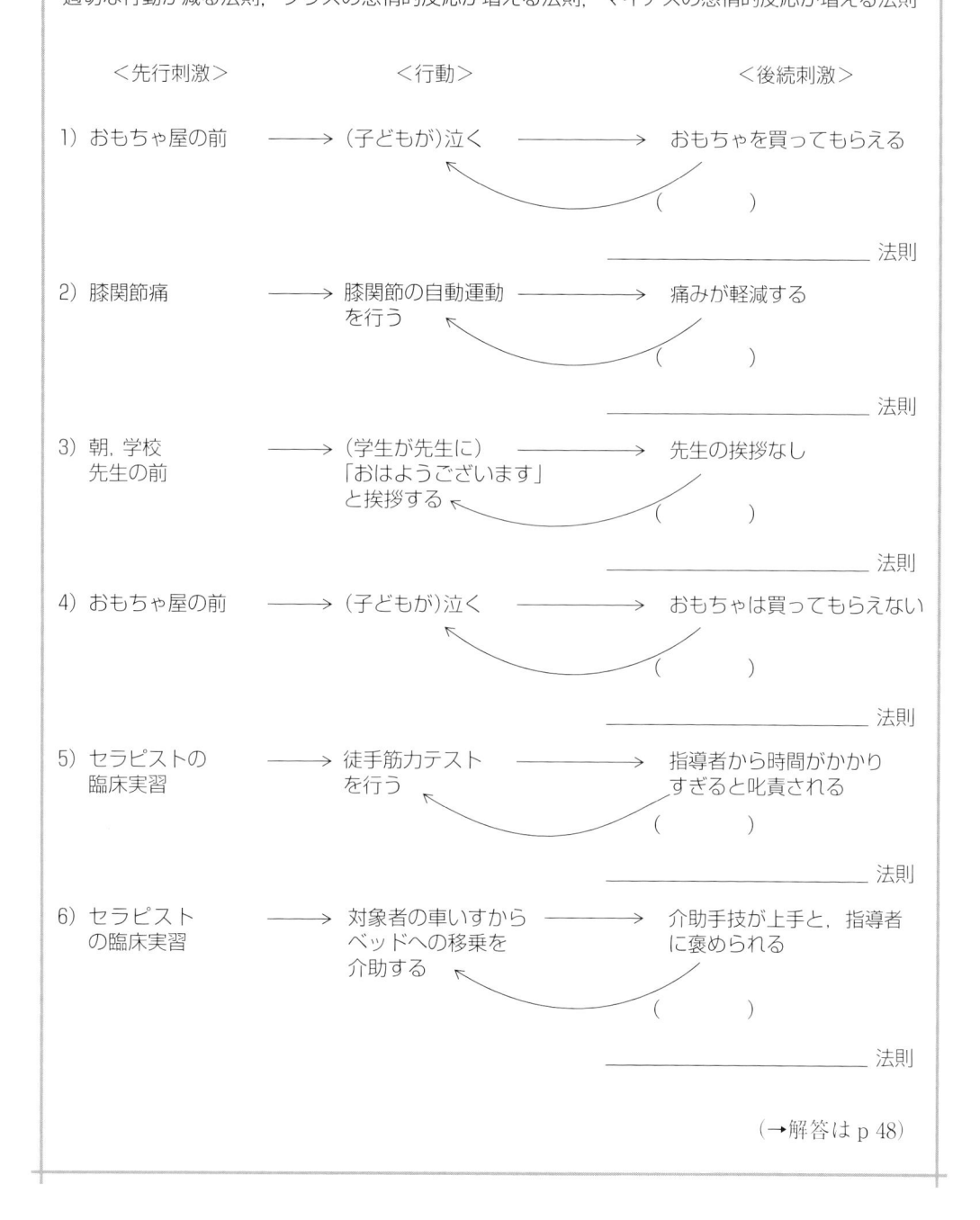

＜先行刺激＞		＜行動＞		＜後続刺激＞
1）おもちゃ屋の前	⟶	（子どもが）泣く	⟶	おもちゃを買ってもらえる （　　　） ＿＿＿＿＿＿ 法則
2）膝関節痛	⟶	膝関節の自動運動を行う	⟶	痛みが軽減する （　　　） ＿＿＿＿＿＿ 法則
3）朝，学校 先生の前	⟶	（学生が先生に） 「おはようございます」 と挨拶する	⟶	先生の挨拶なし （　　　） ＿＿＿＿＿＿ 法則
4）おもちゃ屋の前	⟶	（子どもが）泣く	⟶	おもちゃは買ってもらえない （　　　） ＿＿＿＿＿＿ 法則
5）セラピストの 臨床実習	⟶	徒手筋力テスト を行う	⟶	指導者から時間がかかり すぎると叱責される （　　　） ＿＿＿＿＿＿ 法則
6）セラピスト の臨床実習	⟶	対象者の車いすから ベッドへの移乗を 介助する	⟶	介助手技が上手と，指導者 に褒められる （　　　） ＿＿＿＿＿＿ 法則

（→解答は p 48）

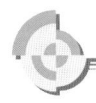

3　行動に働きかける

行動の分析と行動への働きかけは，どうすればよいのだろう．

1．行動に焦点を絞る

1）行動レパートリーを評価する（図 15-A〜C）

まず，増やしたい適切な行動と減らしたい不適切な行動を見つけ出し，それらに焦点を絞り込む．そして，どのような行動ができて，どのような行動ができないか，つまり対象者がどのような行動レパートリーを持っているのかを評価する．行動レパートリーとは，カラオケのレパートリーや料理のレパートリーなどと同じような意味である．カラオケではレパートリーがあればその気になれば歌えるが，レパートリーがなければ，歌いたくても上手に歌うことができない．

適切な行動を増やす場合に，その行動レパートリーがなければ，作り上げなくてはならない．そのためには，適切な行動に近い行動レパートリーとしては何ができるのかを把握する必要がある．例えば，片麻痺によって起き上がれなくなった対象者では，起き上がり動作という新たな行動レパートリーを作り上げなくてはならない．なぜ行動レパートリーを作り上げ，形成しなくてはならないかというと，それは片麻痺を生じた後に行う起き上がりは，対象者がそれまで行っていた起き上がり動作とは動作要領が異なる新しい動作だからである．その際には，対象者自身の力でどのくらいの範囲まで起き上がれるのか，つまり起き上がり動作に近い

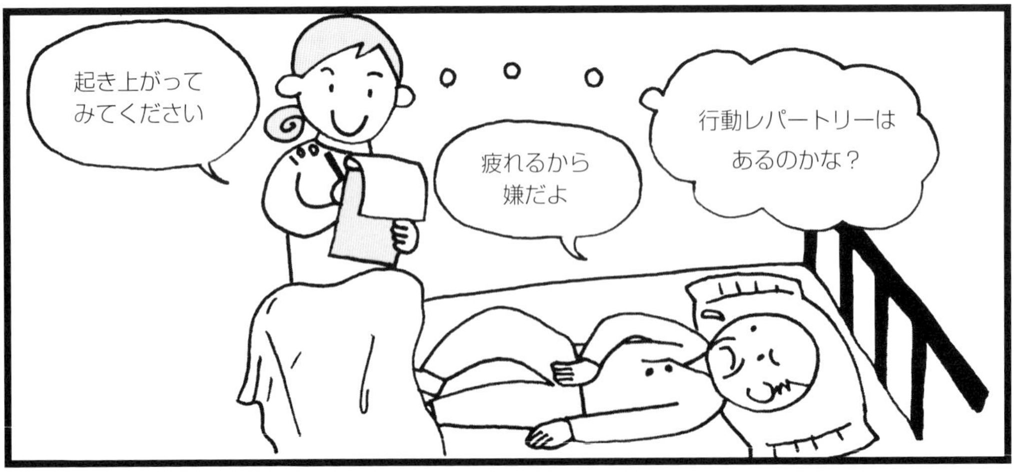
起き上がって
みてください
疲れるから
嫌だよ
行動レパートリーは
あるのかな？

図 15-A　右片麻痺者のベッドからの起き上がり場面

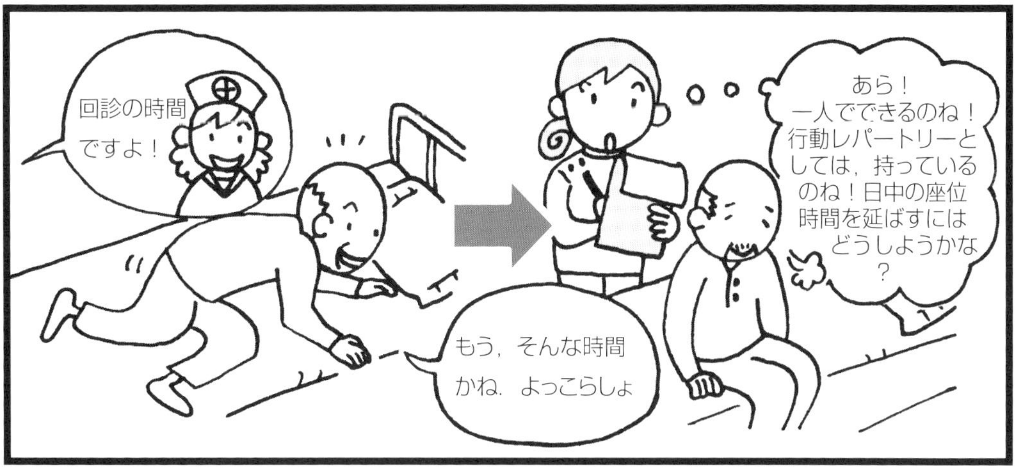
回診の時間ですよ！
もう，そんな時間かね．よっこらしょ
あら！一人でできるのね！行動レパートリーとしては，持っているのね！日中の座位時間を延ばすにはどうしようかな？

図 15-B　行動レパートリーがある場合はステップを上げる

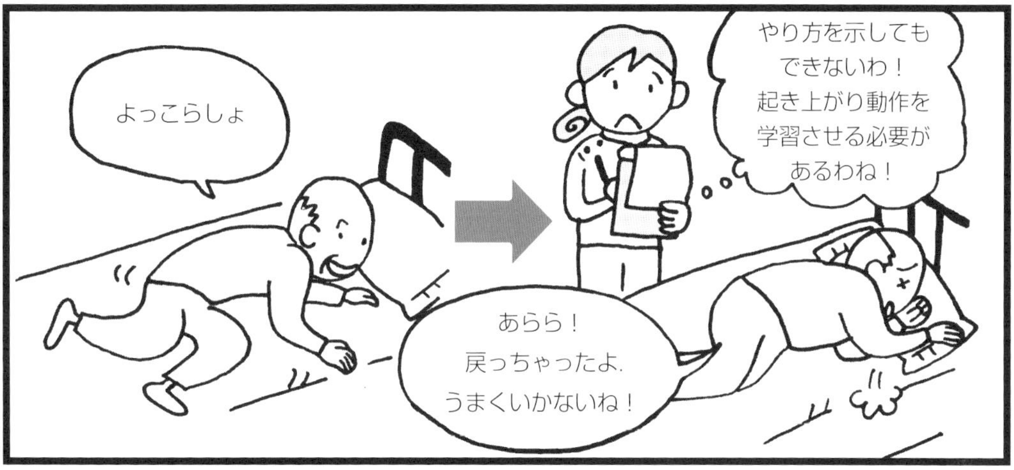

図 15-C　行動レパートリーがない場合は行動を一つずつ獲得させる

行動レパートリーを，まずは評価しておかなければならない．

適切な行動レパートリーがあっても，その行動の出現頻度が低い場合には，その行動を増加させる必要がある．座位がとれる（行動レパートリーはある）にもかかわらず，体力低下予防のための必要な座位時間が確保できないのであれば，座位保持行動の回数を増やし，その持続時間を延長しなければならない．

よって，行動レパートリーの有無によって，介入の方法は大きく異なってくる．

2）行動を細かくみる（ミクロ的分析），大きくみる（マクロ的分析）

行動は，指導の目的によって，小さい枠組みで捉えることも（ミクロ的分析），大枠で捉えることもできる（マクロ的分析）．

目標とする行動（ターゲット行動）は単一の行動であることは少なく，それぞれの行動が連なって，一連の複雑な行動の連鎖を形作っている．複雑な行動を一連の流れの中で指導しよう

月　日(　)　氏名 ＿＿＿＿＿＿＿＿＿＿

		1	2	3	4	5	6	7	8	9	10
＜スローイングの開始＞	1. 右膝を曲げ，腰の位置を低くする										
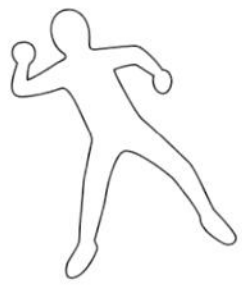	2. 後頭部に右手（ボール）を一直線にもっていく．後ろを大きくしない（絵 1）										
絵 1	3. 左膝を曲げた状態で投球方向に踏み出す（絵 2）										
＜ボールのリリース，腕の振り＞	4. リリースの直前，右手首は後方に反っている（絵 2）										
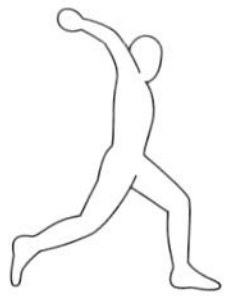	5. ボールリリースの位置は自分の頭の上方で行う．頭の後方では行わない．右肘は肩の線よりも上（絵 3）										
絵 2	6. リリース後，右手首を前方に屈曲する．示指と中指でボールを押す（絵 3）										
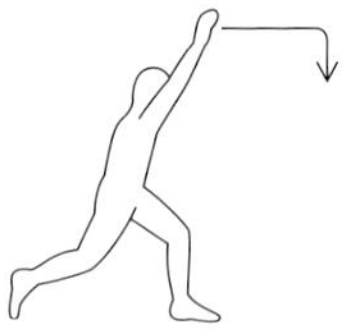	7. 右腕を前方にまっすぐ伸ばす．右肩が前に向かっている（絵 3 矢印）										
絵 3	8. 振り下ろした右手を左脚に，もしくはやや左側に振り下ろす（絵 3 矢印）										
＜フォロースルー＞	9. 左脚をやや曲げたままで，体重をその左脚にのせる										
	10. 目標を見続けている										

図 16　スローイング技能のチェックリスト（文献 2）より）

としても，行動の獲得がうまく進まない場合がある．このようなときには行動をいくつかのまとまり，すなわち行動要素に分ける必要がある．形成すべき行動連鎖を，機能的なまとまりを持つ小さな行動要素に分けることを「課題分析」という．

例えば，野球のスローイング練習を考えてみよう[2]．マクロ的な行動としては，ボールを持ってから投げるまでの一連のスローイング技能が指導の対象になる．大枠での指導だけではうまく学習できない場合には，課題分析を行う．スローイング技能は，**図16**に示すように10個の細かい動作に分解できる（ミクロ的な行動）．そして，どの行動要素に問題があるのかを探し出し，問題のある部分を指導していく．個別的な行動要素を学習した後に，一連の行動がスムースに流れるようにすることが必要である．

課題分析によって得られた行動要素を一つひとつ指導した場合でも，行動が形成されない場合がある．そのような場合には，行動要素がおおまかすぎる可能性もあるため，より細かい行動要素に分解することになる．

ミクロ的分析か，マクロ的分析か，一連の流れのどこで区切るか，すなわち最も有効な行動の単位は，学習させたい行動によって決まる．

3）ターゲット行動を定める

目標とする行動を「ターゲット行動（標的行動）」という．ターゲット行動は，漠然としたものではいけない．はっきりと行動として定義され，その変化が明確に測定できるものでなくてはならない．例えば，①10個の漢字をそれぞれ20回書き取る，②スローイング技能を構成している10個の反応を習得するなどである．一方，行動を行った結果（所産）も評価の対象になる．上記の例では，①手本を見ないで紙に書いた漢字の数，②10回投げたうち，的に当たった回数などである．「上手に漢字を書ける」「上手にスローイングができる」などのように漠然とした目標では，たとえ努力してもどのくらい目標に近づけたかがわからない．そのため達成感が得られない．

本人の言葉も行動（言語行動）であるので，要所要所で記録しておくことで，対象者のそのときの心的状態を推測できる．エピソードを記録したものも全体の練習成果の進行具合を知るために活用できる．これらの質的データによって行動全体の変化をみることができる．ただし，これらは副次的に用いるべきである．

コラム

課題分析と動作分析・運動学的分析

課題分析によってより細かい行動要素に分けていくと，セラピストの得意技である動作分析となっていく．セラピストは運動学的用語によって細かい動作を記述できる．例えば，投球動作のトップの位置であれば，肩関節は約外転90度，水平外転10度，外旋90度，といった具合に．これによって，動作を再現し，説明したりすることが容易になる．さらに，もし対象者が動作を再現できない場合には，運動学的分析によって原因を探ることもできる．例えば，投球動作のトップの位置は，肩関節の正常可動域より少し大きい．何らかの原因で可動域が制限されれば，動作を正確に再現することは難しくなる．身体機能に問題がある対象者に動作を獲得させるときには，行動要素を学習させるだけでは最大の効果が得られない．セラピストの得意な身体機能とその問題を把握することで，最大の効果を引き出すことができる．

4）行動レパートリーを拡大する

①行動形成法（シェイピング）

例えば，自閉スペクトラム症のある子どもがいる．59人に1人（Bio J，米国疾病管理センター，2018)[3] という高い罹患率で，一般に1歳6カ月までに診断される．主な特徴に言葉の遅れがある．これまでは，自閉スペクトラム症のある子どもの約半数が，成人になっても無発語のままであるとされていたが，その常識を破ったのが行動分析学である．応用行動分析に基づく指導によって，自閉スペクトラム症のある子どもの約半数が通常の知能，適応力を獲得するというエビデンスが見い出されている．その中で，全く言葉が話せない子どもへの指導方法として，シェイピングが適用される．

ステップ1では，少しでも音声反応が出たら，「すかさず頭をなでる」「笑顔で十分褒める」「唇を軽く触わる」「体をなでる」などの，子どもにとって気持ちよい強化刺激を与える．小さく砕いたお菓子を強化刺激として使うことも効果がある．

ステップ2として，声を出す反応が増えてきたら，緊張した単発の音声反応には強化を与えず，リラックスした母音を含んだ長い音声が出たときのみに強化刺激を与える．

ステップ3としては，1つの母音のみでは強化せずに，多様な母音や子音を含んだより長い音声反応のみに強化刺激を与える．このようにして，リラックスした多様な長い音声反応を徐々に学習させていく．このような形で音声反応の行動レパートリーを増やし，次のステップである音声模倣の指導につなげていく（図17）．

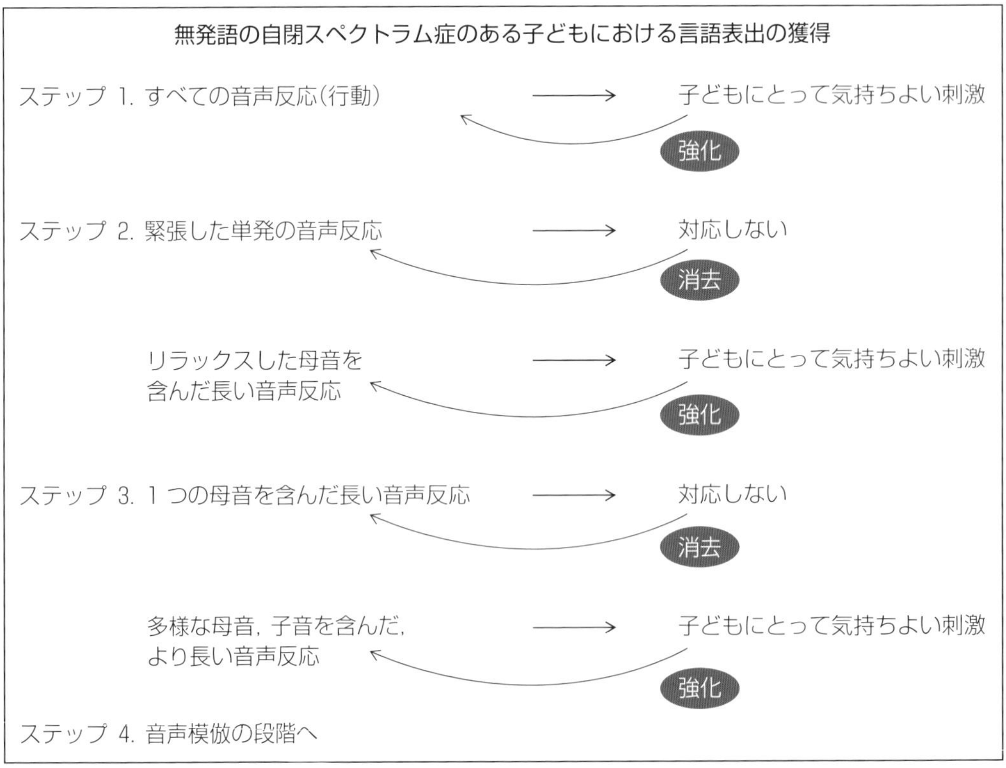

図17　シェイピングの技法

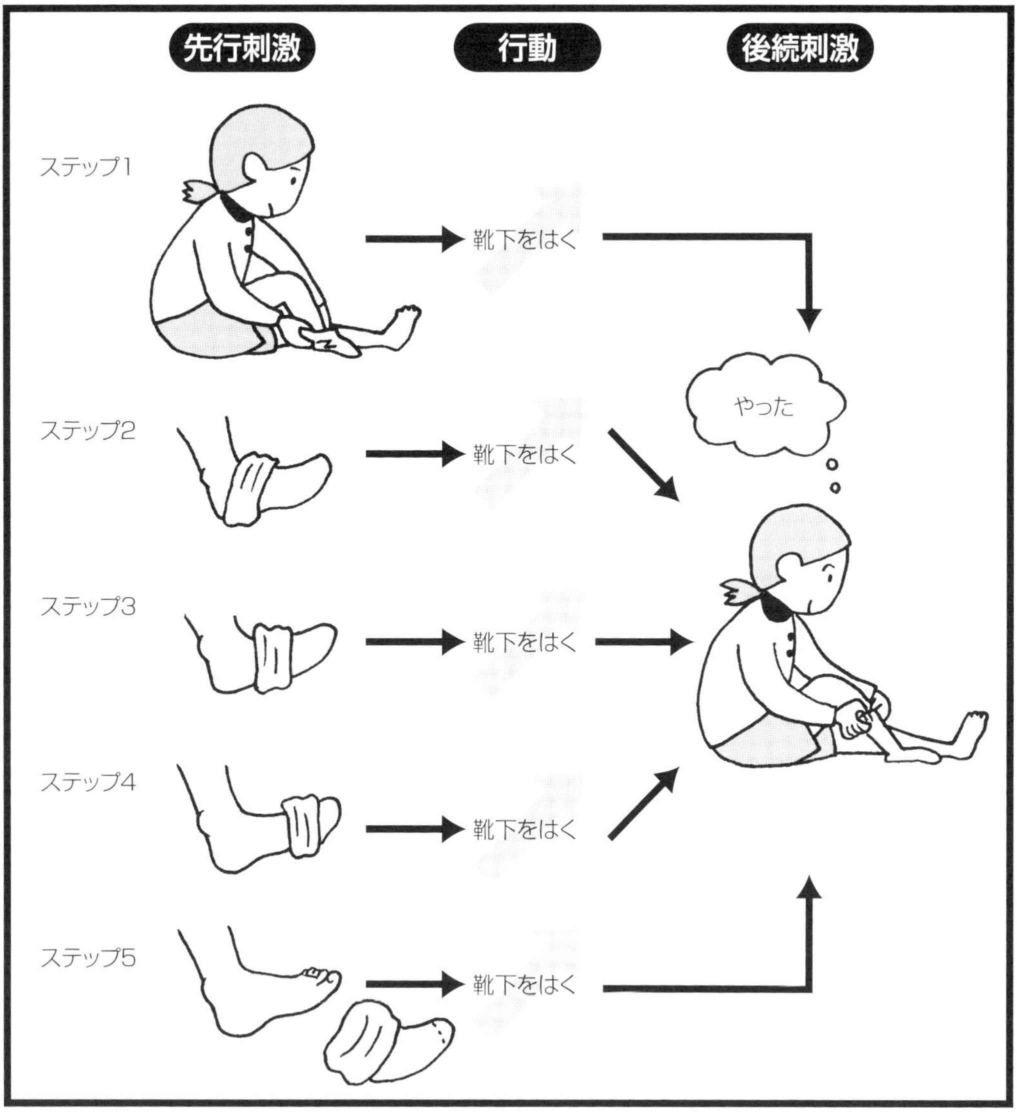

図 18　逆方向連鎖化

このようにシェイピングでは，まずターゲット行動に近い，すでに行動レパートリーにある適切な行動に焦点をあて，それが少しでもできたら，あるいは出現したら強化刺激を与え，その行動が安定して出現するようにする．次のステップでは，その行動には強化刺激を与えず，その行動よりも1段階ターゲット行動に近い行動に焦点を絞り，それが出現したときのみに強化刺激を与えるようにする．このように，ステップ・バイ・ステップでターゲット行動に近づけていく．

②行動連鎖化

シェイピングによって特定の行動が獲得されたら，より複雑で長い一連の行動を指導していく．行動と行動の流れをつないでいくのである．このための方法が行動連鎖化である．

例えば，子どもに靴下を自分ではくことを教えることを考えてみよう（図 18）．まずステップ1として，大人が踵の上くらいまで靴下を上げておき，子どもが靴下の上を少し引っ張ればはき終わるようにする．これは簡単な動作なので，すぐに学習できる．引っ張って完全にはけたら，称賛するなどの強化刺激を与える．

ステップ2として，踵の前くらいまで靴下をはかせ，子どもが踵を通して引っ張り上げるようにする．ステップ3では足の半分くらいのところまで靴下をはかせておき，ステップ4では足先まで，ステップ5でははきやすいように丸めた靴下を目の前に置くだけにしておく．

このように，行動の流れ（行動連鎖）の最終段階から学習を始め，徐々に逆方向に流れをつなげていく．この方向を「逆方向連鎖化」という．一連の行動連鎖の最後の行動要素から自分一人で完了できる行動を作り上げ，それを時間的順序とは逆方向に常に一つ前の行動要素を指導していく方法である．この方法が効果的なのは，最後の行動要素が成立した直後に「できた」という強化刺激が得られることが繰り返されるからである．

2．先行刺激の整備—見通しが持て，安心できる環境作り—

1)「行動を形成する」ための先行刺激

①プロンプト・フェイディング法，時間遅延法

行動を確立する場合，まず，様々な手がかり刺激（プロンプト）を与えて行動を確実に引き出し，次にそのプロンプトを徐々に減らしていくことで，先行刺激に頼らない自発的行動の定着を図る．これが「プロンプト・フェイディング法」である．まず，利用されるプロンプトをみてみよう．

子どもに対する指導の際によく用いられるプロンプトに「身体的ガイド」（図19）が挙げられる．これは，先生が子どもの身体（身体全体，腕，手など）を，直接手を使って誘導する

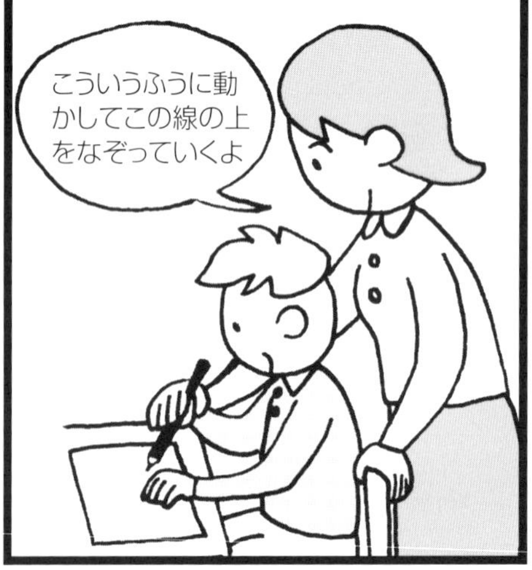
こういうふうに動かしてこの線の上をなぞっていくよ

図19　身体的ガイド

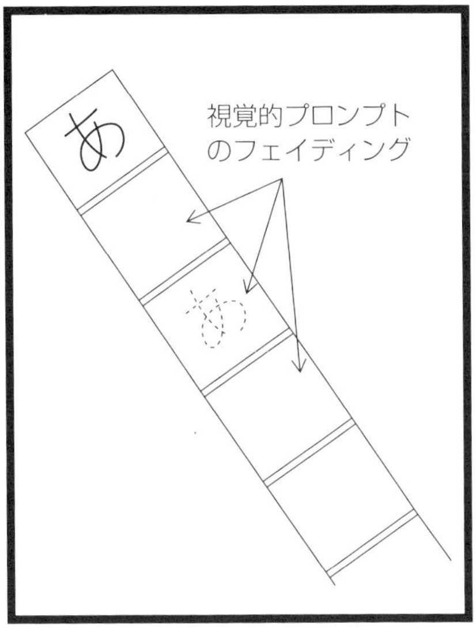

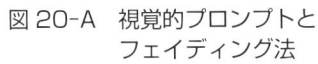

図 20-A　視覚的プロンプトとフェイディング法

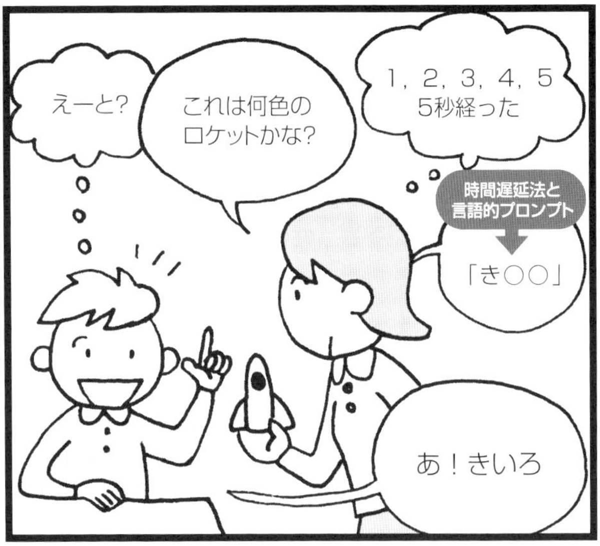
えーと?
これは何色の
ロケットかな?
1，2，3，4，5
5秒経った
時間遅延法と
言語的プロンプト
「き○○」
あ！きいろ

図 20-B　時間遅延法

方法である．例えば，小学校に入学したばかりの子どもたちにひらがなを書くことを指導する場合，先生の手を子どもの手の上に置き，子どもの手の動きに対応させて動かし，動きが滞ったときに少し動きを誘導し，確実に一つの文字を完成させる．子どもの身体に実際に手をあてその動きを感じながら，それと同期させながら介助刺激を与え，必要な動きを作っていくのである．

他のプロンプトとして，ひらがなの書き取り練習帳の書き出しの部分には，そこで学習する文字の書き順を薄い線や点線で示した段がある．子どもたちはまず，その点線の上をなぞるようにして鉛筆の先を動かす．このようなプロンプトは視覚的プロンプトと呼ばれる（図 20-A）．何か言葉が思い出せないとき，例えば色を学習しているとき，「きいろ」という言葉が出なければ，最初の「き…」を発音することで，スムースに「きいろ」と発語させることができる．これを，言語的プロンプトという．

まわりの人の行動をみて，それを模倣するように促す技法は「モデリング」と呼ばれる．モデリングにおいては，子どもたちは，先生やまわりの子どもたちを模倣しながら新しい行動を学習していく．まず，先生が正しい適切な行動をお手本としてやってみせる．その後，子どもにやってもらう．このような模倣ができたら，十分に強化刺激を与える．モデリングによって適切な行動が出現しなかったら，身体的ガイドを与えて徐々にプロンプトを減らしていく．

行動レパートリーを確実に効率よく形成し，それを自発的行動にまで引き上げられるか否かは，このプロンプト・フェイディング法の適用の仕方にかかっている．プロンプトを減らしていく際，適切な行動が生起しなかったら，すぐにやや強めのプロンプトを与え，確実に行動全体が流れるようにする．ここで最も重要なことは，子どもが失敗経験なく課題を遂行していくようにすることである．

プロンプト・フェイディング法によって行動レパートリーが獲得されたら，次にその行動が自発的に出現するようにもっていく．行動を自発的に行うようにするための技法として，「時間遅延法」（図 20-B）がある．時間遅延法では，適切な自発的行動が出現するまで，5 秒，10 秒などの短い時間，指導する側が働きかけを行わないで待つ．ヒントを与えなくても自発的行動が出たら，十分に強化する．自発的な行動が出現しなかった場合にのみ，プロンプトを与える．こうやって，プロンプトがなくても行動が出現するようにもっていく．

②初めは無誤学習（errorless learning）から

「無誤学習法」とは，指導初期に誤反応が出ないようにプロンプトを十分に与え，行動が安定して遂行されるようになったら，徐々にプロンプトをなくしていくことで，誤反応の少ない状態で学習を進める方法である．「プロンプト・フェイディング法」「時間遅延法」は，無誤学習を進めていくための技法である．

新しい行動レパートリーを獲得させる場合，人は何を，どこまで学習すればよいかわからない状態に置かれる．そのような見通しが持てない状況の中では挫折感を味わいやすい．プロンプトによって確実に行動を遂行させることで，目標がわかり達成感を得やすい．また，困難な場合はすぐにプロンプトを与えてもらえるので，余計な不安，緊張，いら立ちがなく，安心して学習に取り組むことができる．

学習の形態には，誤りや正解を繰り返しながら進めていく「試行錯誤学習法」というものもある．誤反応や正反応を繰り返すことで，高く安定した正反応率に徐々に到達する指導方法である．これは，あらかじめ子どもに正反応や適切な反応が，行動レパートリーとしてある場合に有効な指導方法である．ただし，誤反応の場合，誤りであることをフィードバックすることになるので，子どもにとっては負担の大きい学習方法である．例えば，そのときの正答率が 80％であれば，誤反応のフィードバックは 20％なので，意欲がなくなることも少なく，新しい学習も進みやすい．しかし，正答率が 50％程度の行動であると，2 回に 1 回は誤りであることが示されるので，意欲が低下する可能性がある．

初めは「無誤学習」によって必要な行動レパートリーを獲得させ，その後「試行錯誤学習」を促進していくのが，最も効果的な学習方法である．

2）「行動を安定させる」ための先行刺激への介入

①刺激モダリティの特徴を押さえる（図 21）

刺激には，視覚刺激，聴覚（音声）刺激，触覚刺激，運動感覚刺激などがあり，これらを刺激モダリティという．

子どもが指示に従って行動する場面を考えてみよう．先生から与えられる指示は，聴覚刺激である場合が多い．聴覚刺激はすぐに消えてしまうという特徴を持つため，子どもがボーッとしていたり，注意を向けていなかったりすると，指示に対応した行動を行うことはできない．また，目の前の先生の強い口調やしかめた顔つき（視覚刺激）などの嫌悪刺激とすぐに結びつきやすく，強い感情の入った指示は，対象者にとって嫌な刺激となってしまう可能性が高い．

それに対して，文字や図，写真などの視覚刺激は消えずにそのまま存在しているので，いつでもそれを参照でき，記憶への負担が少ない．見通しを持たせるための刺激としてはたいへん有効である．また感情がのることがないので，嫌悪刺激となることが少ない．

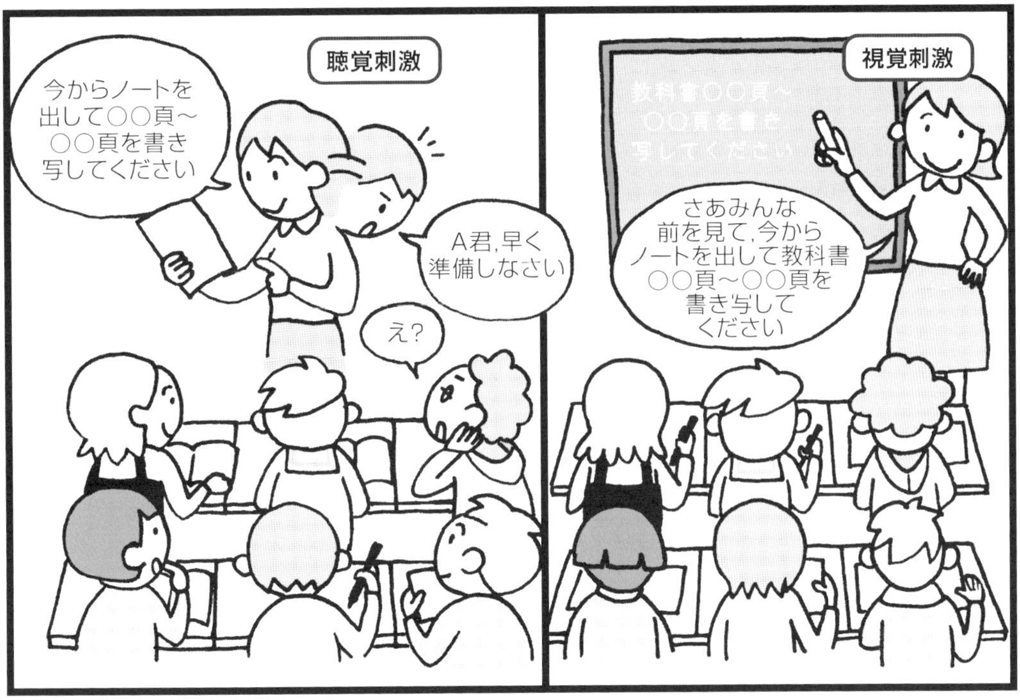
聴覚刺激
今からノートを出して○○頁～○○頁を書き写してください
A君,早く準備しなさい
え?
視覚刺激
教科書○○頁～○○頁を書き写してください
さあみんな前を見て,今からノートを出して教科書○○頁～○○頁を書き写してください

図 21　刺激モダリティの特徴
聴覚刺激だけで注意を引き，記憶を促すのは難しい．

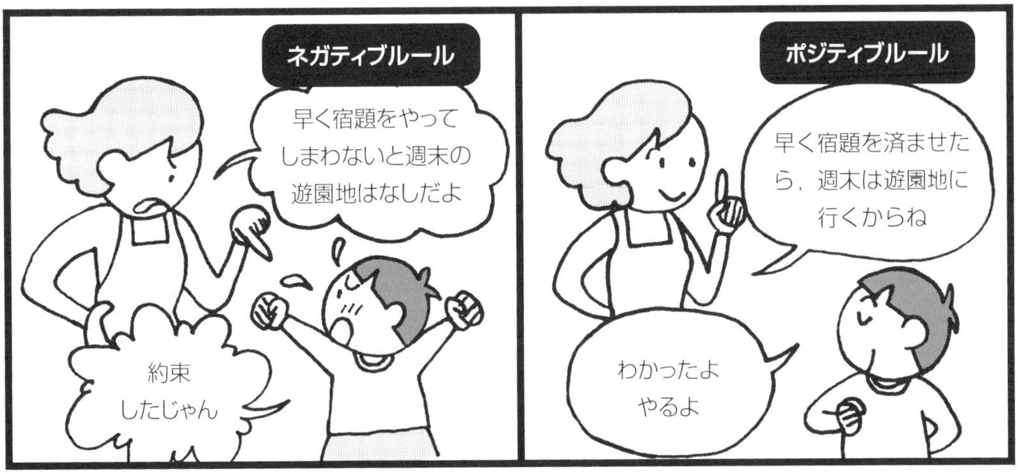
ネガティブルール
早く宿題をやってしまわないと週末の遊園地はなしだよ
約束したじゃん
ポジティブルール
早く宿題を済ませたら，週末は遊園地に行くからね
わかったよやるよ

図 22　ネガティブルールとポジティブルール
ネガティブルールは感情的反発を招きやすい．

②ポジティブルールを用いる（図 22）

「早く宿題を済ませたら，今度の週末には遊園地に連れていくよ」といった親からの指示は，「もし●●ならば，○○になる」という論理を持っている．これは，プラスの結果を示すポジティブな方向性を持った指示である．逆に，「早く宿題をやってしまわないと，明日遊園地に連れていかないよ」という指示は，「もし●●できなければ（しなければ），○○できない」という内容が含まれる．これは，マイナスの結果を示すネガティブな指示である．

このような形で示される先行刺激をルール（rule）という．ポジティブルールは，相手に見通しを与えやすく，ネガティブルールは相手の不安やいら立ちなどを引き起こしやすい．ネガティブルールには，どのような行動をすれば強化刺激が得られるかが明確に示されていないので，言われた側としては，どのような行動をどの程度すればよいのかが全くわからない．このようなルールが提示されると，子どもは顔を引きつらせ，ひどく取り乱したり，泣いたり，怒ったりする．

適切なルールとは，強化刺激が得られる条件をはっきり示した，ポジティブなものでなければならない．「宿題を頑張ったら，いつか良いことがあるからね」では，行動を制御する機能は小さい．「一週間，宿題を食事前に済ませたら，次の日曜日に遊園地に連れていくよ」と，強化刺激が与えられる条件を明示し，双方で十分に確認しておくことで，行動はスムースに進むし，お互い感情的にならずに済む．

ルールに従った行動は，相手から与えられるルールに比べ，自分で作ったルールのほうが守られることが多い．ルールの作成は徐々に，対象者本人にも参加してもらって決定し，学習の進行に伴って調整していく．

コラム

硬式野球におけるスローイング技能の習得[2]

舞台は高校の硬式野球部．4 名の野球部員が対象となった．ターゲット行動は正しいフォームで，27.4 m 離れた，横 280 cm，縦 270 cm 四方の標的に向かって，正確にスローイングすることである．

まず，課題分析によって，**図 16**（p26）のチェックリストが作成された．そして，スローイング動作のどの部分ができていて，どの部分ができていないかがチェックされた．

ベースラインとして，これまでどおりのコーチングによるスローイング練習が行われた．コーチは，抽象的な指導とネガティブルールを繰り返し与えた．コーチは，野球部員に対して標的に当てるように指示し，「はずれた場合には，腕立て伏せを 20 回やる」というネガティブルールを設定した．フォームに問題がある場合には，正しいスローイング動作を生徒にみせた．「わかった？」と問いかけた後に，生徒が「わかった」と答えた場合には，同じ練習を続けた．生徒が「わからない」と答えた場合には，もう一度やってみせたが，どこをどう直すかについての細かい指摘は行わなかった．この練習方法は，実際にこの野球部で行われていた方法であった．

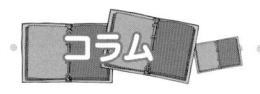

その後，多層ベースラインデザインという研究方法を用いて，行動的コーチングによる介入が始まった．チェックリストによって，個々の生徒が苦手であった動作のみに焦点をあてて，そこを中心に指導がなされた．苦手な動作がうまくできたときは，「右腕が前にまっす

ぐ伸びていたところがいいね」などと言い，具体的にうまくなったポイントを指摘して褒めた．もし，うまくできないようであったら，そのポイントと改善点について具体的に指摘し(例えば「右手が円を描いて後頭部に移動しているよね．右手は，まっすぐ一直線に移動させてね」など)，見本をみせた．2 回続けて正しい動作ができたら，再び練習を開始した．

このような指導のもとで，正しいフォームの獲得状況を記録していった．4 名とも，行動的コーチング開始以降にフォームの顕著な改善を認めた．命中率については当初改善はみられなかったが，左足の踏み出す長さと，初めから終わりまで標的を見続けることを指導した結果，ベースライン時に比較して向上した．

生徒たちからも，「うまくできたとき，褒めてくれるのがうれしかった」「自分のスローイングの変化に驚いた」などのポジティブな感想が聞かれた．

ひたすら繰り返すだけのスポ根練習は，有効な動作学習方法ではなかったのである．

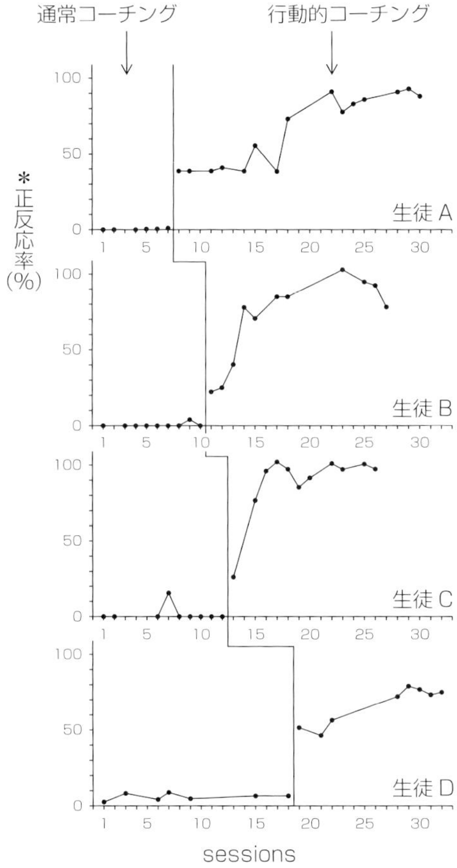

スローイングフォームの変化—多層ベースラインデザイン—[2)]
行動的コーチング開始後，正しいフォームが生じる確率は飛躍的に向上した．
チェックリスト（図 16）にある 10 の下位技能のうち，4 つに問題があれば，4×10 試行(40)が正反応率を算出する際の分母となる．
＊ 10 回の投球動作を実施し，指導対象となった下位技能のうちで正反応が示された試行数を百分率で記載．

3．後続刺激の整備―意欲がわき，自立に向かう環境作り―

1）多様な強化刺激を用いる

適切な行動は，強化刺激によって支えられることで獲得，維持される．効果的な強化刺激は，年齢や経験，現在の対象者が置かれている状況などによって，個人個人で大きく異なる．したがって，介入する側が，できるだけ多くの強化刺激を活用できるようにしておく必要がある．まず何よりも，対象者にとってどのような強化刺激が最も有効かを十分に考慮する．そして，学習経過の中で強化刺激の効果を見極め，効果がなかったらすぐに別の強化刺激を探していく．

効果的な強化刺激の例としては，以下のものがある（図23）．

①社会的強化：言語的（褒め言葉），非言語的称賛（拍手，微笑み，うなずき）などを与えることである．対人関係と信頼感の基本である．

②活動性強化：出現傾向の低い行動（勉強）を子どもが行った場合にのみ，出現傾向が高まっている行動（校庭でのサッカー）を実施することで，出現傾向の低い行動の出現率を上昇させることができる．「勉強が終わったら，大好きなサッカーができる」という状況を作ることで，子どもの勉強への取り組みを促進することができる．

③社会的評価：学習の経過や成果をグラフや表などの目に見える形で示し，フィードバックを与えることは，有効な強化刺激として働く．まわりの者（先生，家族，セラピスト）はグラフや表を対象者とともに見ながら，行動が改善したこと，目標に近づいてきたことに対して強化刺激を与える．これは，その日の学習成果の強化刺激となると同時に，次の学習を進めるための有効な先行刺激となる．

④自己評価：学習の効果を，先生，家族，セラピストなどの第三者がいない場面でも維持するための技法である．まず自分自身で行った行動とその成果を記録していく（自己記録）．そして，設定された目標と実際の実施状況を比較し（自己評価），それを目標に近づけていくことで，自分自身へのフィードバックが得られる（自己強化）．

⑤行動内在型強化：学習経過に伴って徐々に自分一人でできることが増えてきたと感じられる場合，学習の遂行そのものの中に強化刺激が組み込まれていることになる．

社会的強化や活動性強化のようなセラピストからの外的な強化刺激によって行動が確立されたならば，学習の経過と結果が行動内在型強化として働くように移行させていくことが重要である．

子どもが学習する，野球部員が練習する，対象者がリハビリに参加するのは，対象者自身のためなのだから当然であると，私たちは無意識に考えがちである．そう考えてしまうと，学習や練習を進めていく行動やその成果に対して，十分な強化刺激を与えようという気にならない．もちろん，学習がスムースに進んでいる場合には，学習そのものに伴って得られる達成感などの行動内在型強化が働き，特に意識して強化刺激を与えなくても学習が進むこともある．ただし，そうでない場合も多く，強化刺激を頻繁に，目的を持って与えていくことが必要となる．

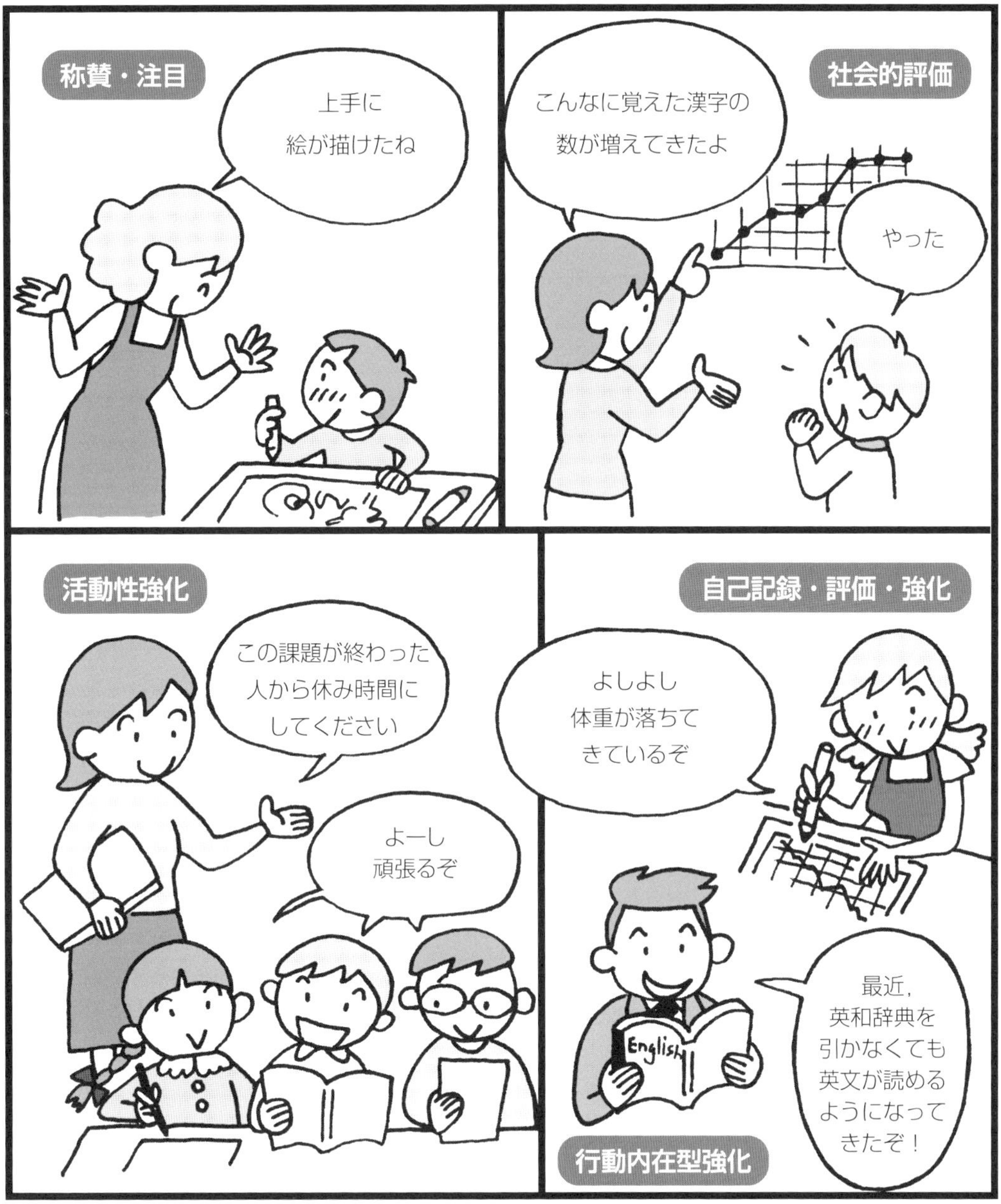
称賛・注目
上手に絵が描けたね
社会的評価
こんなに覚えた漢字の数が増えてきたよ
やった
活動性強化
この課題が終わった人から休み時間にしてください
よーし頑張るぞ
自己記録・評価・強化
よしよし体重が落ちてきているぞ
English
最近，英和辞典を引かなくても英文が読めるようになってきたぞ！
行動内在型強化

図 23　効果的な強化刺激

2）強化刺激の与え方

強化刺激の与え方にも工夫が必要である．効果的な強化刺激の与え方は，以下のようなものである．

① 「即時性」：強化刺激は，行動の直後に与えられる場合が最も効果的である．強化刺激をすぐに与えるのが難しい場合には，どのような行動が出現したら強化刺激が得られるかをルールで示しておく．

② 「多様性」：できるだけ多くの種類の強化刺激を用いる．例えば，漢字の書き取り練習を強化する場合に，先生の称賛ばかりでは飽きてしまう．無誤学習によって，自分なりにで

きた完成感が強化になるように課題を構成する．

③「明示性」：特に指導初期では，強化刺激そのものをはっきりとした明瞭な形で示す．日本では「本人の前では褒めないようにしている」などの言葉をよく耳にするが，さりげない強化刺激では効果が得られない

④「具体性」：良い行動の内容を具体的に褒めることが有効である．歩行訓練であれば，「良いですよ！」ではなく，「歩行スピードが上がっていますね」「連続歩行距離が延びてきましたね」「左足の上がりが良くなってきましたね」などと声をかける（図 24）．

⑤「関連性」：適切な行動と直接関連した強化刺激が効果的である．例えば，歩行訓練で右足の振り出しを指導する場合，適切に右足が振り出せるようになったら，音声刺激による褒め言葉（関連性が低い）だけでなく，動く右足を軽くタッピングする（関連性が高い）などの，運動反応に直接関係した身体への触覚刺激を与えることが効果的である．

コラム

褒めることは，強化刺激か？

応用行動分析に興味を持ち始めた方によく，「褒めればいいんですか？」と聞かれる．褒めることは，多くの場合，強化刺激となるが，皆さんはどういったときに褒められるとうれしいだろうか．おそらく自分でよくできたと感じたとき，自分自身が褒められてもよいと思うときに，褒められるとうれしいのではないだろうか．逆に，大したことをしていないのに褒められると，「何か下心があるのではないか」と考えたり，かえってばかにされているように感じられたりもする．

強化刺激とは，それが与えられた結果，行動が増加した場合の後続刺激のことである．つまり，褒めても行動が増加しなければ，それは強化刺激ではない．効果的に褒めるには，褒めてよい状況を作り出すことが先決である．これまでやってきたように，行動が引き出されやすいように見通しを与える先行刺激を準備すること，行動が生じやすいように行動を形成しておくこと，あるいは達成可能な行動を目標とすることが重要となる．例えば，歩行訓練中の対象者を褒めるのであれば，安定性の向上が得られるようなプログラムを立て，安定性の向上が対象者に理解可能な形でフィードバックする．そうすれば，褒めることは強化刺激として機能する．

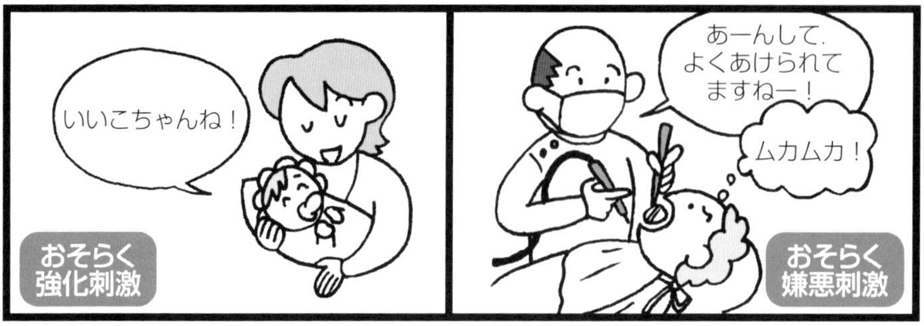

そのときの環境によって，同じ褒め言葉でもその機能は大きく異なる．わざとらしい褒め言葉は，決して強化刺激にはならない．

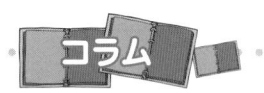

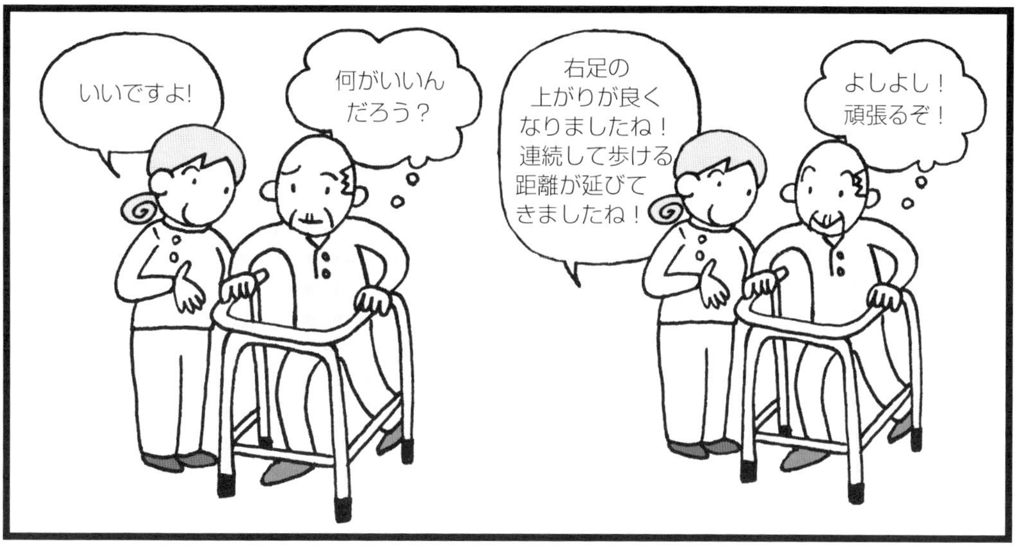
いいですよ!
何がいいんだろう？
右足の上がりが良くなりましたね！連続して歩ける距離が延びてきましたね！
よしよし！頑張るぞ！

図 24　強化刺激の与え方―具体的に褒める―

3）強化スケジュールを工夫する

学習の初期には強化刺激をできるだけ多く，すべての適切な行動について与えるようにする．これは，行動を確実に形成するうえで必要なことである．次に，学習の進行に伴って系統的に強化刺激を減らしていくことを考える．つまり，初めは褒め言葉などの他者によるこまめな強化で行動を安定させていき，その後徐々に他者が与える強化刺激の回数を減らしていく．そして，行動すること自体が内在的な強化によって維持できるようにもっていく．

例えば，漢字の書き取りの宿題であれば，宿題が提出されたら，毎回確実に強化する．その後，徐々に称賛などの強化刺激を与える回数を減らしていく．毎回であったものを週に1回，2週に1回にするといった具合である．漢字テストでの成績向上や作文で多くの漢字が使用できるようになってくると，漢字練習や習得自体が内在的な強化刺激として働くようになり，より集中的に練習しようとする．

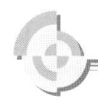

4．セルフ・マネジメント行動

私たちの生活の中には，他者から指示や教示を受けてそれに従って行動する場合と，そのような他者からの指示がなくても自発的に行動する場合がある．行動は一般的に，他者から与えられた指示（A）のもとで行動（B）し，うまくいった，達成感が得られた（C）ということが繰り返されて定着する．その後，徐々に他者からの指示や教示がなくても，自分から行動をスタートさせ，完結させることができるようにもっていく．他者からの指示がほとんどない場合でも遂行される行動を，「セルフ・マネジメント行動」という．

例えば，小学校の国語の授業で，先生から「わからない言葉があったら，国語辞典で調べてください」という明確なルールが出される（他者教示）．そこで調べると，先生から褒められるなどの強化刺激が与えられる（他者強化）．次の段階では，配布プリントに書いてある「わからない単語があったときには，国語辞典を引いて調べる」という注意書きをみて，国語辞典で調べられるようになる．徐々に，「国語辞典で調べてください」というルールが与えられる必要はなくなっていく．

こうしていくうちに，わからない言葉があったときに，友だちが国語辞典で調べているのをみて，自分でも調べてみる．すると，その文章の内容が理解できたという，自己内在型強化刺激が得られるようになる．このようなことが繰り返されて，「わからないときは国語辞典で調べよう」という自分自身に対する声かけ（自己教示）と自分自身で達成を確認し，自分を褒め，励ますことで行動できるようになる（自己強化）．つまり，自発的に国語辞典を引く行動が定着していくのである（図25）．

学校の中では，先生からの指示がなくても黒板を見て要点をまとめてノートを取る，自分で調べる，自分から宿題を完成させるなどのセルフ・マネジメント行動が必要とされる場合が多い．私たちは，ノートが取れない，自ら調べものができない，宿題をやらない子どもたちに対して，「自主性がない子」というレッテルを貼りがちではないだろうか．応用行動分析では，それらの自立的行動も，環境の中の先行刺激と後続刺激を整備することで学習させていく方略を立てる．

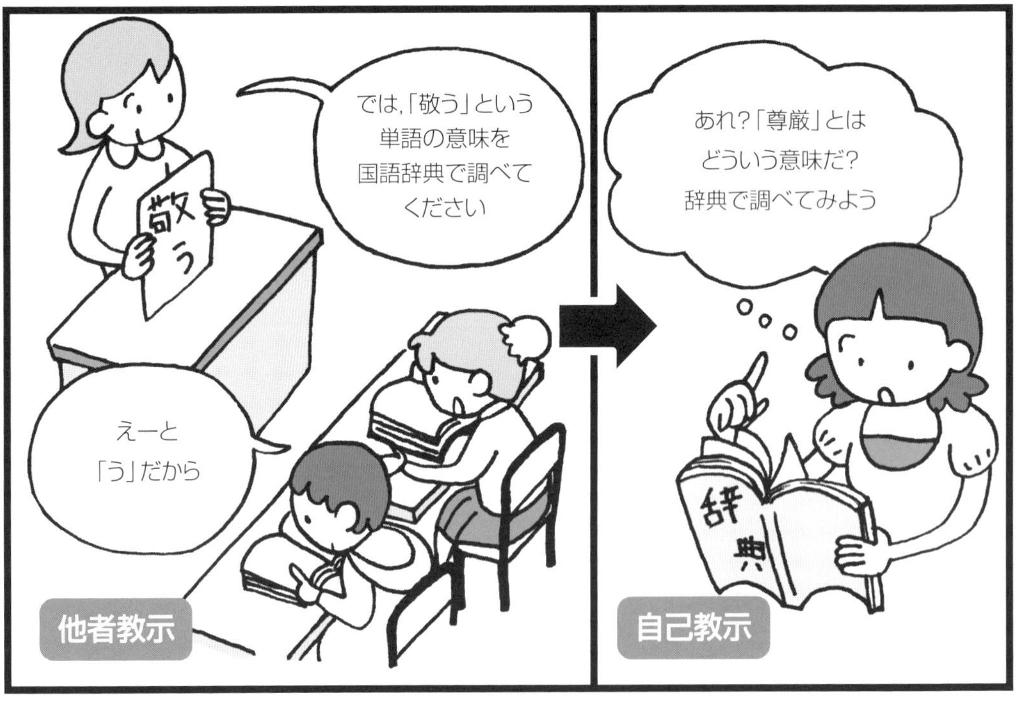
では,「敬う」という単語の意味を国語辞典で調べてください
敬う
えーと「う」だから
他者教示
あれ?「尊厳」とはどういう意味だ?辞典で調べてみよう
辞典
自己教示

図25　セルフ・マネジメント行動

5．感情的反応への対応

1）感情的反応には法則がある

これまでは「オペラント行動」について解説してきた．オペラント行動とは，後続刺激によって直接的な影響を受け，増えたり減ったりする行動であった．一方，先行刺激によって，機械的，自動的に決まってくる不随意的行動もある．これを「レスポンデント行動」という．応用領域で問題となるレスポンデント行動は，不安，緊張，いら立ち，興奮などである．これらの行動は，自分で直接コントロールすることができない．

例えば，強く叱られるなどの嫌悪刺激が与えられると，不安，緊張，興奮，いら立ちなどのレスポンデント行動が誘発される．嫌悪刺激に対するレスポンデント行動の誘発は学習されたものでなく，人（他の動物も）が生得的に持っている行動パターンである．ただし，これまで不安や興奮を引き起こすことのなかった刺激（中性刺激）が，嫌悪刺激と同時に与えられる（あるいは同時に存在する）ことで，条件性嫌悪刺激となり，新たに不安，興奮などのレスポンデント行動を誘発するようになることがある．このようなプロセスを「レスポンデント条件づけ」という．これはロシアの生理学者パブロフ（ノーベル生理学・医学賞を受賞，1849～1936）が見い出した条件反射と同じものである．

2）不安，緊張，いら立ち，興奮がなぜ起こるか

肉片（無条件刺激）を犬に与えると，唾液分泌（無条件反応）が起こる．初めは，ベルの音（中性刺激）を聞かせても唾液分泌は起こらないが，肉片とベルの音を繰り返し同時に与える対提示を行うことで，ベルの音だけで唾液分泌が生じるようになる（図26）．ベルの音が唾液分泌（条件反応）を誘発する条件刺激となったのである．こちらが意図していようがいまいが，偶然，無条件刺激のそばにあった中性刺激が条件刺激になっていくのである．

セラピスト養成過程にある学生の臨床実習を考えてみよう（図27）．実習に必要な知識と技能が不足している学生が，急に指導者に指名されて「じゃあ，やってごらん」と一人で関節

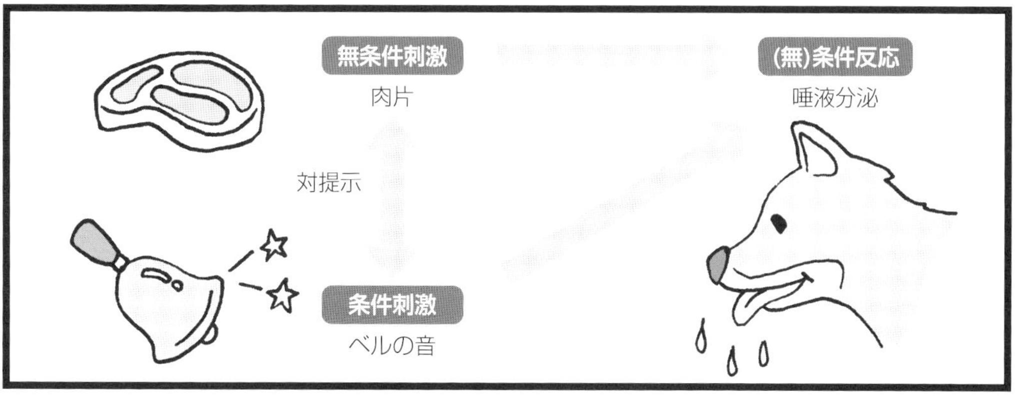

図26　パブロフの古典的条件づけ
肉片を提示されると犬は無条件に唾液を分泌する（無条件反応）．これにベルの音を対提示し続けると，肉片がなくてもベルの音だけで唾液分泌を生じるようになる．

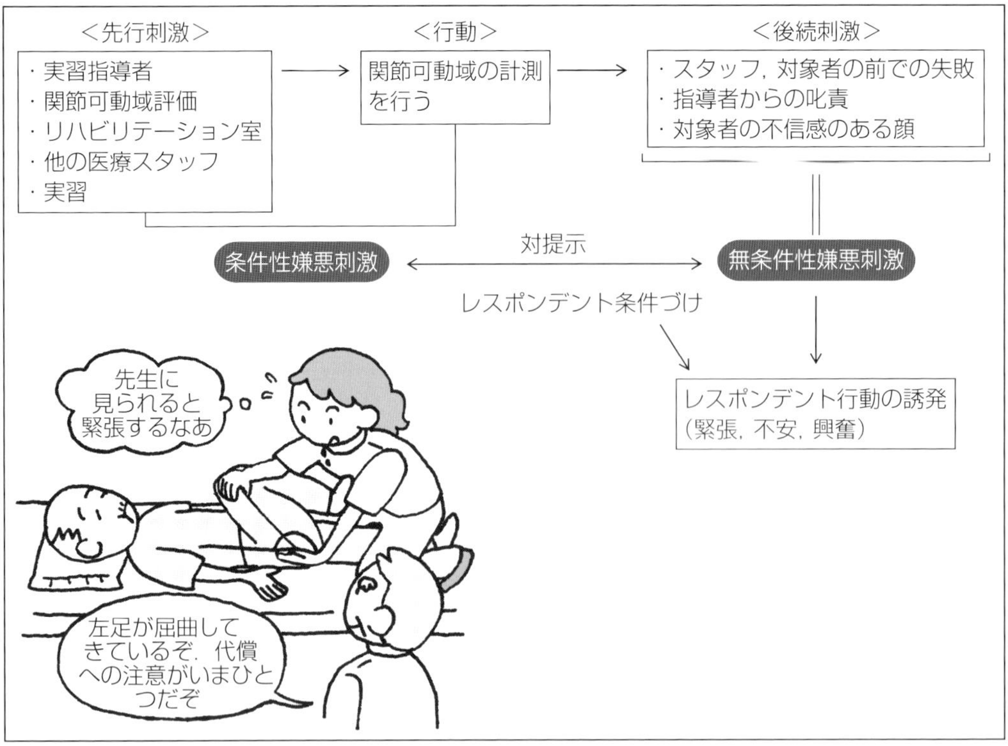

図 27　実習中の関節可動域評価の失敗とレスポンデント条件づけ

可動域の測定をするよう指示された．その学生は真っ赤になって，緊張し，どきどきしながら，たどたどしく測定したが，指導者からは「もう少し速く，もっと正確に」などと注意され（無条件性嫌悪刺激），周囲の医療スタッフから笑われた（無条件性嫌悪刺激）．次の日も再度行ったが，同じように不安，緊張にさいなまれながら行ったので，うまくできず対象者からも迷惑がられた（無条件性嫌悪刺激）．このようなことが繰り返されると，無条件性嫌悪刺激と同時に存在していた指導者の顔，関節可動域の測定，実習の課題，周囲の医療スタッフなどの刺激が条件性嫌悪刺激となる．すると，それらの刺激によっても不安や緊張などが条件反応として生み出されるようになり，動作スキルの悪い実習生が形成される．ひどくなると，直接叱責された状況とは関係のない他の実習課題や病院なども条件性嫌悪刺激となっていく．無条件性嫌悪刺激と同時に存在していない刺激が，同じように不安や緊張を誘発するようになることを，「刺激般化」と呼ぶ．

不安，緊張などのレスポンデント行動が誘発されると，適切なオペラント行動である「実技練習をする」「指導者に質問をする」などが抑制される．すなわち，意欲が低下した状態になる．

一般に，条件性嫌悪刺激が与えられると，その場から逃れるための回避行動が生じることが多い．嫌悪刺激が与えられている状況で，ある回避行動をしたときにその嫌悪刺激がなくなったならば，その回避行動は増加する．このような行動随伴性を，「嫌悪刺激の除去による強化」という．例えば，よく質問してくる指導者から遠ざかったり，指導者と会話をしないよう

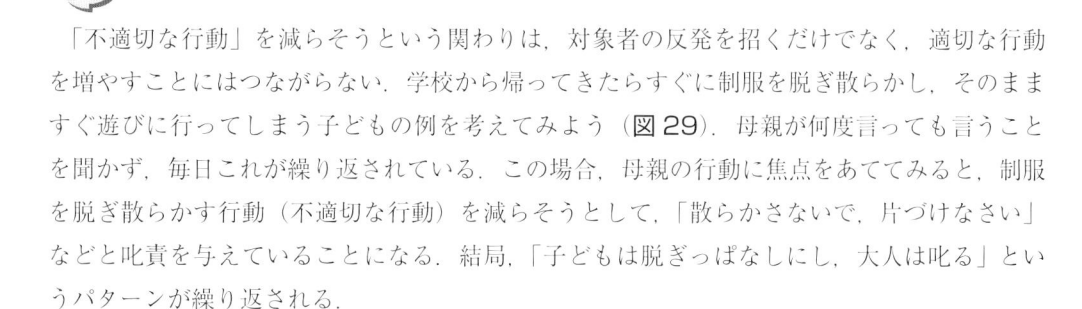

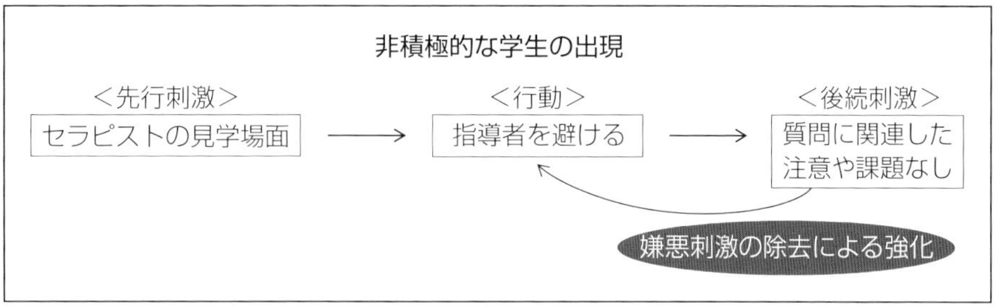

図 28　質問場面における回避行動の形成

にすることで質問を受けなくて済むようになった場合，ますます実習から逃れる行動が定着してしまう（図 28）．

3）感情的反応を制御することは可能か
拮抗反応の形成―オペラント行動によるレスポンデント行動の制御―

感情的反応を制御するための最も有効な手段は，不安・緊張と対抗するような適切なオペラント行動を形成し，定着を図ることである．例えば，実技科目に対する不安・緊張が強くなってしまい，実技練習から回避することがパターンとなってしまった学生を考えてみよう．初めはその学生ができる範囲の課題を与え，それが一人でうまくできたら称賛などの大きな強化刺激を与える．それでもできそうでなかったなら，行動出現のための最小限度のプロンプトを与え，行動のスムースな遂行を図る．ここでは，不安・緊張を出させないように無誤学習によって指導を進める．そして，少しずつ難しい課題を導入していき，最終的にはこれまで難しかった課題を行わせる．

このように，不安・緊張と対抗する働きを持つ適切なオペラント行動を増やしていくことで，不安・緊張を減らしていくのである．

6．不適切な行動への対応
―適切な行動が増えると不適切な行動が減る―

「不適切な行動」を減らそうという関わりは，対象者の反発を招くだけでなく，適切な行動を増やすことにはつながらない．学校から帰ってきたらすぐに制服を脱ぎ散らかし，そのまますぐ遊びに行ってしまう子どもの例を考えてみよう（図 29）．母親が何度言っても言うことを聞かず，毎日これが繰り返されている．この場合，母親の行動に焦点をあててみると，制服を脱ぎ散らかす行動（不適切な行動）を減らそうとして，「散らかさないで，片づけなさい」などと叱責を与えていることになる．結局，「子どもは脱ぎっぱなしにし，大人は叱る」というパターンが繰り返される．

一般に，強い叱責は嫌悪刺激になるが，一瞬の間しか行動をやめさせる効果はない．また，嫌悪刺激は繰り返し与えられ続けると効果がなくなる．そうすると大人はもっと大きな声をあ

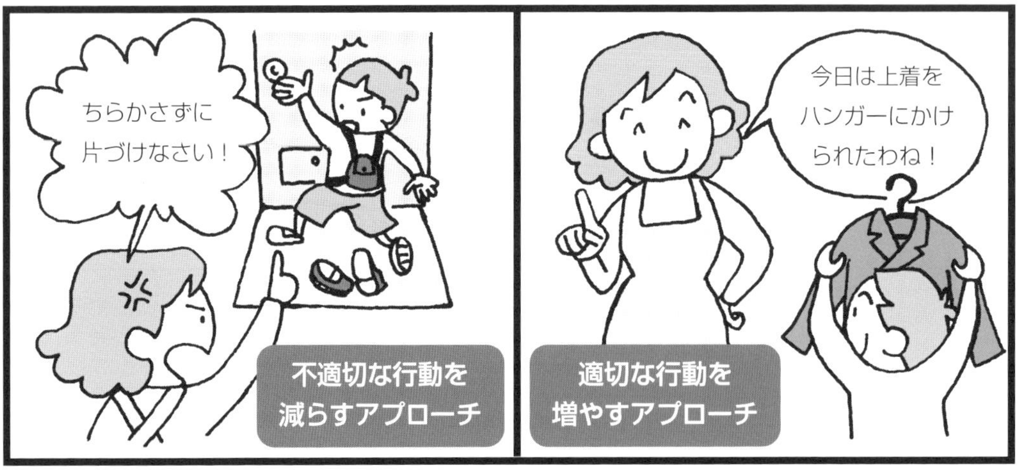
ちらかさずに
片づけなさい！
不適切な行動を
減らすアプローチ
今日は上着を
ハンガーにかけ
られたわね！
適切な行動を
増やすアプローチ

図 29　不適切な行動への対応

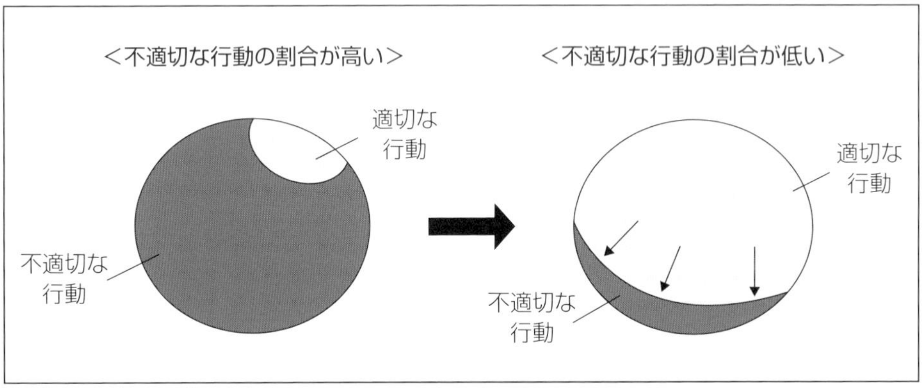

図 30　不適切な行動をなくすためには，適切な行動を増やす

げて子どもを叱責するようになるが，その行動抑制効果はやはり一瞬限りのものである．

子どもが制服を脱ぎ散らかして，あっという間に外に走り去るのは，外の大きな強化刺激を得るための行動であるのと同時に，家での叱責という嫌悪刺激を回避する行動なのである．子どもが「何度言っても言うことを聞かない」のは，子どもに問題があるのではなく，大人と子どもの「双方」にこのような行動随伴性が働いているからなのである．

「不適切な行動」は目立つ．そのため，それを何とかしようとする．また同時に，「減らしてほしい」という周囲からの要請も強い．しかしながら，たとえ不適切な行動が減ったとしても，適切な行動が学習され，増えなければ，別の形で，別な場所で，別の機会に不適切な行動は出現する．

このことから，不適切な行動への対応は次のように考える必要がある．行動上の問題を生じさせている要因は，「不適切な行動が多い」場合と「適切な行動が少ない」場合があり，それらは一方が多くなると一方が少なくなるという関係にある（図 30）．したがって，「不適切な行動」が多い場合でも，それを減らそうとするのではなく，それに代わる「適切な行動」を増やすように試みることが，効果を長期的に維持するうえで最も有効な方法である．

上記の例では，不適切な行動に置き換わる適切な行動は，上着をハンガーにかける行動，汚れた体操着を洗濯機に入れる行動などである（図29）．したがって，そのような適切な行動が出現した場合に強化刺激を与え，その行動を増やしていくことが最も有効な方法なのである．例えば，先行刺激として，どのような行動が適切な行動かを明確にした指示を与える．「適切な行動を行えたらシールを一つ貼るようにして，それがたまったら休日に遊園地へ行ってもよい」というルールを設定する．そして，シールや報酬などの外的な強化刺激がなくても，外で遊ぶことなどの自然な強化刺激だけで維持できるようにそれを移行させていく．「ちゃんとしなさい」「4年生なんだから自覚を持ってやりなさい」などの，ターゲット行動が特定されていないような指示ではその効果は少ない．

適切な行動が維持されるためには，行動随伴性が自然で，そして行動内在型の強化刺激が得られるように日常の生活の中で徐々に移行させていくことが重要である．

コラム

レスポンデント条件づけと 外傷後ストレス障害（Post-Traumatic Stress Disorder；PTSD）

PTSDという言葉は，新聞でもよく目にする．JR西日本福知山線の列車脱線事故，大阪教育大学附属池田小学校で起きた校内児童殺傷事件，阪神淡路や東日本大震災，地下鉄サリン事件などの，悲惨な事件・事故の後に生じる精神疾患である．対象者はその外傷的体験を反復的に再体験（フラッシュバック）したり，そのような出来事を思い出させるような活動，状況，人物を避けたり，いつも過剰な警戒状態を続けたりする．詳細は米国精神医学会が出版しているDSM-5（2014）を参照していただきたい[4]．

実はこれもレスポンデント条件づけの一種と考えられる．無条件刺激が強力なため，一度の経験でレスポンデント条件づけが生じたのである．つまり列車脱線事故では，事故にあった車両で体験した出来事によって，恐怖や緊張，興奮などの感情的反応が引き起こされる．そのとき対提示されている刺激は，電車車両，路線，通勤，つり革などである．その後，これらが条件性嫌悪刺激となり，ただ電車に乗ろうとしているだけなのに不安や緊張が生じるようになったり，通勤しようとすると動悸が生じるようになるわけである．

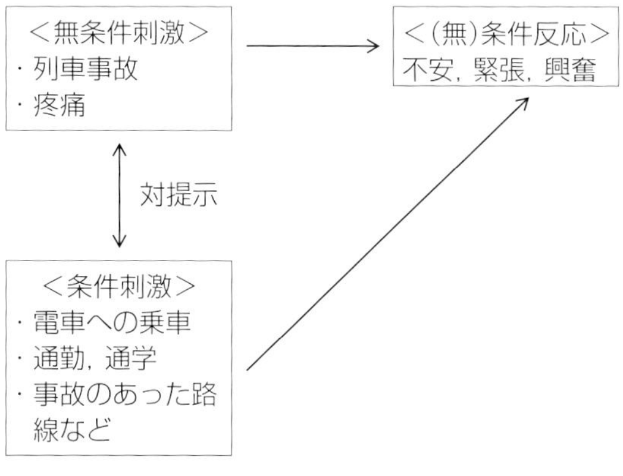

列車脱線事故によるレスポンデント条件づけ

4　まとめ

応用行動分析の基本的な考え方や行動に対する具体的な介入方法について述べた．

見通しがない中で（先行刺激：A），それなりに取り組んだ行動（行動：B）に対して，まわりからの応答もなく，うまくいったという実感や達成感（後続刺激：C）も得られなければ，行動と学習を続ける意欲が低下し，不満，不安，いらいらが募る（図 31）．一歩離れて，先行刺激と後続刺激，行動との関係をみると，環境の条件によってそれらの問題が引き起こされていることがわかる．

したがって，学習の見通しを明確な先行刺激として提示すること（A），適切な行動に対して強化刺激が得られるようにすること（C），基本的な行動レパートリーを形成しておくこと（B）などの介入を行うことで，適切な行動を増やし定着させることが重要である（図 32）．

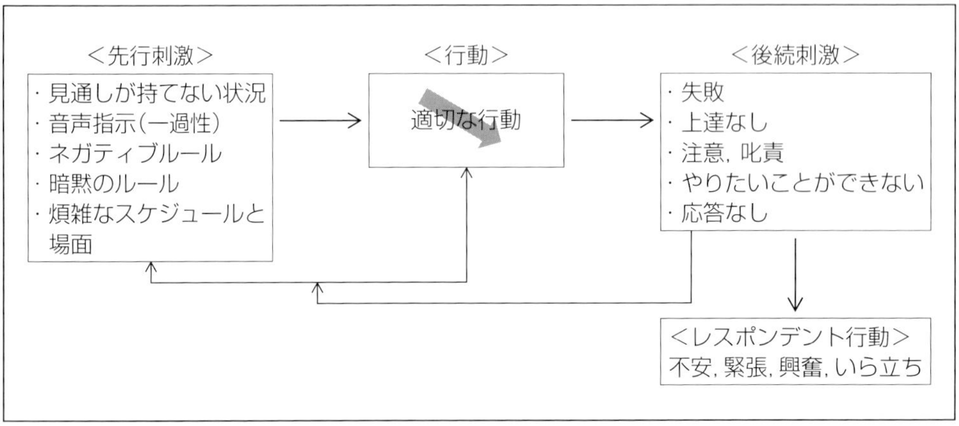

図 31　なぜ，適切な行動が生じにくくなるのか（動機づけが低くなるのか）

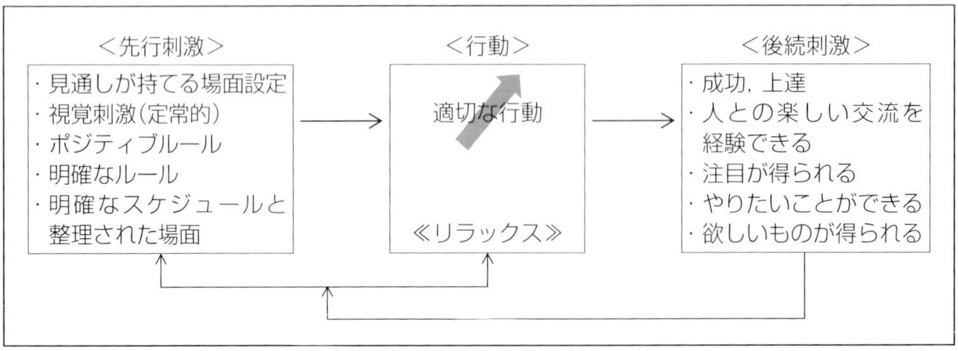

図 32　適切な行動を増やすにはどうしたらよいか

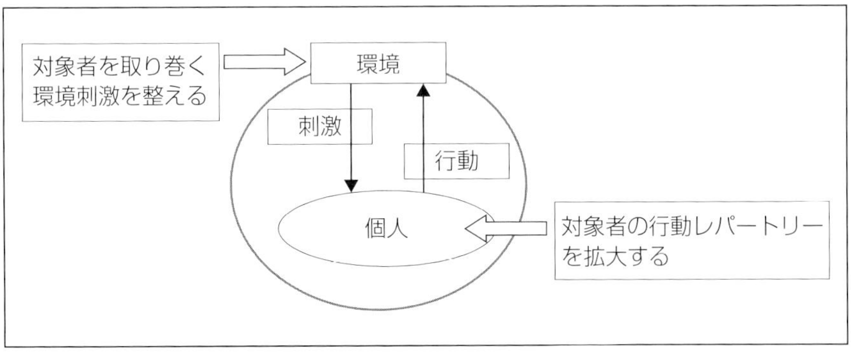

図 33　個人と環境との相互作用に基づくリハビリテーション

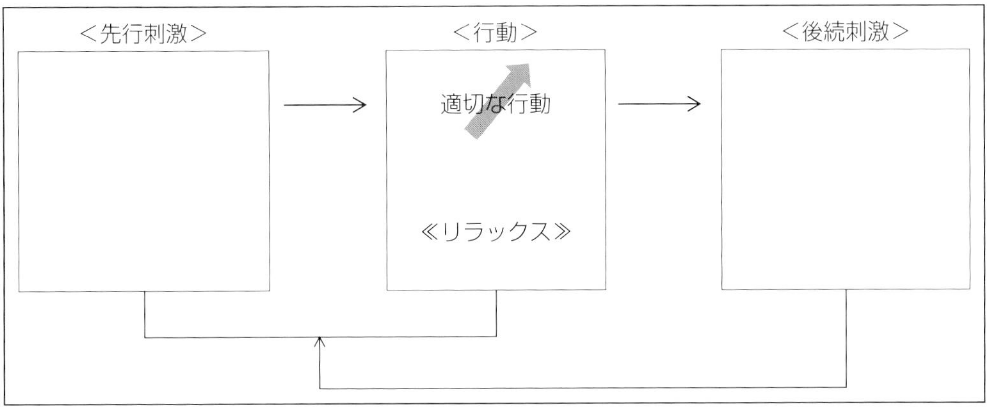

図 34　適切な行動を増やすための訓練の枠組み

図 33 にあるように，行動に焦点を絞り，個人を取り巻く環境（刺激）にアプローチするのである．

計画した指導や治療がうまくいかなかった場合でも，その原因は，A，B，C のいずれかにあると考え，それぞれへの介入を系統的に行いながら，適切な行動を増やすための条件を見い出していく．まずは，本人ができることを見つけて少しずつ増やしていくというアプローチが重要である．

図 34 は治療を最適に行うための環境刺激を書き入れるためのものである．これを日常遭遇するいろいろな場面での問題解決のために活用していただきたい．

（山本淳一・山﨑裕司）

練習問題の解答

練習問題 1 (→ p 17)

	＜先行刺激＞		＜行動＞		＜後続刺激＞
1)	次の運動学の小テストは，このプリントから出ます	⇒	プリントの内容を記憶する	⇒	良い点数を獲得
2)	青信号	⇒	道路を横断する	⇒	安全
3)	散髪屋	⇒	髪を 2 cm 短く切ってと言う	⇒	髪が短くなって気持ちよい感じ
4)	学校	⇒	朝，おはようと挨拶をする	⇒	おはようと挨拶が返ってくる

練習問題 2 (→ p 23)

1）強化　不適切な行動が増える法則
2）強化　適切な行動が増える法則
3）消去　適切な行動が減る法則
4）消去　不適切な行動が減る法則
5）弱化　マイナスの感情的反応が増える法則
6）強化　プラスの感情的反応が増える法則

第 III 章

理学療法，作業療法現場における応用行動分析の活用

1　うまくいかない場合の原因分析

第Ⅱ章において一般的な事例から学んだ行動の法則を，理学療法，作業療法現場に適応してみよう．行動が定着しない場合にはABC分析を行っていくが，本章ではその原因を，先行刺激（A）の問題，技術（B）の問題，後続刺激（C）の問題に分けて考えていく[1]．さらに，セラピストの対象者のほとんどは身体的問題を有するので，これを加えた4つの側面から適切な行動が生じない原因を分析していこう．

1．先行刺激の問題

1）知識の問題

①手順を覚えていない

左片麻痺者における，車いすからプラットフォーム間の移乗動作をみてみよう（**図1**）．私たちは「こうやってください」と一言で説明しがちであるが，課題分析すると複雑な行動連鎖を成している（**表1**）．①適切な位置に車いすをとめる，②右ブレーキを締める，③左ブレーキを締める，④左足をフットプレートから下ろす，⑤フットプレートを上げる，⑥浅く腰かける，⑦…，すべて挙げると13程度の行動要素に分割できる．

例えば，フットプレートから足を下ろす動作やブレーキを締める動作を忘れた場合，移乗を安全に遂行することはできない．これらの動作は，障害を有する以前には行ったことのない行動であることを忘れてはならない．対象者の多くは高齢で，記銘力の低下や注意障害を合併し

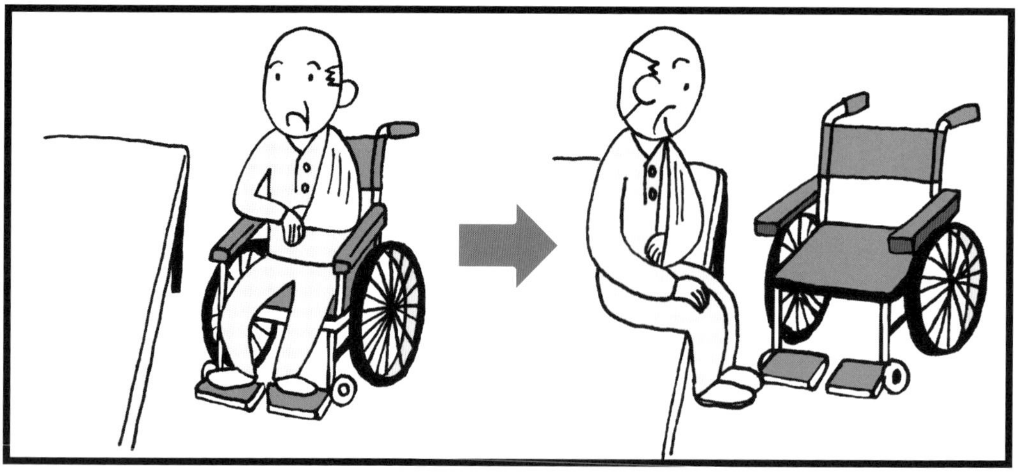

図1　左片麻痺者の車いすからプラットフォームへの移乗

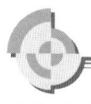

表 1　移乗動作の課題分析

1. 適切な位置に車いすをとめる
2. 右ブレーキを締める
3. 左ブレーキを締める
4. 左足をフットプレートから下ろす
5. フットプレートを上げる
6. 浅く腰かける
7. 左足を適切な位置に置く
8. 右足を適切な位置に置く
9. 右手をプラットフォームに着く
10. 右手と右足を主体に立ち上がる
11. 右足を軸に左回転する
12. 腰かける
13. 腰の位置を修正し，深く腰かける

単純な動作にみえても，多くの行動要素の連鎖によって形成されている．手順を間違えれば失敗する可能性が大きくなる．

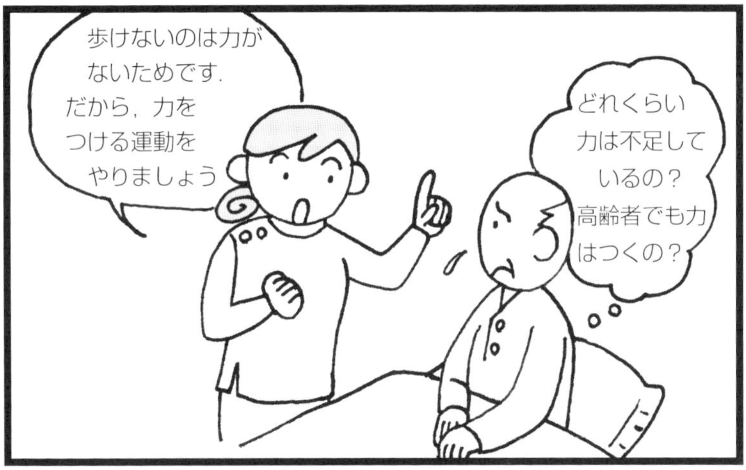

図 2　筋力トレーニングの必要性の説明

ている．訓練メニューや歩行時の杖・手足の順番など，複雑な行動でなくとも記憶できない対象者は少なくないはずである．

②言葉の意味が理解できない

「ブレーキを締めてください」と指示されても全く行動しない状態である．重度の認知症や失語症，意識障害などを有する対象者で観察できる．動機づけの問題によってやらないのではない．指示された言葉の意味が理解できない，あるいは言葉が行動制御機能を失った状態である．

これらの問題は，知識の問題と呼ぶ．

2）見通しがない

①ルールが提示されていない

「歩けないのは力がないせいです．力をつける運動を行いましょう」と対象者に説明するが，熱心に取り組んでもらえない（図 2）．トレーニングの方法は図に示して渡してある．しかしこの説明では，歩行にどの程度の筋力が必要なのか，どの程度の筋力が足りないのかなどのルールが示されていない．このため，この先どの程度努力を続ければよいのか見通しが立たない．対象者にとっては，途方もない努力を要求されているように感じるであろう．これでは行動が生じにくくなってもしかたがない．

②なぜ必要かが理解できていない

通常，ベッドから一人で起き上がることができなければ，一人で日常生活活動ができないと気づく．そして，このことが起き上がり練習の必要性を理解させてくれる．ところが重度の認知症対象者では自分が一人で起き上がれないこと，あるいは起き上がりができないことで日常生活活動に支障が生じることを理解できない場合がある．こうなってしまうと，起き上がり練習を行う行動は定着しない．

これらの状況では，後述する後続刺激の問題（動機づけの問題）を生じやすくする．

コラム

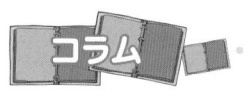

ルールが示されたとしても，その確率が低かったり，結果が極端に遅延したりすると，行動を制御する機能は低くなる．例えば，喫煙によって肺癌の発生率が高まることが明らかとなっているが，肺癌の発生率自体が低いため，禁煙行動はなかなか定着しない．

高校１年生の頃からこつこつと勉強をしておくことが大学に合格する確率を上げることは，誰にでも理解できる．しかし，大学受験という結果はずっと先にある．こういう場合にも，ルールが行動を制御する機能は低くなる．

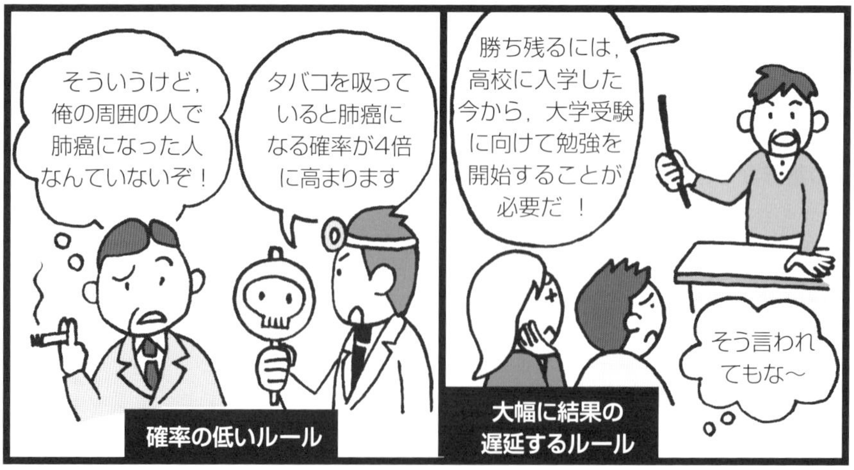

そういうけど，俺の周囲の人で肺癌になった人なんていないぞ！
タバコを吸っていると肺癌になる確率が4倍に高まります
確率の低いルール
勝ち残るには，高校に入学した今から，大学受験に向けて勉強を開始することが必要だ ！
そう言われてもな～
大幅に結果の遅延するルール

行動を制御する機能が低いルール

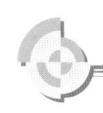

2．技術の問題

一般に運動神経が良いといわれる人と運動神経がそれよりも劣る人がいたとしよう．その二人に一輪車に乗ってもらったところ，運動神経の良い人が乗れず，もう一人が乗れた．もし，動作能力が身体機能によって決定されるとすれば，理解しがたいことである（図3）．しかし，その理由は簡単である．運動神経の劣った人は以前に一輪車の練習を行っていたが，運動神経の良い人は乗車経験がなかった．もちろん乗車経験のあまりない人でも，後ろへバランスを崩しそうになったときには車輪を後ろへ回し，前へバランスを崩しそうになったときには車輪を前へ回すことによって，バランスを回復できることは知っている．つまり知識の問題ではない．

ためしに非利き手で箸を持って，ビーズ玉などの小さい球体のものをつまんでみてほしい．箸の操作は利き手の持ち方を真似すればよい．多くの人は箸の持ち方がわかっているにもかかわらず，箸先を合わせることが困難なはずである．これらはいずれも技術の問題である．行動の可否は，技術の習得度合いによって影響を受ける．

次に，立ち上がりの際に容易に麻痺側へ転倒してしまう重症片麻痺者を想像していただきたい．このときの重心線は，支持性のない麻痺側支持基底面でなく，非麻痺側支持基底面内にコントロールされるべきである．そしてそれは，非麻痺側中心で行われる必要がある．このような動作は筋力や認知機能の低下した高齢者にとって，初めての一輪車のように，微妙な重心位置のコントロールが要求される難易度の高い動作である．つまり，技術を習得する必要がある．義足歩行や，対麻痺者の移乗動作，片麻痺者の更衣動作など，対象者が新たに動作を獲得するには，技術の問題が存在する．

自転車に乗っていた高齢者が，手術のために1カ月間入院した．退院後，自転車に乗ろうとしたが，転倒しそうになり乗ることをやめてしまった．高齢者では珍しくない出来事だ．自転車への乗車は小さい頃，何度も失敗しながら学習した技術である．こういった技術は手続き記

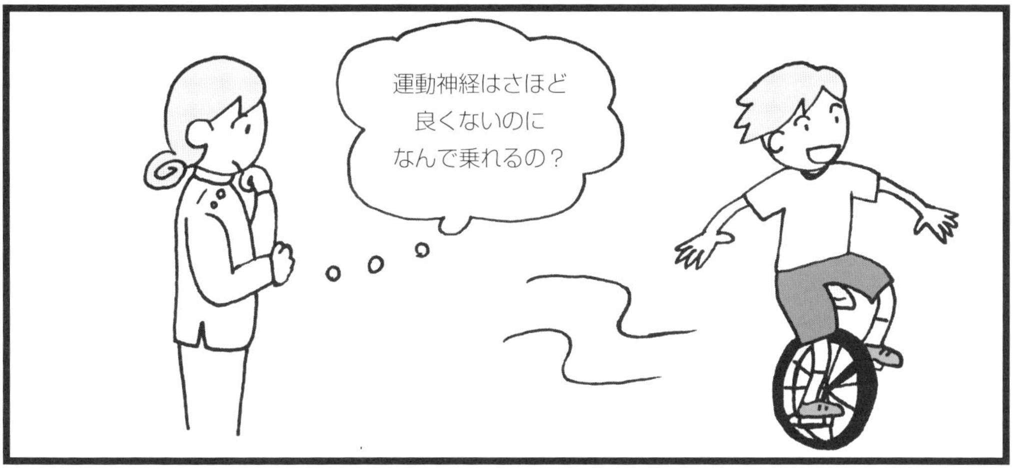
運動神経はさほど
良くないのに
なんで乗れるの？

図３　技術の問題
一輪車の乗車方法は，口で説明すれば簡単である．しかし実際に乗ってみると，そのように体をコントロールすることは容易ではない．

憶と言い換えることができる．認知症対象者では，エピソード記憶や意味記憶が障害されるだけでなく，この手続き記憶も障害される．手続き記憶の障害は，立ち上がり時の下肢伸展などの単純な動作にも生じる[2]．明らかな運動麻痺や筋力低下，関節可動域の障害がないにもかかわらず，立ち上がりの際に後方に重心位置が残ってしまい，尻もちを着くように失敗してしまうケースを経験したことはないだろうか．これは立ち上がりの手続き記憶が障害されてしまったためと考えられる．

3．後続刺激の問題

身体機能の問題や学習の困難性がないにもかかわらず，熱心に訓練に取り組まない対象者は少なくない．やれるはずの行動が定着しないのは，後続刺激として強化刺激が少なく，逆に嫌悪刺激が多いことが原因である．このような熱心でない対象者には，「やる気がない人」などのレッテルが貼られる．しかし第Ⅱ章でもあったように，これは行動の結果をみたものであり，心の内面を評価したものではない．

いくら注意しても，減量のための運動療法が継続できない対象者がいたとしよう（図４）．1日や２日であれば運動することはできるため，これは知識の問題や技術の問題によってできないわけではない．ABC 分析をしてみると，後続刺激で期待される減量効果はすぐには現れない．逆に運動療法中には，息切れや疲労感などの嫌悪刺激が即時的に現れる．また，食事制限が行われていれば空腹感も嫌悪刺激となる．強化刺激が少なく，嫌悪刺激が多いのだから，行動が定着しないのは至極当然である．

ADL 訓練のように新たな動作を学習する際には，訓練中に失敗が生じやすい．失敗することや上達がないことは嫌悪刺激であり，このような状況が続くと行動は弱化される．いくら更衣動作を一人で行う必要があったとしても，繰り返し嫌悪刺激が与えられた場合，訓練自体が条件性嫌悪刺激化し，嫌なものになってしまう（図５）．

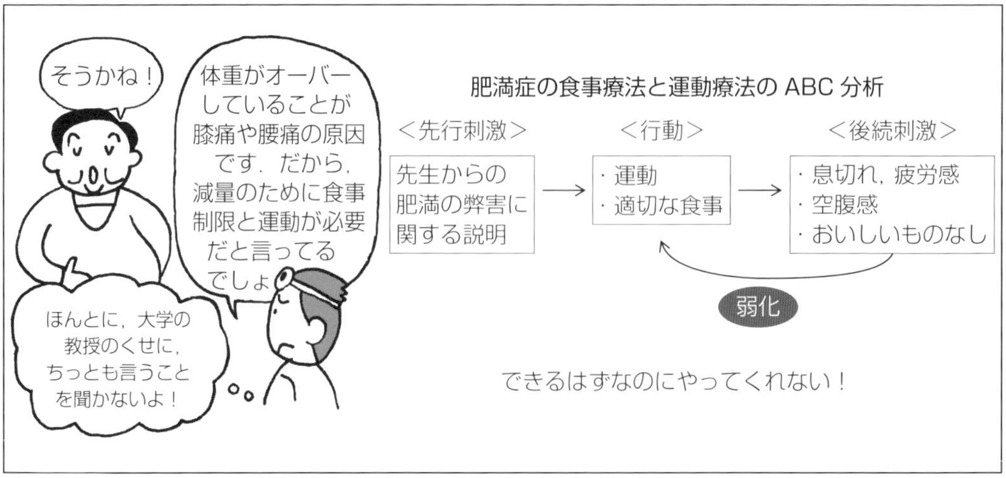

図４　後続刺激の問題

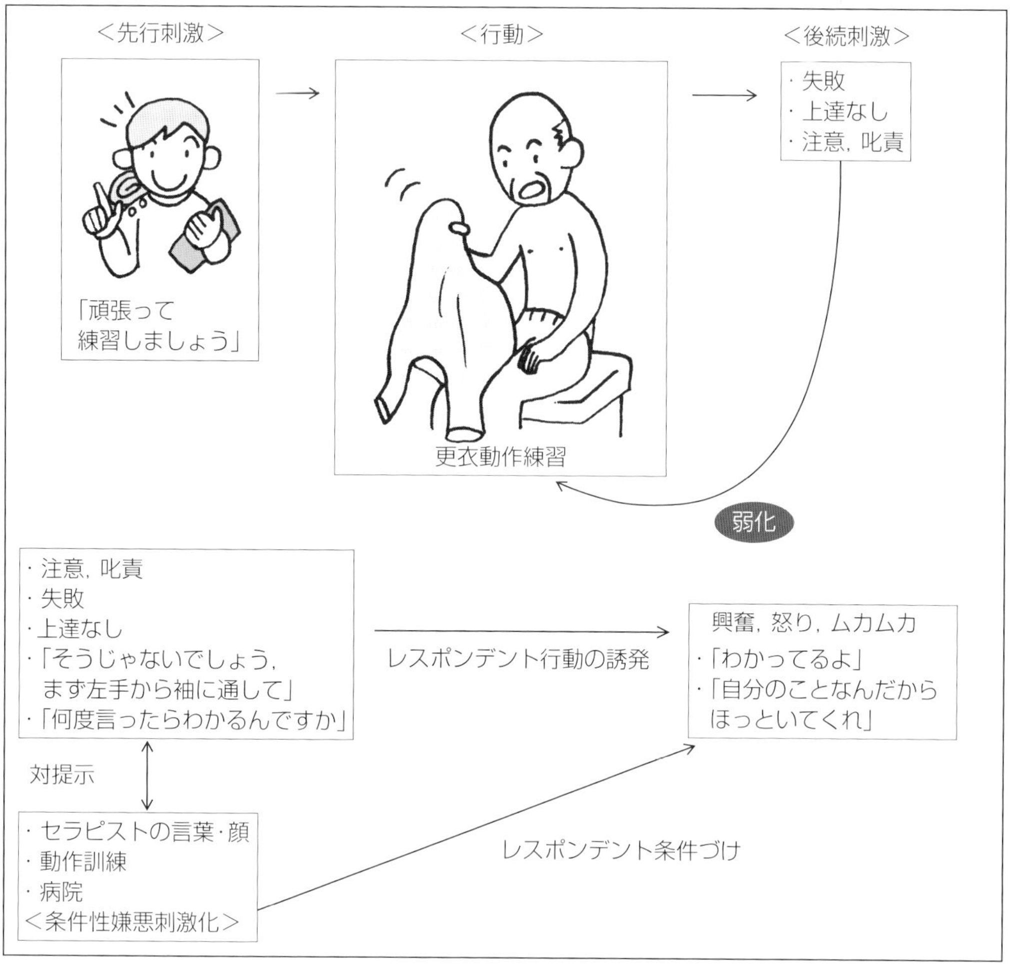

図５　動作訓練における失敗が与える影響

なぜその練習が必要なのかについて理解できなければ，努力を要する運動療法や ADL 訓練の導入・継続は難しい．このような症例では，容易に後続刺激の問題が生じる．

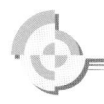

4．身体機能の問題か，行動の問題か

身体機能の問題を加えた４つの問題は，通常混在している．このようなとき，動作障害の原因が身体機能の問題なのか，行動の問題なのかを鑑別することができれば，治療戦略は立てやすくなる．

片麻痺者の床からの立ち上がり動作を例にとってみよう．図６は片麻痺者における膝伸展筋力と床からの立ち上がり動作の関連を示したものである[3]．筋力の大きい区分では，麻痺の重症度によらず，すべての症例で床からの立ち上がりが可能であった．筋力値の低下に従って，動作が可能な症例の占める割合は減少し，0.30 未満の筋力区分では，麻痺の重症度によら

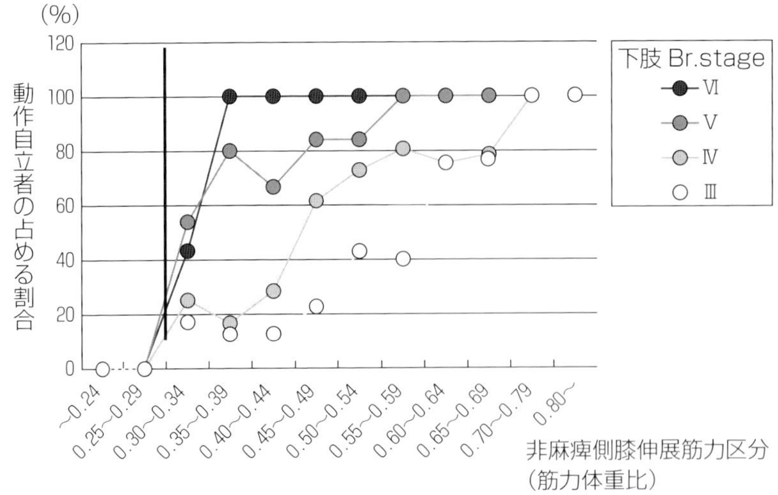

図 6　片麻痺者における膝伸展筋力と床からの立ち上がり動作の関連（文献 3）より）
0.30 を下回る筋力では，麻痺の重症度によらず動作自立者を認めなかった.

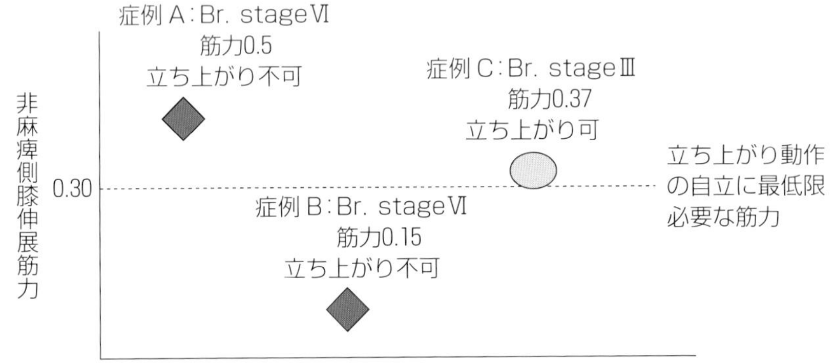

図 7　基準値の利用―立ち上がり動作障害の原因分析―
・症例 A は，麻痺が軽く，立ち上がり動作自立のうえで必要となる筋力値は十分に満たされている．動作障害の原因は動作未学習にある可能性が高く，技術を学習させる視点が重要となる.
・症例 B は，学習の問題というより筋力不足の要素が大きく，現時点では筋力トレーニングが重要である.
・症例 C は，麻痺が重度で筋力水準も高くないにもかかわらず，立ち上がり動作が自立しており，技術の高さがうかがえる.

ず動作自立者を認めなかった．以上のことは，この筋力付近が動作自立のために必要な最低限の筋力値に相当することを示唆している.

このような基準値があると，**図 7** のような考察が可能となる．症例 A は麻痺が軽度で，筋力が十分あるにもかかわらず立ち上がり動作が自立していない．こういった場合には，動作学習が進んでいないか，筋力以外の身体機能の問題が存在することが予測できる．一方，症例 B は筋力が全く不足している．動作学習以前に筋力トレーニングが必要なことが明らかである．症例 C は，麻痺が重度で筋力水準が低いにもかかわらず，立ち上がり動作が自立している．動作遂行のための技術が習得できていると考えられる.

立ち上がり動作に必要な膝伸展筋力のような基準値が数多く存在すれば，動作障害の原因を分析するうえで心強い．第Ⅵ章に利用できる基準値を載せたので参考にしてほしい．

5．行動問題の分析

次の行動問題の原因を分析してみよう．

まず，行動レパートリーを持っているか否かについて考えてみよう．先行刺激の中の知識の問題あるいは技術の問題，身体機能の問題によって，やろうと思っても，すぐに適切な行動ができない場合が行動レパートリーのない状態である．逆に，行動レパートリーがある状態とは，先行刺激の見通しのなさや後続刺激の問題によって，行動が生じにくくなっている場合である．周囲からみると「なんでやってくれないの？」と首をひねりたくなる状況を想像していただきたい．

さらに，行動レパートリーがない状態でも，知識の付与によって解決するのであれば，原因は技術や身体機能の問題ではない．知識を与えても行動が困難であれば，技術の問題や身体機能の問題を考慮する．いずれの場合でも，失敗が続いていれば後続刺激の問題がさらに行動を生じにくくさせている可能性がある．

行動レパートリーがある状態では，具体的な見通しが示されているか否か，後続刺激として強化刺激は十分にあるかを引き続き分析する．

現場で明確に区別できないケースはもちろんあるが，このようにみていくことによって，原因分析と治療の方針が組み立てやすくなる（図８）．

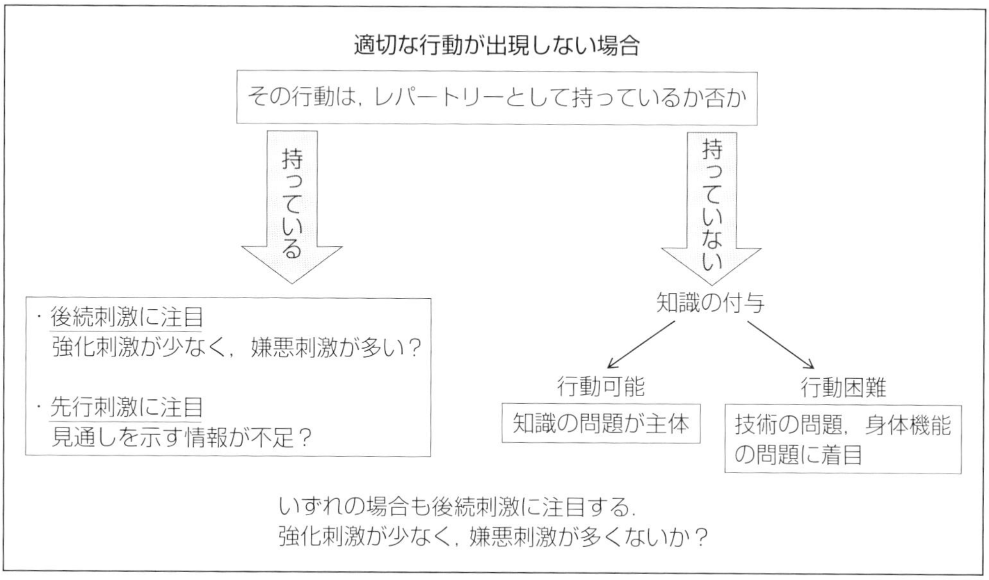

図８　行動問題の分析

５つの case を挙げたので，行動問題を分析してみよう．

Ⅲ章　理学療法，作業療法現場における応用行動分析の活用

Case 1

認知症を合併した回復期高齢片麻痺者に車いすからベッドへの移乗動作を指導した．一つひとつの動作は口頭指示によって可能だが，一人で行うと必要な動作を飛ばしてしまい，動作が成功しない．

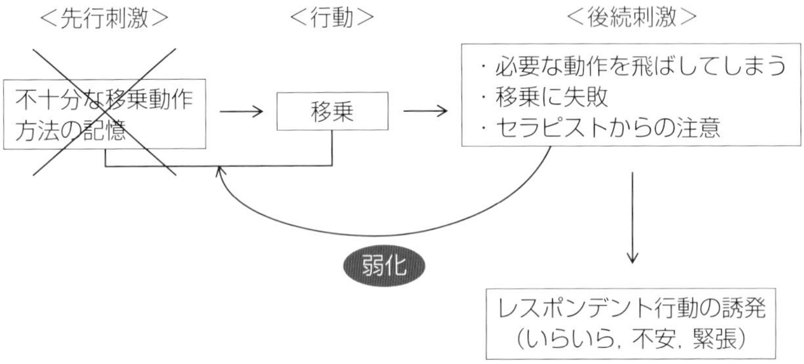

ABC 分析
失敗の原因は，動作のやり方が記憶できないことである．

【解説】

片麻痺者の行う移乗動作は，それまでには経験のない動作であり，行動レパートリーは持っていない．一つひとつの動作は口頭指示によって可能なことから，技術は主要な問題ではない．原因は，認知症による記銘力の低下によって動作の手順が記憶できないことであろう（知識の問題）．

行動の結果として，必要な動作を飛ばして移乗を失敗することや，セラピストから受ける注意は嫌悪刺激となる．このような状況が続けば動作訓練は弱化され，セラピストや訓練自体が条件性嫌悪刺激化する．そうなっていれば，後続刺激の問題も，適切な行動が定着しない原因の一つである．

Case 2

認知機能には問題のない変形性膝関節症の60歳の対象者に，繰り返し訓練の必要性を文章や図を交えて説明し，SLR訓練を指導した．2〜3日の間は訓練を実施したが，それ以後病棟で全く行ってもらえない．

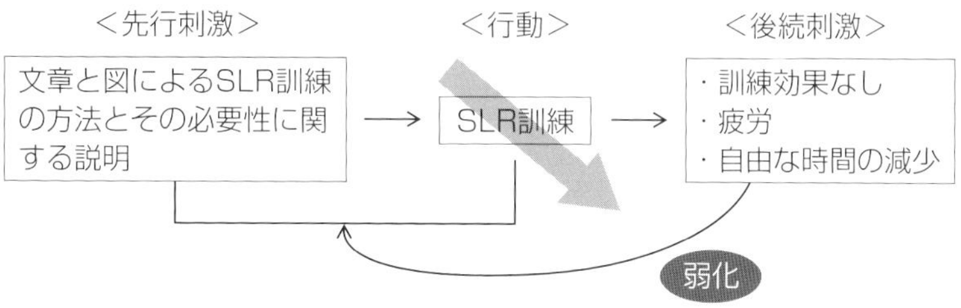

ABC分析
SLR訓練が定着しなかった主な原因は，後続刺激として強化刺激が少なかったことである．

【解説】

SLRの運動はできており2〜3日間は実施していることから，行動レパートリーは有している．十分な説明が文章や図で提示されているにもかかわらず行動が継続できていないことから，主要な問題が後続刺激にあるものと考えられる．

「訓練効果がすぐに得られない」「疲労する」「自分の時間がなくなる」などが，行動の定着を阻害しているものと推察される．また，先行刺激で提示されたルールが明確でなかった可能性もある．

Case 3

高齢の片麻痺者．Br. stage Ⅵ，非麻痺側等尺性膝伸展筋力は体重比で 0.6 kgf/kg，関節可動域には全く問題はなかった．麻痺側への下肢荷重率は体重の 90％であった．この対象者に発症 1 カ月の時点で初めて床からの立ち上がり動作を指導したところ，モデリングと口頭指示によって何とか可能であるが，不安定で転倒の危険性があった．

【解説】

片麻痺になった後に行う床からの立ち上がり動作は，初めて行う動作であり行動レパートリーは持っていないと考えるべきであろう．やり方をモデリングと口頭指示で示しても不安定なため，知識の問題だけではない．麻痺の重症度や筋力，関節可動域，麻痺側への荷重率からみて身体機能には問題がなく，動作障害の原因は他にある．したがって，技術の問題によって動作が障害されている可能性が高い．

＊非麻痺側等尺性膝伸展筋力が体重比で 0.6 kgf/kg，麻痺側への下肢荷重率が体重の 90％などのデータが示す意味については，第Ⅵ章「見通しを与える基準値」を参照．

Case 4

回復期にある高齢の脊髄損傷対麻痺者に，プッシュアップによる床から車いすへの移乗を指導するが，殿部が全く挙上できない．MMT（徒手筋力検査）で，肩甲帯周囲筋 3，三角筋 3，上腕三頭筋 4 であった．

【解説】

床から車いすへのプッシュアップ動作は，初めて行う動作であり行動レパートリーは持っていない．さらに MMT の結果からみて，動作遂行に必要な筋力がないことがわかる．つまり身体機能の問題を有している（床から車いすへのプッシュアップでは健常高齢者と同等か，それを上回る肩甲帯・肩・肘周囲筋の筋力が必要である）．知識や技術の問題があったとしても，最低限の筋力がなければ動作は困難である．

このまま目標を変えずに動作訓練を実施した場合，失敗が繰り返され，上達のない状態が続く．このような状況下では動作訓練は弱化され，セラピストや訓練自体が条件性嫌悪刺激化する危険性が高い．

Case 5

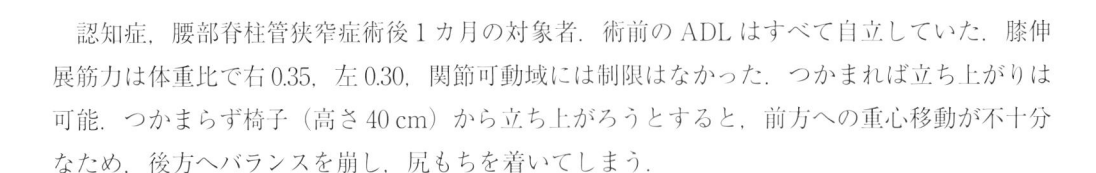

認知症，腰部脊柱管狭窄症術後1カ月の対象者．術前のADLはすべて自立していた．膝伸展筋力は体重比で右0.35，左0.30，関節可動域には制限はなかった．つかまれば立ち上がりは可能．つかまらず椅子（高さ40 cm）から立ち上がろうとすると，前方への重心移動が不十分なため，後方へバランスを崩し，尻もちを着いてしまう．

【解説】

立ち上がりに必要な筋力の自立閾値をわずかに下回っているが，下限閾値は上回っている．立てても不思議ない筋力である．前方への重心移動を妨げるような関節可動域制限はない．筋力低下が前方への重心移動を妨げているとは考えにくい．これらのことから，立ち上がりの際に前方への重心移動を行う手続き記憶（立ち上がりの技術）が，入院中に障害されてしまった可能性がある．

通常，対象者は運動療法場面に必要な行動レパートリーは持っていることが多く，ADL訓練場面では行動レパートリーを持っていないことが多い．

行動レパートリーを持っている場合には，行動を生じやすくさせるように先行刺激と後続刺激の整備を行う．行動レパートリーがない場合には，さらに行動を学習するためのプログラムが必要となる．

当然のことではあるが，身体機能の問題が存在しトレーナビリティがあれば，運動療法によってその身体機能を向上させなければならない．Case 4のような場合には，プッシュアップに必要な筋群を強化する必要がある．

行動問題を生じさせている原因によって，介入方法は異なってくる．

2　運動療法の効果を最大限に引き出す方法

1．運動療法場面の行動分析

運動療法を処方した際に，対象者が非積極的であったり，訓練を拒否されたことはないだろうか（図９）．このようなときには，「やる気のない人だな」とか，「自分のことなのに，自覚のない人だ」などと思ってしまいがちである．このように，行動の原因を個人の心的事象に求めた場合には，解決策は見い出せない．第Ⅱ章で学んだ内容を思い出していただきたい．一歩引いた視点でABC分析を行うと，その原因はみえてくる．

代表的な運動療法として，筋力トレーニング，関節可動域トレーニング，持久的トレーニングが挙げられる．いずれにおいても，トレーニング中やその後に，筋肉痛，関節痛，息切れ，疲労感などの，対象者にとって好ましくない結果（嫌悪刺激）が生じる．期待される筋力増強，関節可動域増大，持久力向上，それらによってもたらされる動作能力や自覚症状の改善などの効果（強化刺激）は，すぐには生じない（消去）．

また，運動療法は自主トレーニングとして行いやすい．そうすると，強化刺激となるはずのセラピストの注目は減少する（強化刺激の除去）．さらに，セラピスト側に「対象者自身のためにやるのだから努力するのは当然だ」という考えが存在した場合，運動実施後に称賛などの強化刺激が与えられないことが多い．客観的な筋力評価を行わなかった場合には，トレーニン

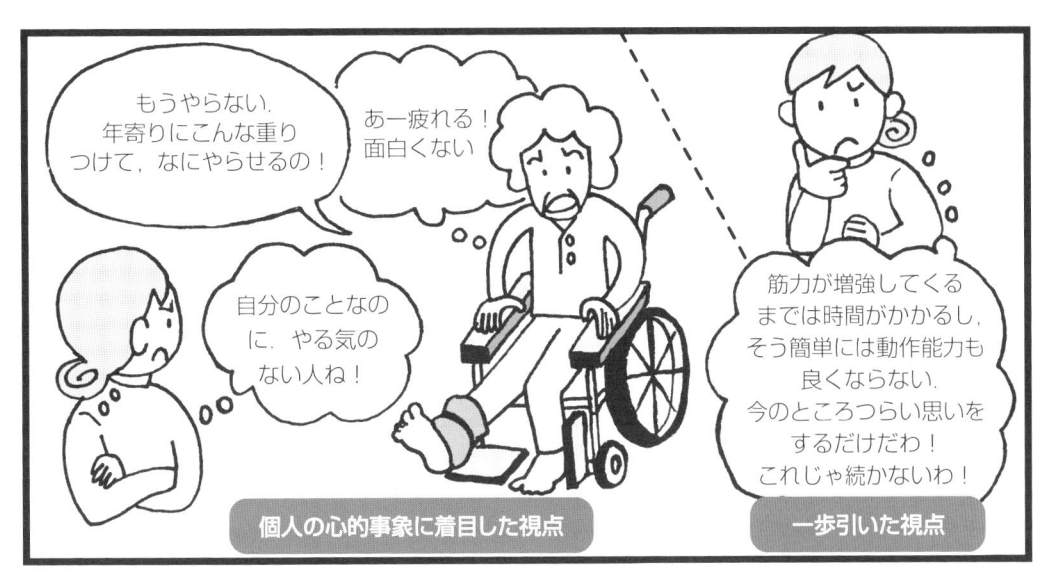

図９　筋力トレーニングに拒否的な対象者

グ効果をフィードバックする（強化刺激）ことすらできない．弱化の行動随伴性が働くため，運動療法は維持されにくいのである（図 10）．

一般的に，筋力トレーニングの導入時には「筋力が不足していることで歩けなくなっています．力をつけるために筋力トレーニングを行いましょう」というような説明が行われる．そして，運動療法の導入は比較的容易である．しかしこの説明では，どの程度筋力が不足しているのか，どの程度筋力が増すと動作が可能になるのか，筋力を増強させるにはどの程度の期間が必要なのかなどの見通しが示されていない．そのため，行動は維持されない．「力をつけるためにトレーニングをしましょう」「頑張りましょう」とセラピストは対象者を励ますが，その言葉を裏づける筋力の増強という強化刺激が得られないため，セラピストの言葉が持っていた行動を制御する機能は徐々に失われていく（図 10）．

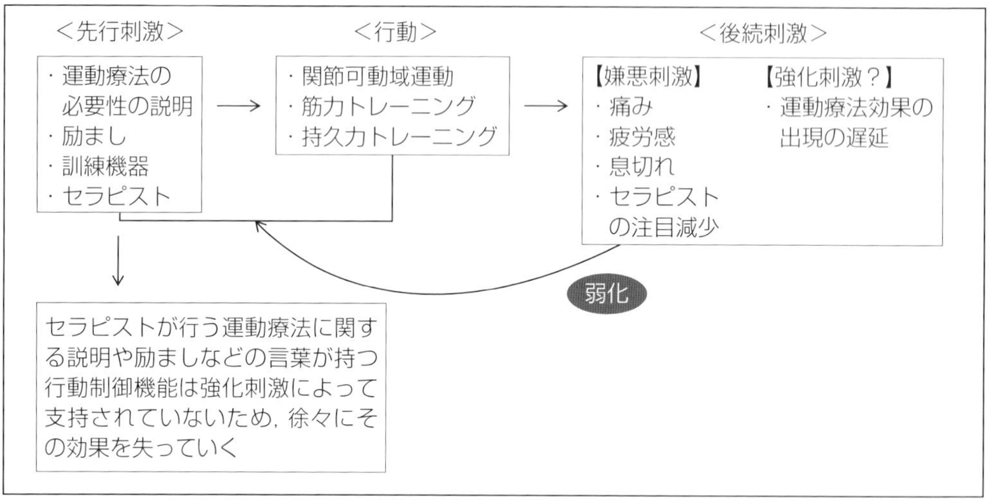

図 10　運動療法の ABC 分析

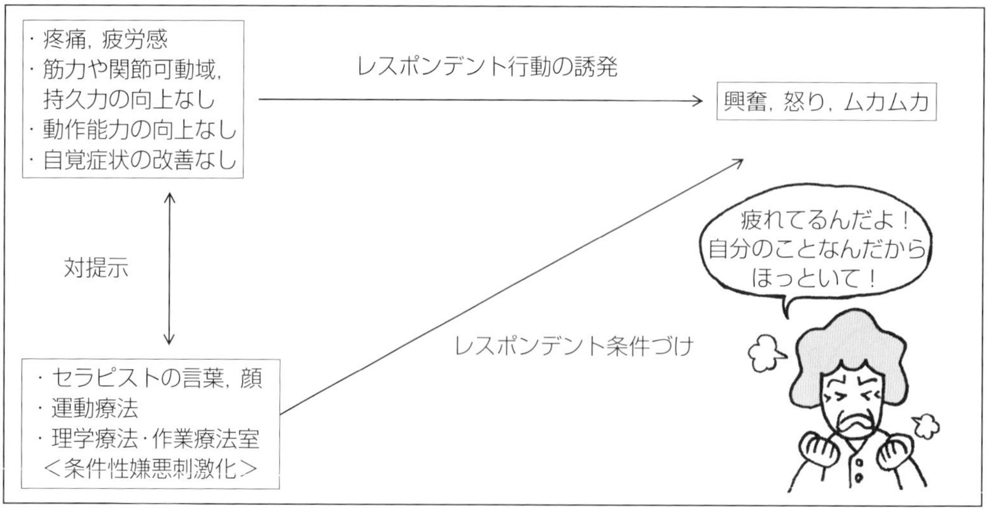

図 11　運動療法におけるレスポンデント条件づけ

強化刺激がなく，嫌悪刺激ばかりが生じる状況が長く続くと，「レスポンデント条件づけ」の項でもあったように，疲労や関節痛に対提示されていたセラピストの励ましの言葉，理学療法・作業療法室や運動療法自体が条件性嫌悪刺激となっていく（図 11）．

こうなると，ささいなことでも対象者の感情的な反発を買うようになる．さらに，練習を休んだり，「やれない」「できない」と主張することで，「疲れなくて済む」「痛みを受けなくて済む」「ベッドで好きなことができる」などの良いことが生じ，運動療法の回避行動が定着してしまうかもしれない（図 12）．

一方，マッサージなどの身体接触を行う治療種目は受け入れられやすい（図 13）．ABC 分析をしてみよう．「マッサージを行います」という先行刺激のもと，ベッドに寝ていると後続刺激として即時的に，セラピストによる身体接触，気持ちよい感じなどが生じる．これらはもちろん強化刺激であり，マッサージを受ける行動を強化する．同時に，「マッサージを行います」というセラピストの言葉が持つ行動制御機能は高まる．徒手抵抗による筋力トレーニングは身体接触を伴うため，重錘を用いたトレーニングよりも受け入れられやすいかもしれない．

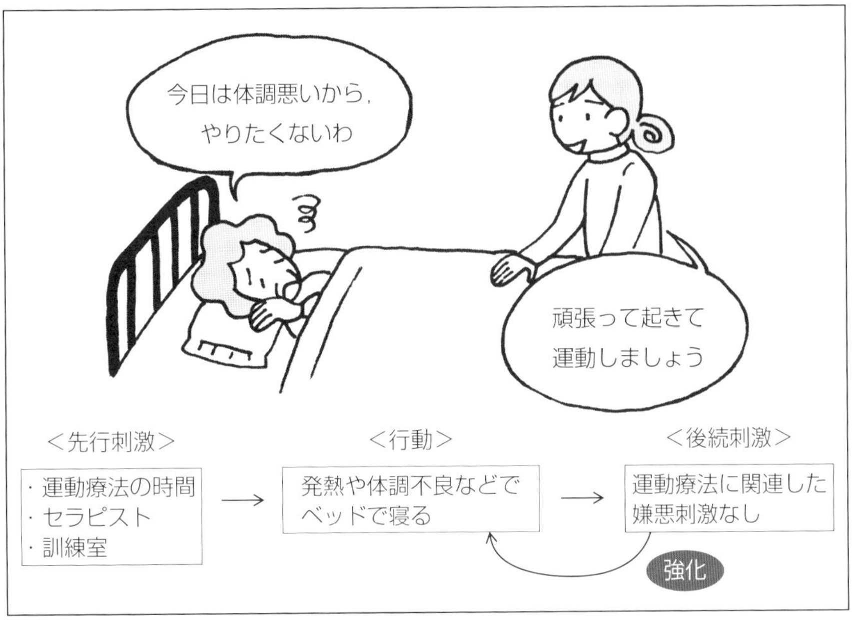

図 12　運動療法場面における回避行動の形成
嫌悪刺激がなくなり，不適切な行動が強化される．

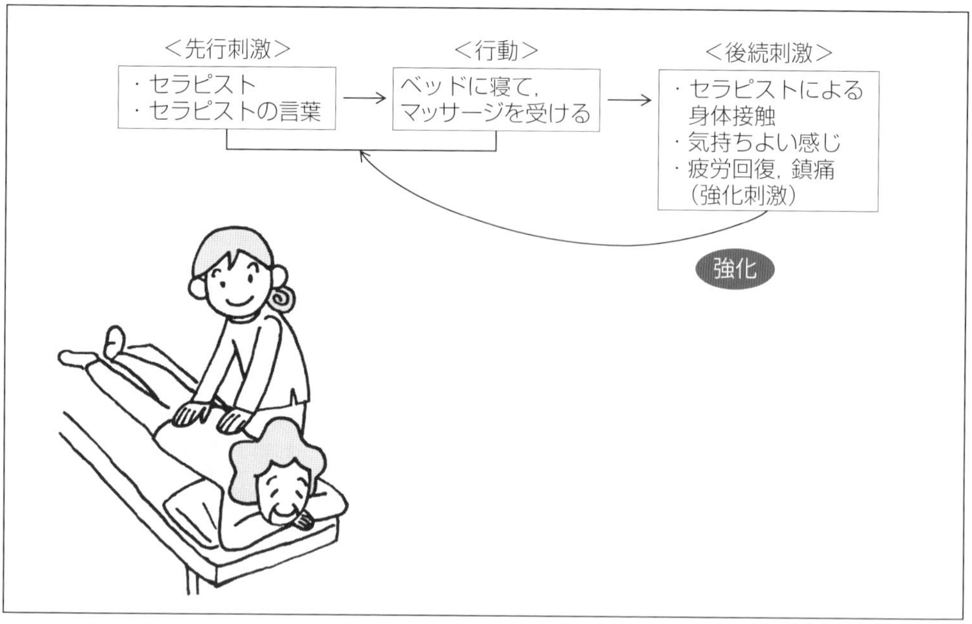

図 13　マッサージにおける ABC 分析
マッサージなどの身体接触を主とする手技は導入しやすい．

コラム

先行刺激としての言葉・文字
—なぜ，人は言葉に従って行動するのか—

私たちが対象者の行動をコントロールしようとするときには，言葉や文字を利用する．なぜ対象者は言葉や文字に従うのであろう．

40℃の発熱と関節痛があって，病院に行って診察を受けた後，医師の「インフルエンザです．薬を処方するので毎食後 30 分以内に飲んでください」と説明を受ける．それに従って薬を飲む（行動）と，次の日には症状が軽快する．第Ⅱ章でもあったように，ある先行刺激のもとで行動を行ったときに強化刺激が繰り返し与えられると，その先行刺激は行動を制御する機能を持つようになる．つまりこの例では，薬を飲むという行動が強化されるだけでなく，医師の説明，薬，病院，白衣などの先行刺激が行動を制御する機能を持つようになる．最初，病院に勤務するセラピストの言葉に対象者が従ってくれるのは，おそらくこのようなメカニズムが働いているのであろう．

言葉や文字はいつも行動を制御するかといえば，それは否である．例えば，受診した A 病院の先生が風邪の診断をし，薬を飲んでも症状が一向に軽快しなかった．B 病院に行ったらインフルエンザの診断を受けたとしよう．次回病気になったとき，あなたは A 病院の先生の言葉に素直に従えるだろうか．

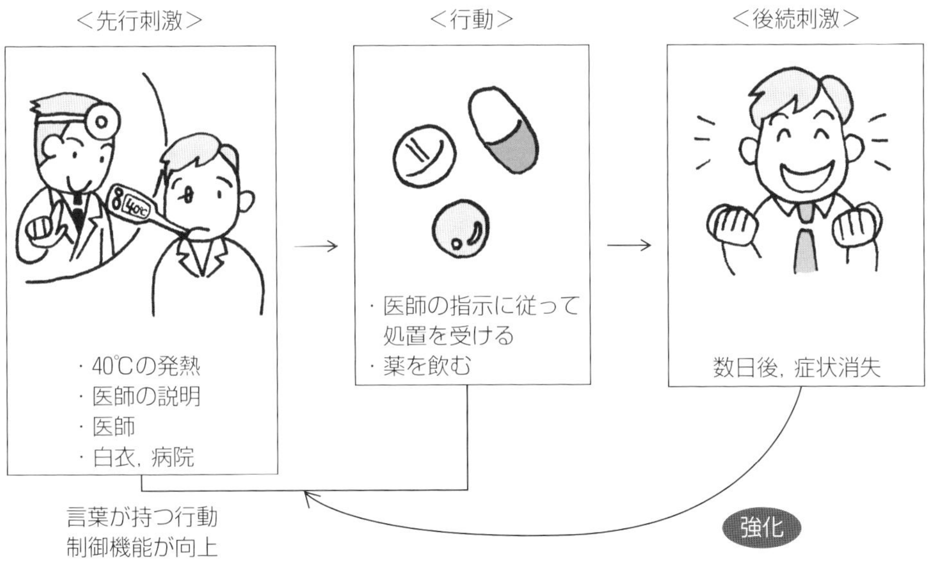

先行刺激としての言葉，文字

セラピストの言葉も同じである．「筋力トレーニングによって力がつきます」と言ったにもかかわらず，筋力が増強しなかったり，筋力が測定されなかったりすれば，いくら「トレーニングを頑張りましょう」と言っても，対象者の行動を維持することはできなくなる．

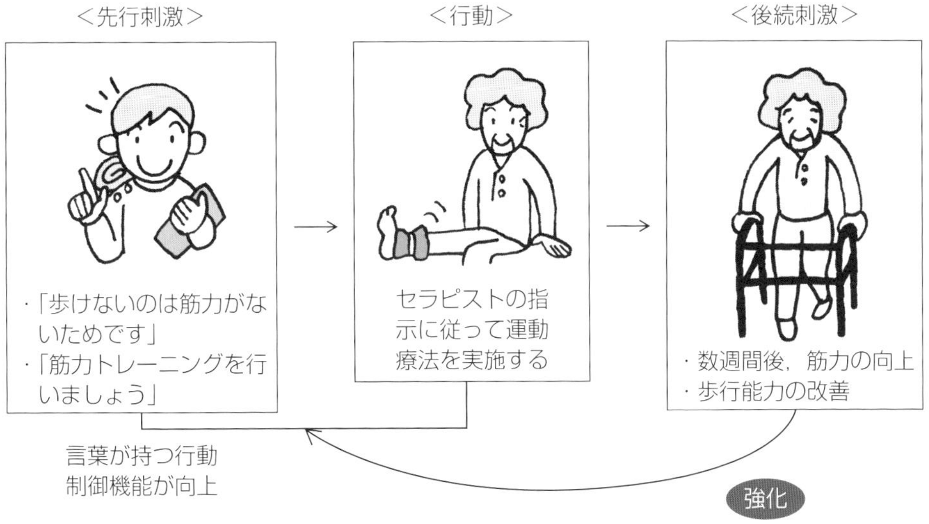

先行刺激としてのセラピストの言葉，文字

2．運動療法への介入

運動療法でよく行われる，重錘を持ち上げる，自転車を駆動する，関節の自動運動をする，運動メニューを確認しながら訓練を行うなどの行動は，すでに行動レパートリーとして獲得されていることが多い．よって，介入の主たる目的は，適切な行動を定着させるための環境整備となる．介入の基本は，運動療法効果が得られない時期（強化刺激が遅延する時期）には，見通しを持たせる先行刺激を提示することである．そして，できるだけ運動療法後に強化刺激が得られるように配慮することである．

もちろん，記銘力や注意力が低下している対象者では，これらの行動の一部を行動レパートリーとして持っていない場合もある．そのような場合には，行動を形成しなければならないが，それについては「ADL 訓練」の項を参考にしていただきたい．

1）先行刺激の整備

①ターゲット行動の明確化

まず，行動目標を明確にする．「できるだけ頑張って重りを上げてください」「できるだけ歩きましょう」などのような漫然とした主観的なものでなく，「この重りを持ち上げて 5 秒間静止させてください．そして 10 回を 1 セットとして，今日は 3 セット行いましょう」「1 日 4,000 歩以上，歩行しましょう」といったように具体的なものにする．

明確な目標の存在によって，そこへの接近や到達が強化刺激となる．例えば，「できるだけ歩きましょう」が目標だと，いくら頑張っても達成感は得られない．

もちろん目標とする値には，医学的あるいは社会的・個人的な意義づけがなされているほうが望ましい．「1 日 4,000 歩以上，歩行しましょう」という目標は，先行研究[4]によって見い出された下肢筋力維持のために必要な目標値である．退院を控えた独居の対象者にとって，家から利用するスーパーマーケットまでの往復距離は，社会的（個人的）な目標値となる．屋外歩行に必要な歩行スピード，連続歩行距離，動作自立に必要な筋力や関節可動域，バランス能力，日常生活に必要な全身持久力など，数多くの基準値が必要である．第Ⅵ章「見通しを与える基準値」には，数多くの利用可能なデータと文献を載せたので参考にしてほしい．

目標があまりにも遠いと，ルールによる制御機能は低くなる．例えば，筋力維持に必要な歩行量が 1 日 4,000 歩だったとしても，離床がやっと始まった対象者に対しては目標が遠すぎる（図 14）．「座位時間の延長」などの達成可能な目標を段階的に設定し，徐々に 1 日 4,000 歩へ近づけていく．肥満症に対する減量指導でも，最初から理想体重を目標とすることは治療意欲に悪影響を及ぼすことが指摘されている．3 kg 程度の減量でも糖代謝や脂質代謝に及ぼす影響は大きく，この程度を当初の目標とすべきである[5]．

行動目標の設定はセラピストが行うが，徐々に対象者にも参加してもらう．これは，自分が決定したルールのほうが守られやすいからである．必須のトレーニングばかりでなく，いくつかの選択種目を設けることも有効である．

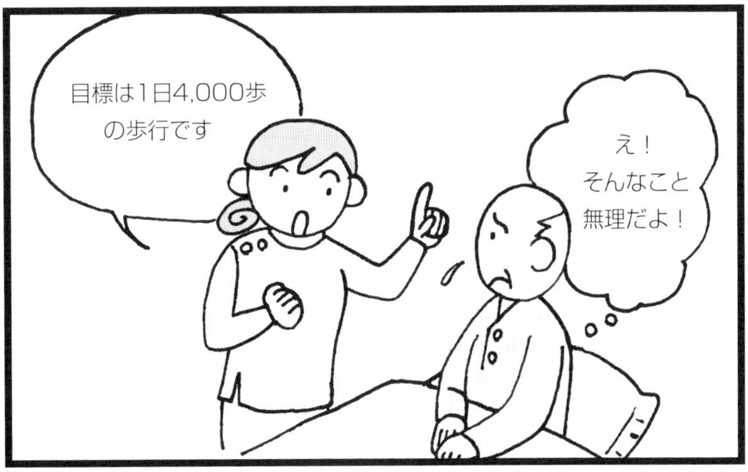
目標は1日4,000歩
の歩行です
え！
そんなこと
無理だよ！

図 14　ターゲット行動の設定
達成困難な長期的目標は，対象者の意欲を減退させる可能性がある．

表 2　運動療法で用いるべき先行刺激

【短期的な見通し】
1) どの程度の回数，セット数，時間を行うと有効なのか，訓練を終了するのかを示す
2) 疼痛や疲労感があった場合には，運動療法は中止できることを示す

【長期的な見通し】
1) 日常生活に必要な筋力や関節可動域，持久力を示し，能力障害がそれらの不足に起因していることを説明する
2) 高齢者における運動療法効果を示す
3) 目標値と治療期間，一般的な回復過程を示す
4) 関節痛や筋肉痛，易疲労感は関節可動域制限，筋力低下，持久力低下に起因し，それらを改善させることによって軽減することを説明する

②有効な先行刺激（表 2）

（a）短期的な見通しの提示

「20 秒間ストレッチします．耐えられる最大の痛みを 10 点として，9 点になったら教えてください．必ず中止します」．関節可動域訓練では，こういった短期的で明確なルールを定めることが重要である．

歯医者での一場面を例にとって説明しよう（図 15）．「痛かったら言ってください」というオリエンテーションの後に，歯を削る治療が始まる．「いつになったら終わるんだろう」と不安に思っている自分がいる．「ウィーン」と歯を削る音がする．「口を開けているので痛くなっても声は出せないぞ！」と気づくと，不安はどんどん増大していく．このようなとき，短期的なルールの設定があればずいぶんと助かる．「10 秒連続で削ったら休憩します」「痛くなったら手を挙げてください．すぐにやめます」などのルールがあれば，「10，9，8，7，6…，もう少し頑張れば終わるぞ」という気持ちが行動を維持してくれる．

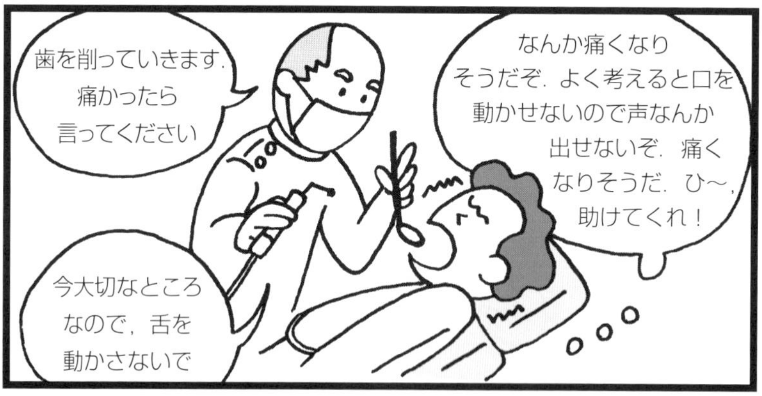
歯を削っていきます．
痛かったら
言ってください
今大切なところ
なので，舌を
動かさないで
なんか痛くなり
そうだぞ．よく考えると口を
動かせないので声なんか
出せないぞ．痛く
なりそうだ．ひ～，
助けてくれ！

図 15　短期的な見通しがない例
短期的な見通しが不足した状態では，不安感が増大したり，コンプライアンスが不良になりやすい．

こういったルールは，行動を維持するだけでなく，行動中の不安感を軽減することが明らかとなっている．また，認知症を合併した対象者でもこのようなルールは比較的機能する．

(b) 長期的な見通しの提示

なぜ運動療法が必要なのか，現在の状況と当面の目標，運動療法を行うことによってどのようなメリットがあるのかを説明することで，対象者に見通しを持ってもらう．

具体例でみてみよう．

1)：筋力トレーニング

悪い例

「歩けないのは筋力が足りないせいです．筋力トレーニングを行って力をつけましょう」

前述したように，この説明では，歩行にどの程度の筋力が必要なのか，どの程度の筋力が足りないのかが明確になっていない．また，高齢者はどの程度の期間頑張ると，どの程度筋力が増強するのか，全く見当がつかない．対象者にとっては見通しが立たず，途方もない努力を要求されているように感じるであろう．

良い例

■事実の教示：まず，見通しを持たせるために，具体的な数値を用いて歩行障害の原因と筋力増強の必要性について説明する（図 16）．

【例 1】「歩くためには，最低でも体重の 20％程度の筋力が必要です．現在の筋力は体重の 10％です．このため歩いている最中に膝が折れそうになったり，バランスを崩しやすくなったりしています」

【例 2】「現在，日常生活は自立していますが，筋力は動作自立に必要なぎりぎりの水準まで低下しています．今後，何らかの原因で安静が必要になることもあると思います．一日寝ていると 1～1.5％の筋力低下を生じることが明らかとなっています．今のままでは，安静によって筋力低下を生じると，動作ができなくなるおそれがあります．ですから，予備力を蓄えるために，今のうちから筋力トレーニングが必要なのです」

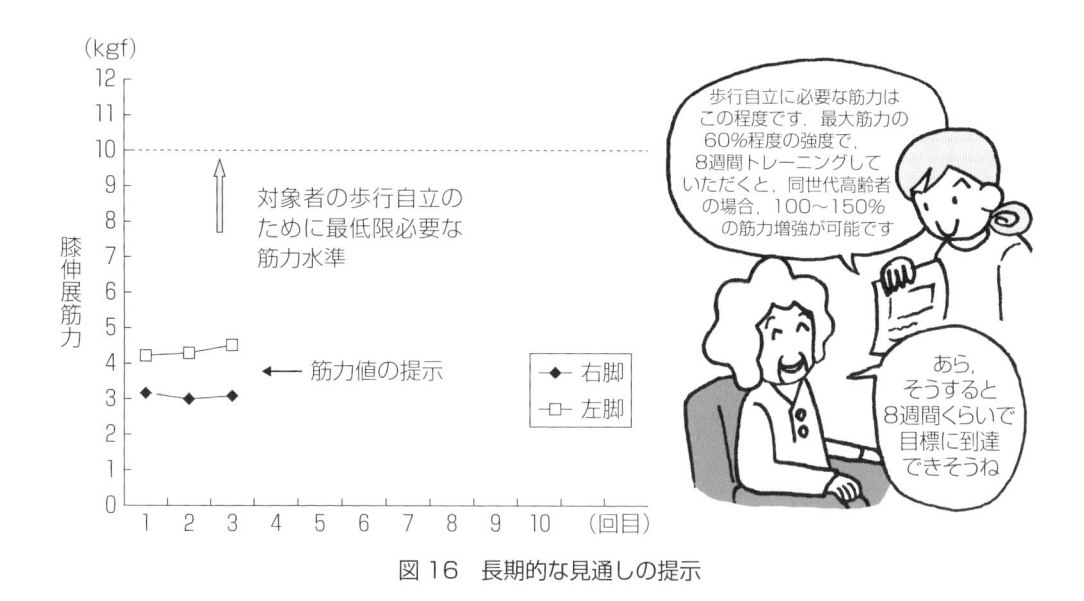

図 16　長期的な見通しの提示

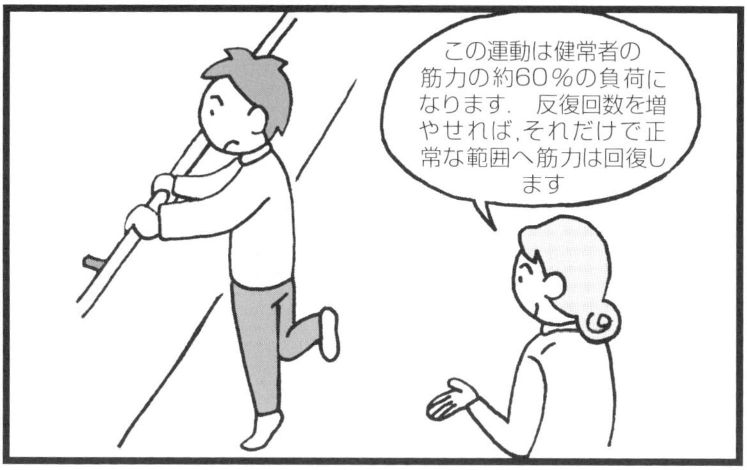

図 17　足底屈筋群の筋力トレーニングにおけるルールの提示

■ルールの教示：「もし，このくらい頑張ってもらえると，このような良いことが生じます」というポジティブルールを設定する（図 16）．

【例 1】「高齢者に対する筋力増強効果としては，最大筋力の 60%程度の負荷強度で，8〜12 週間トレーニングすると平均で 100%以上筋力が増強したことが報告されています」

表 3 には筋力増強効果についての先行研究をまとめたので，一般的な回復過程を説明する際の参考データとして利用してほしい．

最大筋力を測定できない場合でも，以下のようなルールの設定は可能である．

【例 2】「この運動には正常の 30%以上の筋力が必要です．反復回数を 20 回まで増やしていけば，それだけで正常域まで筋力増強が可能です」（図 17）

表３　筋力増強効果についての先行研究

文献	性別，例数，年齢	運動様式	期間，頻度，回数	負荷 (%1RM)	膝伸展筋力の増加率
健常高齢者					
Frontera, et al (1988)	男 12，60～72	等張性膝屈伸	12 週，3 日/週，8 回 3 セット	80%	107%
Pyka, et al (1994)	男 4，女 7，67.2±1.2	等張性 circuit[*1]	15 週，3 日/週，8 回 3 セット	75%	42%
Hunter, et al (1995)	女 14，60～77	等張性 circuit	16 週，3 日/週，12回 1～2 セット	67%	45%
Ades, et al (1996)	男 6，女 6，69.9±4.0	等張性 circuit	12 週，3 日/週，8 回 3 セット	80%	32%
虚弱高齢者					
Connelly, et al (1997)	女 10，67.2±1.2	等張性膝伸展	8 週，3 日/週，不明	30～50%	60%
Fiatarone, et al (1990)	男 3，女 6，86～96	等張性膝伸展	8 週，3 日/週，8 回 3 セット	50～80%	174%
Fiatarone, et al (1994)	男 37，女 63，72～98	等張性膝・股伸展	10 週，3 日/週，8 回 3 セット	80%	113%[*2]
呼吸・循環器疾患					
山﨑，他 (1995) 循環	男 30，女10，63.2±8.7	等張性膝伸展	8 週，3 日/週，5 回 4～6 セット	60%	45%
McCartney, et al (1991) 循環	男 10，不明	等張性膝・脚伸展	10 週，2 日/週，8 回 3 セット	50～80%	25%
Kelemen, et al (1986) 循環	男 43，55±8.5	等張性 circuit	10 週，3 日/週，8 回 3 セット	40%	52%
Simpson, et al (1992) 呼吸	男 5，女 9，73±4.8	等張性膝・脚伸展	8 週，3 日/週，10 回 3 セット	50～85%	44%
脳卒中麻痺側（慢性期）					
Sharp, et al (1997)	男 10，女 5，67±10	等速性膝屈伸	6 週，3 日/週，6～8回9 セット[*3]	max 30，60，120deg/sec	15～20%
近藤，他 (1992)	男 11，52±5.3	等速性膝屈伸	8 週，3 日/週，10 回 3 セット	max 60deg/sec	34%
Engardt, et al[*4] (1995)	男 8，女 2，64.6±6.2	等速性膝屈伸	6 週，2 日/週，10 回 9 セット[*3]	max 60，120，180deg/sec	20～45%

*1 circuit weight training の略
*2 3 つの測定の平均値，膝伸展に限れば平均 156～215%の増加
*3 3 つの角速度を 3 セットずつ施行
*4 求心性トレーニングの結果のみを記載

【例 3】「この運動は，健常者でも 10 kg の重りを上げるのが精いっぱいです．筋力を増強させるには最大筋力の 40～60％程度の負荷でよいので，最終的な重りの目標は 4～6 kg です．徐々にそれに近づけていきましょう」

2)：持久力トレーニング

悪い例

「長く入院していると体力が落ちてきます．できるだけ運動をしましょう」

「20 分間自転車をこいでください．このボタンによって運動強度は調節できます．できる範

囲でたくさん運動をしましょう」

良い例

■事実の教示：

【例 1】「寝ていると，1 日 1% 程度の体力低下が生じます．息切れなく日常生活を行うには，最低で 6 METs 程度の体力が必要ですが，一般の高齢者の体力は 6〜7 METs 程度しかありません．このため，入院中には体力を落とさないために運動をする必要があります」

■ルールの教示：

【例 1】「体力を維持・増強させるには，最大能力の 50% 程度を負荷して 15 分以上運動すればよいことが判明しています．60 歳高齢者の最大酸素摂取量の平均値は，男性で 6〜7 METs 程度（日常生活に必要な体力は 7 METs 程度）なので，3〜4 METs 程度の運動で十分です」「通常速度での歩行は 3 METs 相当であり，歩行時間を延ばすことで全身持久力を維持・改善できます」

【例 2】「現在の正確な全身持久力はわかりませんが，この自転車エルゴメーターでいえば，50 ワット程度の負荷で 30 分間の運動ができるようになれば，問題のない体力水準まで回復させることができます」

＊体重 70 kg の対象者が 50 ワットで自転車を駆動すると，約 4 METs の負荷となる．

コラム

基準値の利用
―下肢筋力と動作能力の関連―

筋力や持久力などの水準を対象者に説明するときには，何らかの基準値が利用される．代表的なものは，年齢や性別，体格などを考慮した正常値である．しかし，正常値は対象者の体力水準を大きく上回っていることが多く，利用するには目標が高すぎる．基準値としては，もう一つ動作能力の維持に必要な水準という考え方がある．筋力や持久力に共通して言えることであるが，それらと動作能力の関係は，ある閾値を境として変化する．

図 A は下肢筋力と歩行スピードの関係を示している[6,7]．ある一定の筋力水準を上回ると筋力の大小は歩行スピードに影響を与えない．一方，閾値を下回った場合には，筋力の低下に従って歩行スピードは低下する．

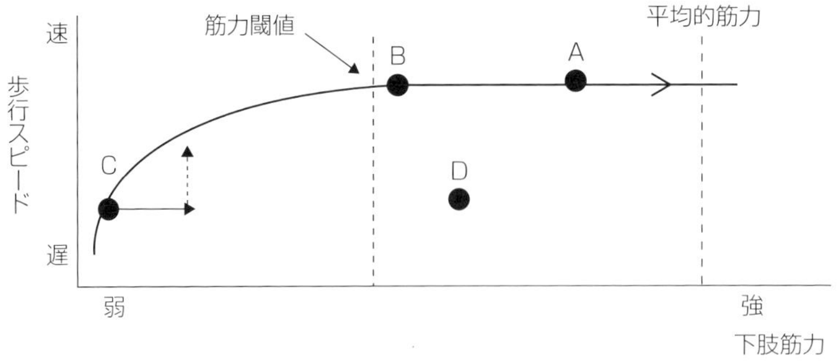

図 A：筋力と歩行スピードの関連（文献 6，7）より引用，一部改変）

・筋力と動作能力の関係は直線的でなく，ある閾値を境としてその影響力は大きく異なる．
・例えば，症例 A，B の筋力差は歩行スピードに影響しない．しかし，症例 B の筋力は閾値に近似しており，筋力低下が生じると容易に歩行スピードは制限される．
・症例 C の筋力は，閾値を大きく下回っており，歩行スピード低下の主原因は筋力低下にある．筋力増強によって動作能力は大きく向上する可能性が高い．
・症例 D の筋力は閾値を上回っているが歩行スピードは低下している．筋力低下以外の要因（例えばバランス）によって動作能力が低下していることが理解できる．

図 B は膝伸展筋力と主要な移動動作自立度の関係を示している．ある一定の筋力水準を上回ると，動作はすべての対象者で可能となる．一方，ある筋力を下回ると動作自立の割合は低下し始め，一定の筋力を下回ると動作は全く自立しない．

自立割合が低下し始める前の筋力水準を自立に十分な筋力水準（自立閾値），全く動作自立が不可能となる前の水準を自立のために必要な下限の筋力（下限閾値）とすれば，多様な見通しを提示できるであろう．主要な動作における自立閾値，下限閾値を表にまとめておく（表 C）．

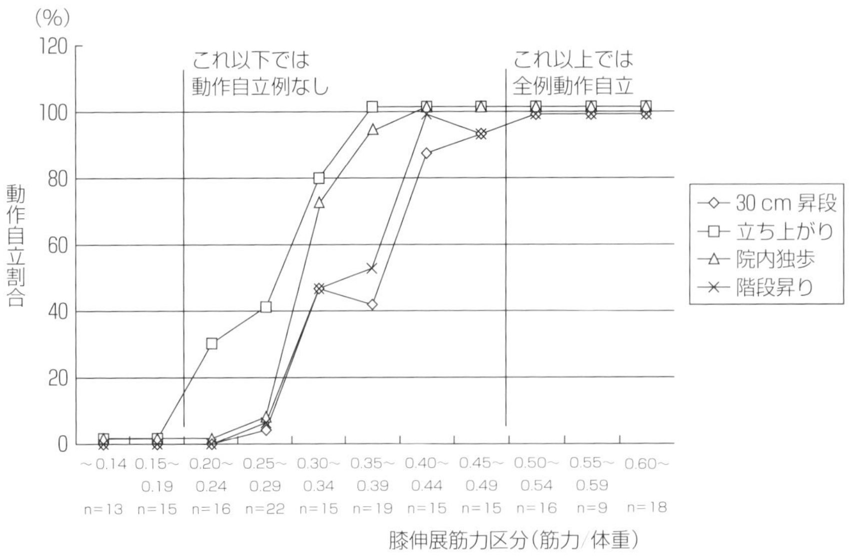

図 B：移動動作自立に必要な筋力値（文献 8）より）

表C　動作自立に必要な筋力閾値

	下限閾値	自立閾値
立ち上がり※1	0.20	0.35
30 cm の昇段	0.25	0.50
階段のぼり※2	0.25	0.50
室内歩行	0.15 未満	0.30
連続歩行	0.25	0.40
1.0 m/sec の歩行速度	0.25	0.40

単位：kgf/kg
※1 40 cm 台からの立ち上がり，※2 段差 17 cm，16 段

③先行刺激提示のポイント

忙しい臨床では，これらの説明が口頭指示によって行われることが多い．記銘力や注意力の低下した高齢者では，記憶が曖昧であったり，忘れてしまったりすることが少なくない．繰り返す注意は嫌悪刺激であり，レスポンデント条件づけを生じて，セラピストや訓練自体を条件性嫌悪刺激化してしまう．

そのため，これらの情報は文章化，グラフ化して提示し，セラピストと対象者がお互い確認できるようにすることが大切である．運動療法の具体的内容も忘れられやすいため，運動種目やその意義について写真や文章によって提示すべきである．

各種のクリニカルパスなどは，図表によって治療の見通しを示した良い例である．例えば，心筋梗塞の急性期リハビリテーションプログラムでは，**表4**のようなパスが用いられる[9]．発症１日目には絶対安静を強いられるが，「ステージⅢが終わればトイレに行けるぞ」とか，「ステージⅤが終われば売店まで買い物に行けるぞ」という見通しが持てるため，対象者のコンプライアンスは良好に保たれる．

２）後続刺激の整備

①嫌悪刺激の回避

運動療法導入時には，訓練量や強度の過負荷によってトレーニングが消化できなかったり，強い筋肉痛が残ってしまったりすることは珍しくない．対象者によっては，「専門家が処方したトレーニングがこなせなかった」と捉えるかもしれない．つまり，「ついていけなかった」「失敗した」と感じてしまうかもしれない．また，不適切な筋力トレーニングによって関節痛を増悪させてしまうことも考えられる．これらは普段，運動経験のない対象者にとって嫌悪刺激となる．

トレーニング開始当初は，負荷量が不足していると感じられても，成功できる負荷強度，負荷量にとどめ，徐々に漸増させる．処方した運動療法によって疼痛が生じないように，細心の注意を払うことが重要である（**図18**）．また，筋肉痛など，生じ得る不利益とその際の対処方法について教えておくことで，コンプライアンスを保つことができる．

表４　心臓リハビリテーション予定表（文献 9）より）

担当医師（Dr）：●●　　　（PHS：×××）

担当理学療法士（PT）：●●　（内線：×××）

術前	病棟	嚥下スクリーニング・離床の説明・創の保護・排痰指導など							/ : PT
ステージ	場所	PT と一緒に 行うリハビリ	病棟での行動様式	洗面 歯みがき	トイレ	着替え	整髪 洗髪	清拭	日付 時刻 サイン
Ⅰ	リカバリー	ベッドの横に 足を下ろす （5 分間） 呼吸体操	ギャッジ座位 （30 分/3 回/日）	洗面 歯みがき 髭剃り ベッド上自立	ベッド上	全介助	全介助	全介助	/ : Dr PT
Ⅱ	病棟	立って椅子に 座る （5 分間） 呼吸体操	椅子座位 A：30 分以内/食事 B：60 分以上/食事 検査は車いす移動	↓	車いす 病棟トイレ 排尿・排便	部分 介助	櫛でと かす	部分介助 （前面は 自分で）	/ : Dr PT
Ⅲ	↓	歩行 2分間（約 100 m） 胸郭ストレッチ	室内自由 （2 分以内）	室内の洗面所で 洗面，歯みがき	歩いて 病棟トイレ 排便のみ	自立	介助で 洗髪	自立	/ : Dr PT
Ⅳ	↓	歩行 2 分間を 3 回 胸郭ストレッチ	病棟内・4 階 EV ホール内自由 病棟の電話ボックス・ラウンジ 下膳自立・病棟内洗面所		歩いて 病棟トイレ 排尿・排便	↓	↓	↓	/ : Dr PT
Ⅴ	↓	歩行 6分間（約 300 m） 胸郭ストレッチ	本館 4 階売店まで歩行許可			↓	シャワー自立		/ : Dr PT
Ⅵ	心臓リハ ビリテー ション室	ストレッチ体操 筋力トレーニング 歩行距離延長	・初回は車いすで心臓リハビリテーション室へ行きます． ・歩きやすい靴と動きやすい服装（T シャツなど）の準備をお願いします． ・許可が出たら歩いてリハビリや検査に移動します．						/ : Dr PT
Ⅶ			院内自由 ・病院の敷地内（銀行など）は歩いて移動できます． ・階段の利用は心臓に対する負荷が強いので，許可が出るまで控えてください．						/ : Dr PT

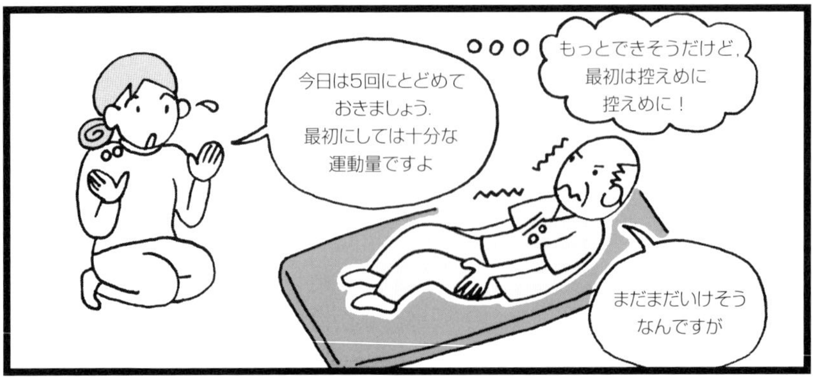

今日は5回にとどめておきましょう．最初にしては十分な運動量ですよ
もっとできそうだけど，最初は控えめに控えめに！
まだまだいけそうなんですが

図 18　嫌悪刺激の回避―当初の訓練量は控えめに―

②強化刺激の整備

運動療法で期待される筋力増強や動作能力改善などの強化刺激は，即時的には得られない．このため開始当初には，意図的に強化刺激を準備する．

運動療法場面で強化刺激として利用できるものには，以下のようなものがある．

(a) 社会的強化

称賛や注目，うなずき，拍手などである．即時的に利用できる強化刺激であり，コストもかからない点で極めて有用である．担当セラピスト以外の病棟スタッフ，医師，家族からも社会的強化を行ってもらえれば多様性が得られ，より有効である．

称賛や注目は，重度の認知症や失語症を合併した対象者においても，ターゲット行動を増加させる機能がある[10]．コミュニケーションが難しい対象者では，身体接触が強化刺激として有効に機能することが複数報告されている[11～13]．

(b) 社会的評価（図 19）

自分が現在どの程度行動できているか，という情報を教えることである．筋力トレーニングであれば，実施したトレーニング量や筋力値の推移，筋力増強による動作能力の変化をフィードバックすることがこれにあたる．データは聴覚的刺激だけでなく，文字や図，映像など視覚的刺激として提示する．

一つのデータだけをフィードバックしていると，データが停滞した場合に強化刺激としての機能が低下する．よって，複数のデータを準備しておくことが肝要である．

比較的短期間で運動療法効果が得られる場合，フィードバックは有効に作用する．前述の(a) 社会的強化と同様，低コストで実施可能な点も有益である．

フィードバックされたデータは，見通しを与える先行刺激としても機能する．例えば，目標とする筋力値に接近したという強化刺激は，「あと少し頑張れば歩行ができる水準の筋力に到達できる」という見通しを示す先行刺激になっている．

(c) 活動性強化

好みの活動をできるようにすることである．例えば，「ある一定期間運動が継続できたら孫と一緒に遊べる」とか，「好きな店にショッピングに出かけられる」などである．自由時間の付与も，自分の好みの活動を選択できるという点で活動性の強化にあたる．喫煙やお茶を持って散歩，入浴などを強化刺激として利用した事例研究が報告されている[14～16]．

(d) 報酬

食べ物，おもちゃ，ブランドのバッグなど，対象者が欲しいものは強化刺激として利用できる[17～19]．認知症や失語などによって拒否の強い患者には，本人の嗜好に合わせた報酬や活動性の強化が活用されている．

(e) トークン

トークンとは，お金のように一定数集めるといろいろな価値のあるものと交換できるもののことである．通常 1 回の運動では，効果は得られない．例えば，強化刺激が「好みの食事ができる」であったとしよう．運動のたびに強化刺激が与えられると，適切な栄養管理はできないし，食費もかさんでしまう．また，強化刺激は与えすぎると飽和化を生じ，その機能が減衰してしまう．

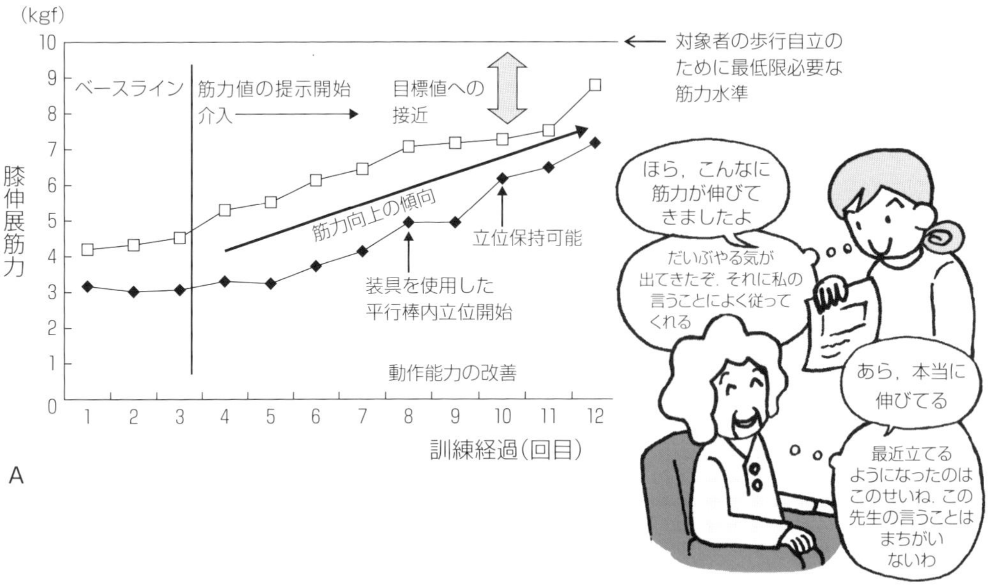

A

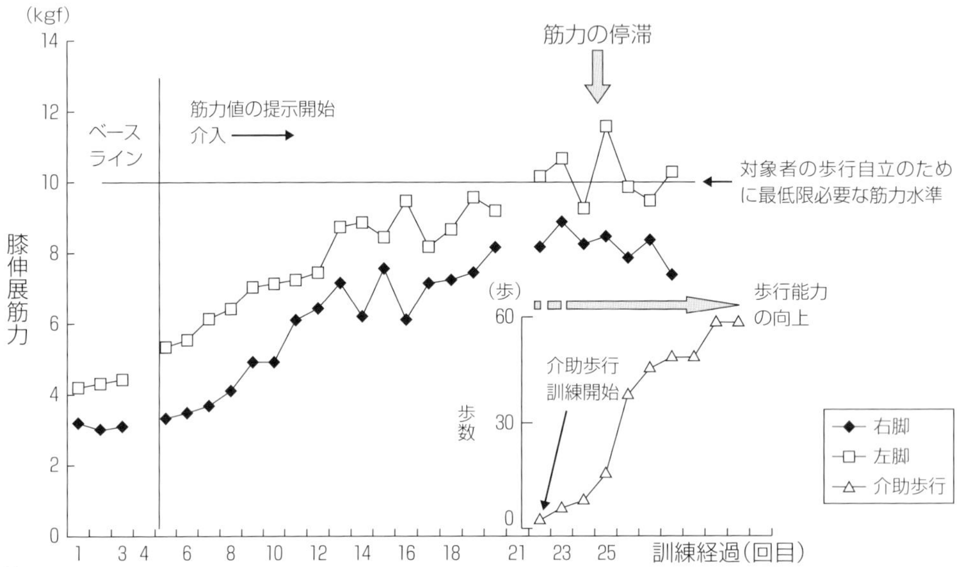

B

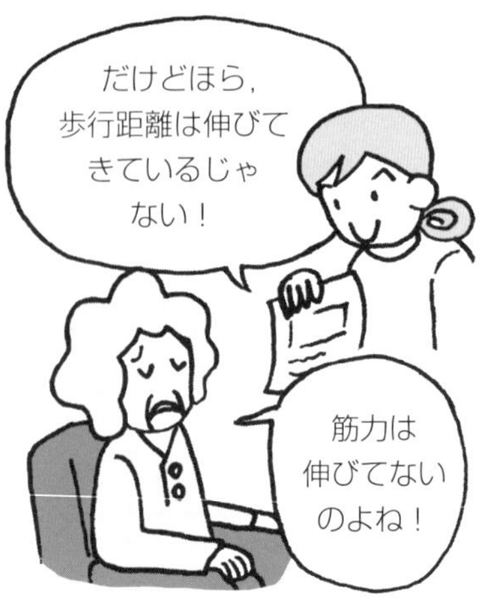
だけどほら，歩行距離は伸びてきているじゃない！
筋力は伸びてないのよね！

図 19　社会的評価

A：この図では，目標筋力値への接近，筋力向上の傾向，動作能力の改善などが強化刺激として利用できる.

B：多様なデータの利用. 筋力が停滞した時期に，歩行能力向上の傾向を提示.

このような報酬や活動性の強化が持つデメリットを避けるために，トークンは利用される．例えば，「所定の運動プログラムが1週間継続できれば1枚のトークンが与えられ，それを4枚集めると好みのレストランで食事ができる」というルールを定めるのである．

生活習慣病や変形性関節症の進行予防，転倒予防目的の運動療法では，動作能力の改善や体調の改善などの効果はなかなか得られないため，トークンは有効である．

(f) 自己記録・自己評価

自分の行動を自分で測定し記録することである．また，それに対して自分で評価することである．後述するセルフ・マネジメント行動を確立する際に利用される．

(g) 自己内在型強化刺激（図20）

運動療法の継続によって体調改善などが自覚されるようになって，それが強化刺激として働くものである．Ⅳ章の事例「行動レパートリーがある場合症例6」(p139) をご覧いただきたい．症例は，セッション1において1日2回来室するだけで煙草を2本，起立練習20回で1本，歩行練習10周で1本喫煙することができる．当初，起立50回，歩行0周であった症例は，セッションの後半では起立練習を100回以上，歩行練習を10～20周行っている．この練習量は，来室で得られる2本を含め，8本以上に相当している．理学療法を拒否し，喫煙を目的として来室した症例が，余分な練習を行うようになっているのである．やってみたら，「身体がどんどん動かしやすくなる」という自己内在型の強化刺激が働いた例である．

自己内在型強化刺激に対し，(a)～(e) のように他者によって与えられる強化刺激を外的強化刺激と呼ぶ．

(e) 社会的評価，(f) 自己記録・自己評価などは，行動した結果，成功や目標の達成・上達などの後続刺激が得られることによって強化刺激としての機能を発揮する．失敗や，成績の停滞ばかりであれば，いくら社会的評価や自己記録を行っても，自己内在型強化刺激に移行することはできない．

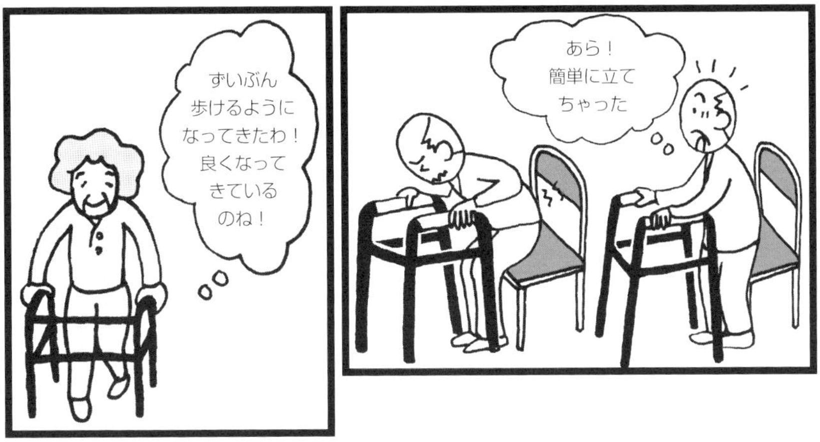
ずいぶん
歩けるように
なってきたわ！
良くなって
きている
のね！
あら！
簡単に立て
ちゃった

図20　自己内在型強化刺激

3）セルフ・マネジメント行動

運動療法の多くは，医療機関から離れた場所でも継続される必要がある．つまり，セルフ・マネジメント行動を獲得させることが最終目標となる．

高血圧症の対象者に，降圧を目的とした運動療法を定着させる場合を例にとって説明しよう．最初は，セラピストが運動目的や方法を説明し，運動量のコントロールや血圧の測定・記録，評価を行う．所定の運動時間や歩数が守られれば，そのつど注目し，目標歩行量の達成や血圧値の推移について社会的評価を行う（他者教示，他者評価，他者強化）．次に，セルフ・マネジメント行動の確立に必要な細かい行動要素に分けて，それぞれの行動を形成していく．

例えば，血圧，歩行時間，歩数の測定と記録方法を教え，徐々に本人自身が行えるようにしていく（自己記録）．そして，運動前後の血圧値はどの範囲に位置することが望ましいのか，降圧に必要な歩行量や時間はどの程度なのか，運動を行ってはいけないのはどのような状況なのか（リスク管理に必要な知識）などについての知識を明文化した形で与える．そして，運動療法の実施，測定・記録，評価を行ってもらい，それぞれの行動要素が一人でできることを確認する（図21）．

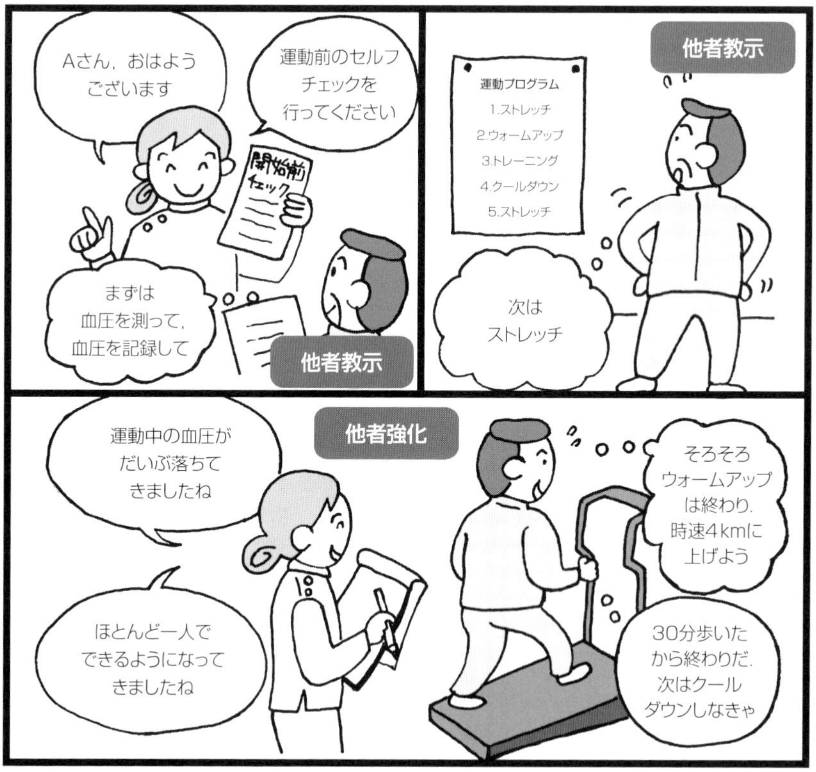
Aさん，おはようございます
運動前のセルフチェックを行ってください
開始前チェック
まずは血圧を測って，血圧を記録して
他者教示
運動プログラム
1.ストレッチ
2.ウォームアップ
3.トレーニング
4.クールダウン
5.ストレッチ
他者教示
次はストレッチ
運動中の血圧がだいぶ落ちてきましたね
他者強化
ほとんど一人でできるようになってきましたね
そろそろウォームアップは終わり．時速4kmに上げよう
30分歩いたから終わりだ．次はクールダウンしなきゃ

図21　セルフ・マネジメント行動①

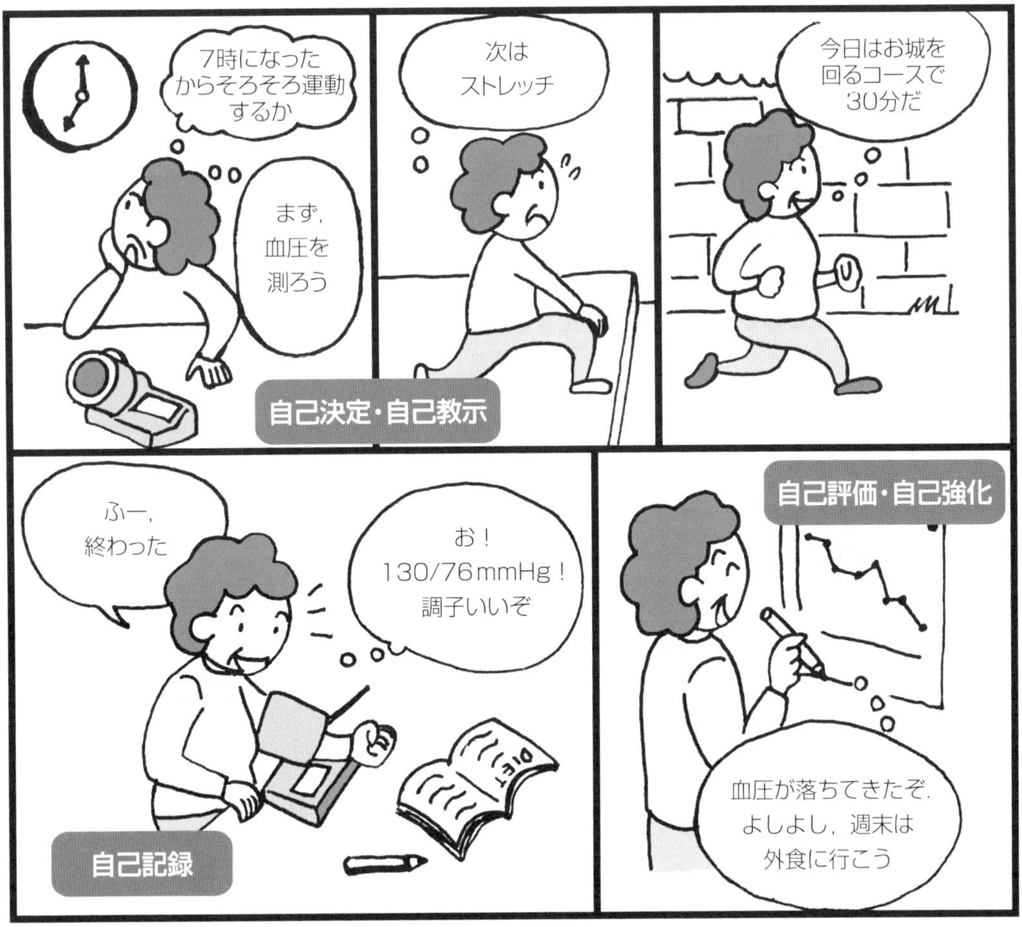

7時になった
からそろそろ運動
するか
まず，
血圧を
測ろう
次は
ストレッチ
今日はお城を
回るコースで
30分だ
自己決定・自己教示
ふー，
終わった
お！
130/76mmHg！
調子いいぞ
自己記録
自己評価・自己強化
血圧が落ちてきたぞ．
よしよし，週末は
外食に行こう

図 22　セルフ・マネジメント行動②

外的強化刺激を退院後も与え続けることはできない．しかし，強化刺激を与える頻度を徐々に減少させていくことで，その効果を持続させることができる．例えば，歩行量が目標に達し，歩行訓練が安定して実施できるようになれば，前述した強化刺激の頻度を，2・3日に一度，1週に一度という具合に減らしていく．退院後であれば2週間あるいは1カ月に一度の外来時に，自主トレーニング内容をチェックしながら社会的評価を行うことができるであろう．

運動の継続によって，血圧低下が確認されたり（自己記録，自己評価），同一作業強度における疲労感が軽減されたり，体調の回復が自覚されるようになれば，トレーニングそのものが強化刺激として働くようになる．十分な外的強化刺激によって行動の定着を図り，徐々に自己内在型強化刺激に移行させていくことが肝要である．

最終的には，自分で目標を立て（自己教示），その成果に対する強化刺激を自分で考えてもらう（自己強化）．例えば，洋食の好きな人であれば，「所定の運動量が2週間こなせた場合には，土曜日にレストランで外食をしてもよい」などである（図 22）．

これらのセルフ・マネジメント行動にも強化刺激は必要である．そのため，他者強化，つまりセラピストによって与えられる社会的評価などの強化刺激は，完全にはずさないことが肝要である．

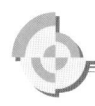

3．介入の効果

介入効果を検証した研究を紹介しよう．

1）オリエンテーション内容の違いがストレッチ時の不安感に与える影響[20]（図23）

25名の健常学生を対象として，ストレッチ時のオリエンテーション内容の違いが，対象者の疼痛や不安感に及ぼす影響について検討がなされた．

オリエンテーションは，「これからあなたの足のストレッチを始めます．頑張ってください」という見通しを示さないものと，「これからあなたの足のストレッチを始めます．10秒間ストレッチを行います．途中痛みが出て我慢できなくなったら中止しますので，そのときはすぐに教えてください」という見通しを示したものの2つが準備された．

ハムストリングスのストレッチは，被験者とこれまでに面識のない検者によって行われた．ストレッチは，オリエンテーションの部屋とは別室で行われ，検者には，被験者にいずれのオリエンテーションが行われたのか知らされなかった．ストレッチ時の不安感の程度は，visual analogue scale（VAS）を用いて評価された．1回目のストレッチ終了後，1回目と異なるオリエンテーションのもと，反対側のハムストリングスに対して2回目のストレッチが実施された．なお，2回行われたストレッチの矯正力は，ハンドヘルドダイナモメーターによって，等しくなるように調整された．

1回目のストレッチ時の不安感は，見通しを示さないオリエンテーションを実施した群（13名）に比較し，見通しを示した群（12名）において有意に低値を示した．2回目のストレッチ時の不安感は，1回目に見通しを示さないオリエンテーションを実施した群において，つまり

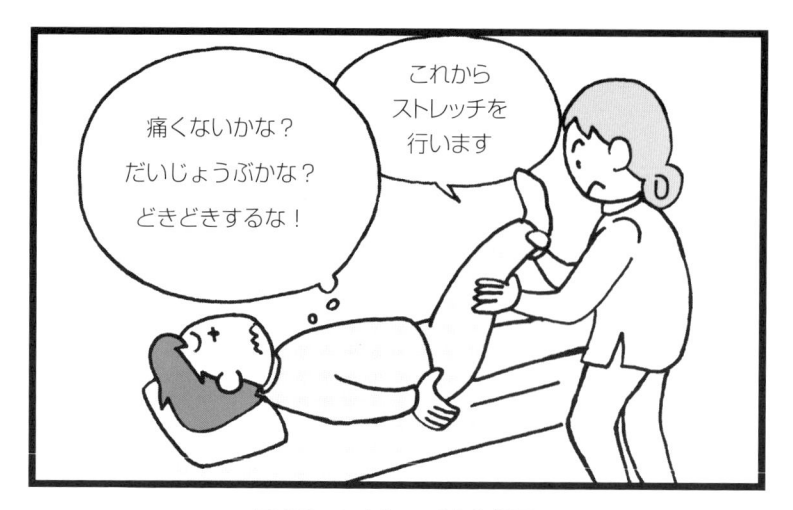

図23　ストレッチ実施場面

2回目のストレッチ時に見通しを示した群において有意に低下した．一方，1回目のストレッチ時において見通しを示した群では，不安感に変化を認めなかった．

この結果は，見通しを示すオリエンテーションは，疼痛を伴うトレーニングにおける不安感を減少させることを示している．通常から不安感の強い疾病・障害を持つ対象者では，より大きな違いを生じる可能性は高く，見通しを示す先行刺激提示の重要性を示唆する内容である．

オリエンテーションは不安や疼痛に影響を及ぼす重要な因子であることを理解し，より多くのセラピストが適切なオリエンテーションを実施できなければならない．

2）筋力トレーニングへの介入効果[21)]

急性呼吸不全後に，極度の廃用性筋力低下を示した6例が，無作為に2群に分けられた．そして，説明の際に用いられる刺激モダリティの違い（口頭提示と文字・グラフ提示）が，筋力トレーニングへの参加行動に与える影響について検討された．

口頭提示群は，現在の筋力値と日常生活自立のために必要な筋力値に関する説明，およびトレーニングによる筋力値の変化について，口頭説明を受けた．グラフ提示群は，これらの情報がグラフ化して提示され，説明を受けた．グラフは病室にも掲示された．

筋力トレーニングは必須トレーニング3種目と選択トレーニング7種目が提示された（図24）．選択トレーニングの実施は参加者が自己決定した．必須トレーニングの一つである膝伸展筋力トレーニングについては，推奨される負荷強度と反復回数が示されたが，それぞれは参加者が自己決定した．

その結果，理学療法参加率（図25）はグラフ提示群で良好であった．実施された選択トレーニングの種目数や膝伸展筋力トレーニングの反復回数，選択された負荷強度はいずれもグラフ提示群で良好であった．

先行刺激や強化刺激で用いられる刺激モダリティの違いは，トレーニング参加行動に明らかに影響を与えていた．つまり，グラフ化して先行刺激を提示することや社会的評価を行うことは，トレーニングへの参加行動を促進するうえで有効であった．

この研究での口頭提示群は，口頭による説明や結果のフィードバックを受けていた．もし説明やフィードバックを受けていなければ，トレーニング参加行動により大きなマイナス影響を与えることは間違いないであろう．セラピストの現場では，いまだに客観的な筋力測定を実施していない施設が多い．筋力値の測定をしていない場合には，本来必要な負荷強度をかけることなど不可能なのかもしれない．

3）関節可動域訓練[22)]

関節可動域トレーニングを実施する整形外科術後患者（20名）に対して，2種類の方法で毎日治療効果のフィードバックが行われた．一つは口頭で関節可動域の改善度合いがフィードバックされた．もう一つは口頭説明に加え，関節可動域の改善度合いがグラフ化され，病室に掲示された（図26）．これらのフィードバックはクロスオーバーデザインで5日間の間隔で交互に実施された．その間，関節可動域の改善率と病室に来室した医療スタッフが関節可動域の改善度合いに注目した発言数が記録された（図27）．

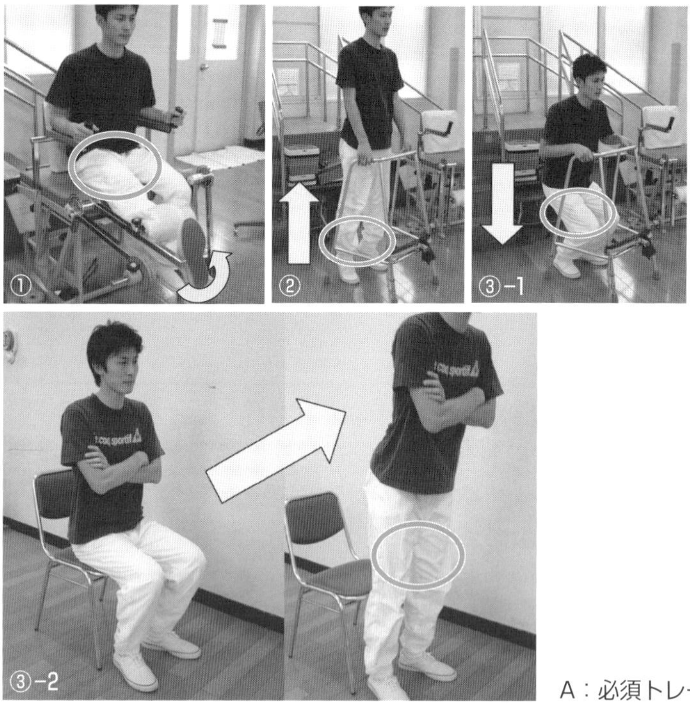

A：必須トレーニング３種目

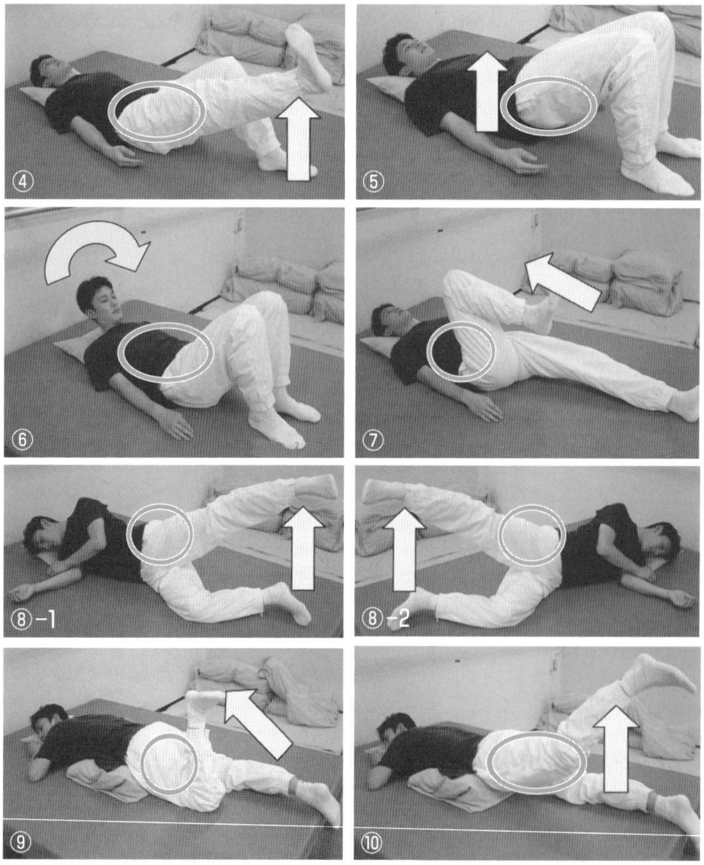

B：選択トレーニング７種目

図 24　筋力トレーニングメニュー

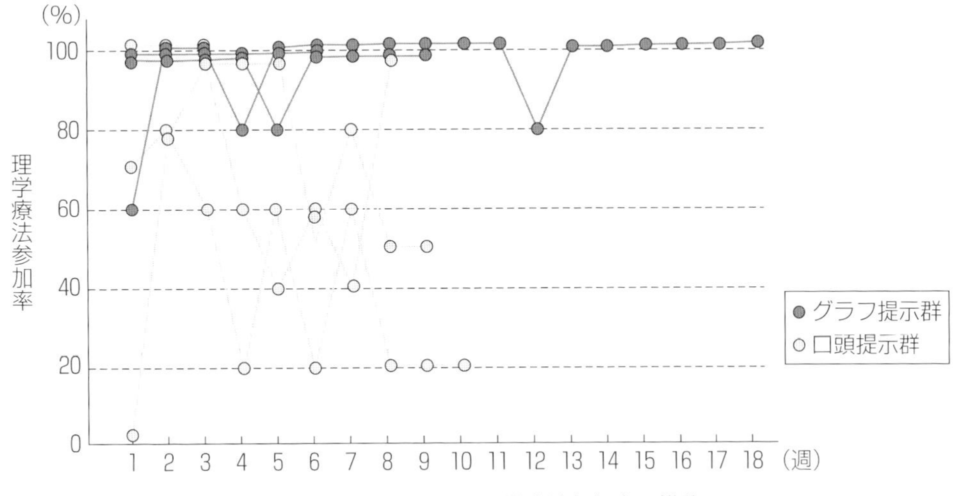

図 25　両群における理学療法参加率の推移
参加率は，グラフ提示群において明らかに良好であった．

関節可動域の改善率は，グラフを提示した期間で 22.3%，口頭説明期間で 10.4%であり，グラフ提示期間において有意に大きかった．さらに，病棟スタッフの注目は口頭説明期間中 3.6 回/日に対し，グラフ提示期で 7.4 回/日で，明らかにグラフ提示期に多かった．

関節可動域訓練を実施する場合，その治療効果をフィードバックすることが対象者のトレーニング行動を強化し，より大きなトレーニング効果が得られることが明らかとなった．さらに，治療効果の提示は他の医療スタッフの関節可動域の改善度に対する関心を向上させた．治療効果を他人が理解可能な形で公開することは，病院内におけるセラピストの存在意義を高めることになるであろう．

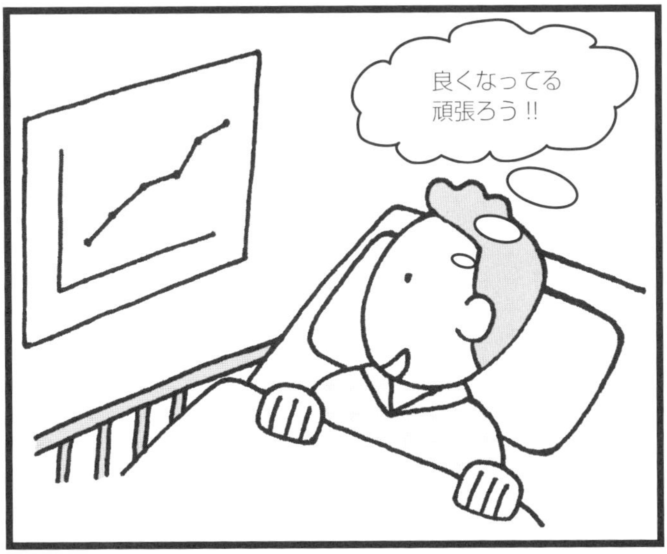

図 26　関節可動域のフィードバック
病室に関節可動域の改善度合いを表示．

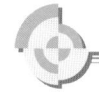

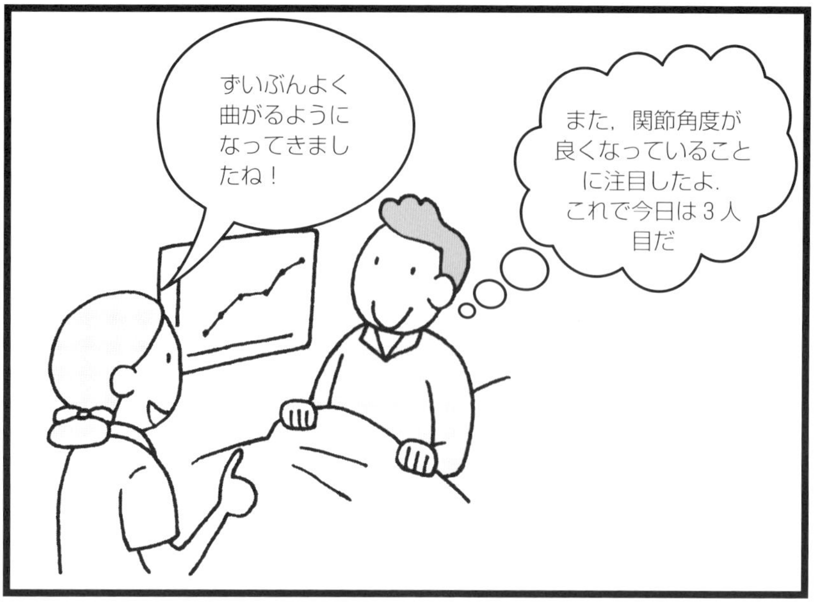
ずいぶんよく
曲がるように
なってきまし
たね！
また，関節角度が
良くなっていること
に注目したよ．
これで今日は３人
目だ

図 27　病室を訪問する他の医療従事者

4．まとめ

運動療法を適切に実施，継続してもらうにはどうすればよいか，まとめておこう．

まず，なぜ運動療法を行う必要があるのか，どの程度行えばよいのかについて見通しを示すことである．見通しは，不明確であったり，確率が低かったり，目標が遠かったりすると，行動をコントロールする機能が弱くなる．具体的な数値を用いること，ポジティブルールを設定することがポイントである．こういった見通しを示す先行刺激や運動療法の実施要領（手順，メニュー）は，忘れやすい．何度でも確認できるように，図や文字などで提示する．

運動療法を開始する際には，失敗しないように控えめの負荷量，負荷強度から開始する．運動療法が実施できた場合には，即時的に強化刺激が与えられるように準備しておく．称賛・注目，活動性の強化，社会的評価などの外的強化刺激によって行動を定着させ，徐々に自己内在的強化刺激に移行させていく．最終的には，自己記録，自己評価を用いることで，セルフ・マネジメント行動を獲得させていく．

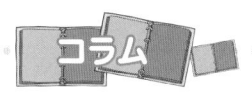

コラム

基準を示すことはうそをつくことにならないのか？

真面目なセラピストであればあるほど，次のようなためらいを覚えるのではないだろうか．「目標とする筋力水準に到達しても，歩けなかったらどうしよう」「筋力の改善が通常のように得られなかったらどうしよう」などと．

しかし，ここで肺癌患者に対する手術の説明を思い出していただきたい．通常，癌のタイプ，進行状況などから，手術した場合の5年生存率が告げられる．5年生存率70％という説明は，5年後にその人が生存していることを保障しているわけではない．しかし，「5年後，どの程度の確率で生きていられるかわかりませんが，手術しますか」などと言われて，決断できるであろうか．この70％という情報が意思決定を行う際に重要なのである．

同様に「下肢の支持性に関与している筋は膝伸展筋だけではないので，この筋力だけ評価しても意味があるのだろうか」などと考えてしまう方も多いと思う．そのとおりであるが，動脈硬化の進展因子を思い出していただきたい．高血圧，糖尿病，高脂血症，喫煙，ストレスなど，進展因子は数多いが，高血圧，糖尿病，高脂血症には個別に基準値が設けられている．ましてや，「多くの因子が関わっているので血圧だけ評価してもしかたがない」などとは言わないであろう．

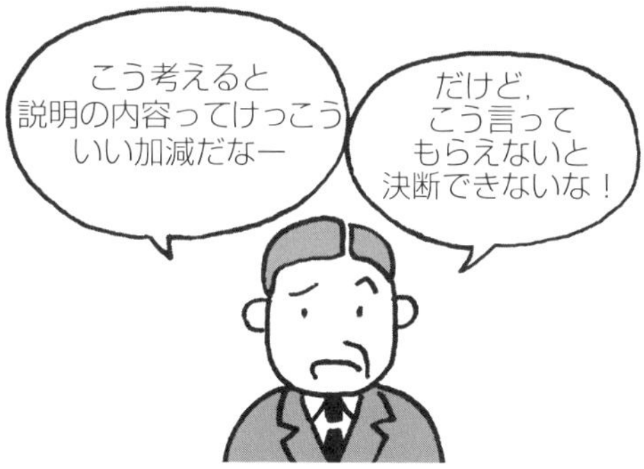
こう考えると
説明の内容ってけっこう
いい加減だなー
だけど，
こう言って
もらえないと
決断できないな！

基準値を用いた説明

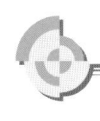

3 ADL訓練の効果を最大限に引き出す方法

1．ADL 訓練場面の行動分析

熟練したセラピストは経験的に培った技術によって，対象者に上手に動作を学習させていけるかもしれない．しかし，新人や経験の浅いセラピストはどうだろうか．ADL に関する教科書には，動作をどのように学習させればよいのかは，ほとんど記載されていない．おそらく，対象者にとって難易度の高い動作では，訓練中に失敗を繰り返させることになるであろう．そのようなときには，熱心に訓練に取り組んでくれなくなったり，訓練を拒否したりすることもみられるようになる．行動の原因を個人の心的事象に求めた場合，解決策は見い出せない．一歩引いた視点でみてみると，その原因がみえてくる（図 28）．

失敗や上達がない状態は適切な行動である動作訓練を弱化する．さらに失敗やそれに関する注意・叱責などはレスポンデント行動（情動反応）を誘発する．そして，対提示されていた動作訓練やセラピスト，訓練室などは条件性嫌悪刺激化してくる．こうなっては，動作訓練を実施することはできない．

片麻痺，脊髄損傷，切断などの対象者が再獲得しなければならない動作の多くは，それまでには経験したことのない動作であり，行動レパートリーは持っていない．そのため，行動させると失敗を繰り返すのである．さらに，「どの程度頑張ると，どこまで，どの程度の期間で動作を習得できるのか」といった見通しを示すことはほとんどできないため，動作訓練を定着しづらくしている．

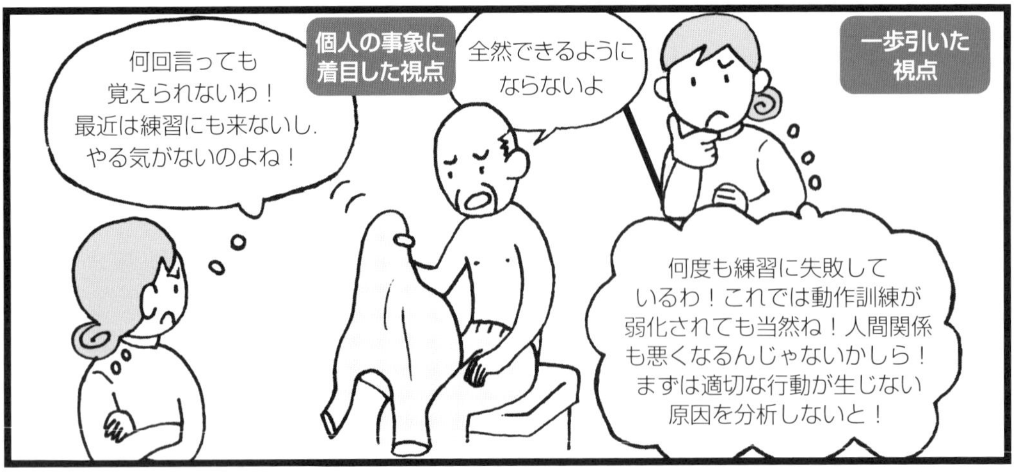

個人の事象に着目した視点
何回言っても覚えられないわ！最近は練習にも来ないし．やる気がないのよね！
全然できるようにならないよ
一歩引いた視点
何度も練習に失敗しているわ！これでは動作訓練が弱化されても当然ね！人間関係も悪くなるんじゃないかしら！まずは適切な行動が生じない原因を分析しないと！

図 28　うまくいかない ADL 訓練場面

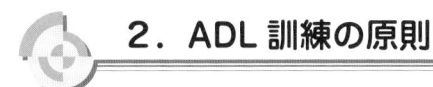

2．ADL 訓練の原則

1）新たな行動レパートリーの形成過程

セラピストは，対象者の ADL 障害の原因を，随意性や筋力，関節可動域，筋緊張，平衡機能，認知機能の問題などに求め，それらの改善を目的とした治療を選択してきた（図 29）．しかし，これら機能障害の回復の多くは運動療法などの治療よりもむしろ，疾病や障害の状態に依存しており，自然回復期間が過ぎれば治療の限界が訪れる（図 30）．

一方，動作訓練は新たな行動レパートリーを学習する過程である．新たな行動に必要な知識や技術は，疾病や障害の改善がなくとも学習させることが可能である．また，後続刺激の問題に対して介入することで，ADL 訓練に対する拒否を回避し，反復練習させることができる．ここに ADL 訓練発展の可能性が秘められている（図 31，図 32）．

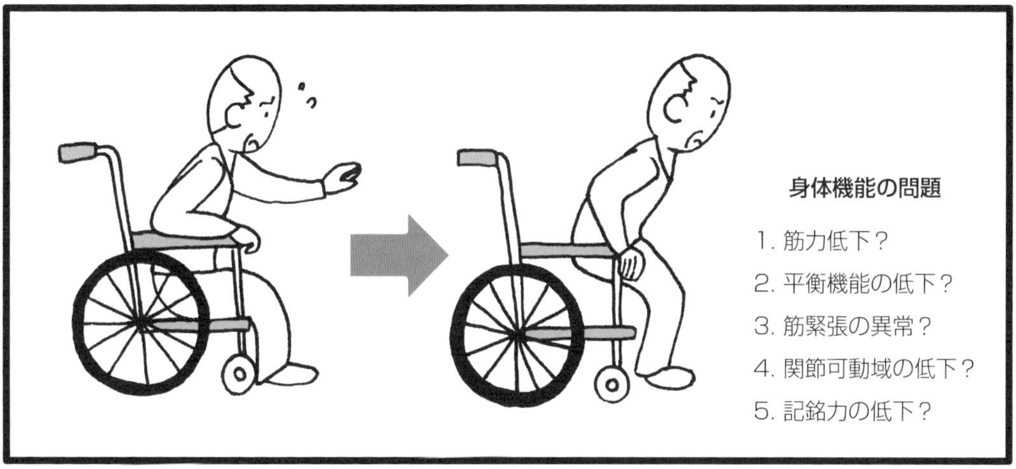
身体機能の問題
1. 筋力低下？
2. 平衡機能の低下？
3. 筋緊張の異常？
4. 関節可動域の低下？
5. 記銘力の低下？

図 29　これまでの動作障害の原因分析
後ろに重心が残ってしまい，立ち上がりが困難な例．

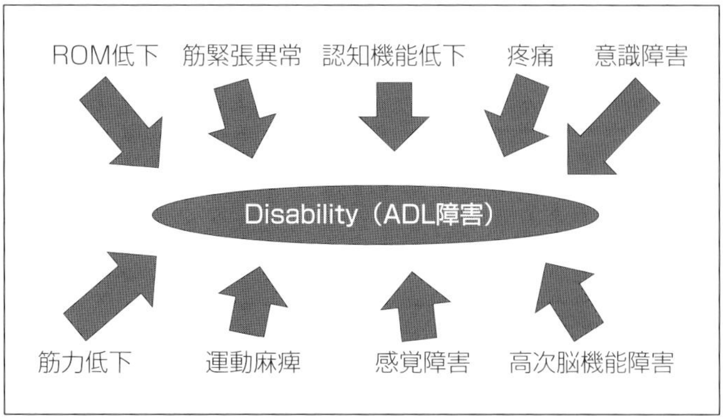

図 30　これまでの動作障害の捉え方
上記のほとんどの機能障害は，自然回復期間を過ぎれば改善しない．
これらの機能障害への介入では，ADL 能力の大きな改善は期待できない．

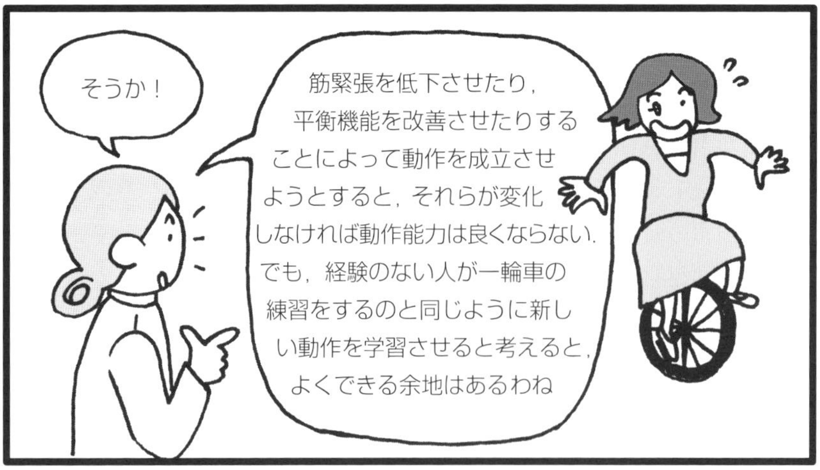
そうか！
筋緊張を低下させたり，平衡機能を改善させたりすることによって動作を成立させようとすると，それらが変化しなければ動作能力は良くならない．でも，経験のない人が一輪車の練習をするのと同じように新しい動作を学習させると考えると，よくできる余地はあるわね

図 31　新しい動作障害の捉え方

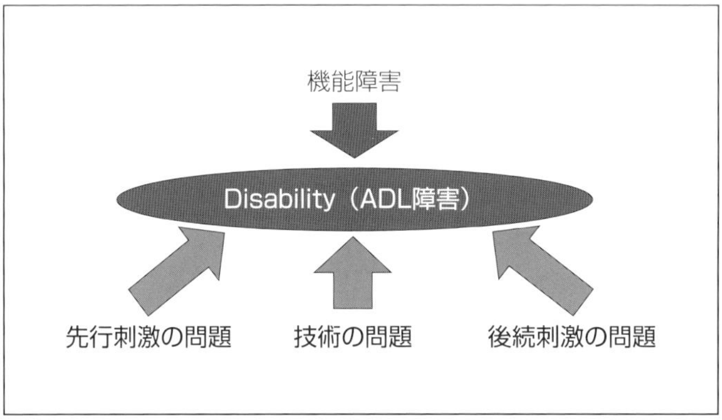

図 32　新たな動作障害の捉え方
先行刺激・技術・後続刺激の問題は疾病や障害，病期によらず，行動分析学的介入によって変化させることができる．つまり，ADL能力を大きく改善させることができる．

もちろん，動作が自立しない背景には身体機能の問題がある．身体機能の障害が重度であれば，それだけ高度な知識・技術を身につける必要がある．また，身体機能の問題でその行動が学習できないのであれば，それに代わる学習可能な行動レパートリーの獲得を目指すことになる．例えば，脊髄損傷による対麻痺によって歩行が不可能な対象者では，車いすによる移動が学習目標となる．

2）無誤学習（errorless learning）

①なぜ，無誤学習過程なのか

新たな行動レパートリーを学習させるには無誤学習過程を創出する．その理由の一つは，動作練習に成功・上達という強化刺激を随伴させることで，動作練習行動を強化するためである．これによって動作学習に必要不可欠な反復練習が可能になる（図 33）．

もう一つの理由は，動作中の適正な感覚学習を図るためである．例えば，椅子からの立ち上

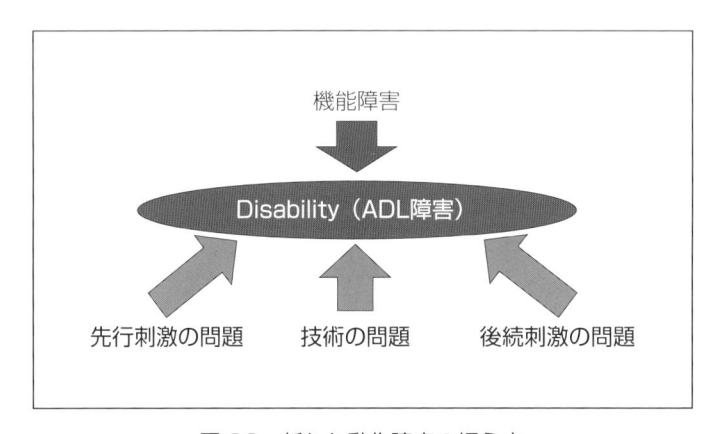

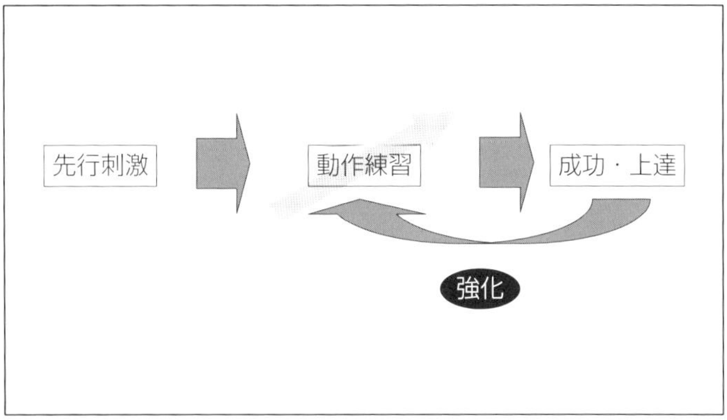

図 33　無誤学習の目的
成功・上達という強化刺激が随伴するため動作練習の反復が可能となる.

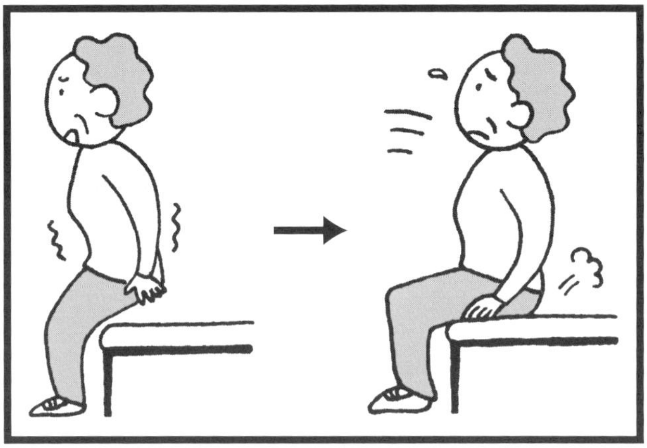

図 34　立ち上がり時に後方へ尻もちを着いてしまう対象者

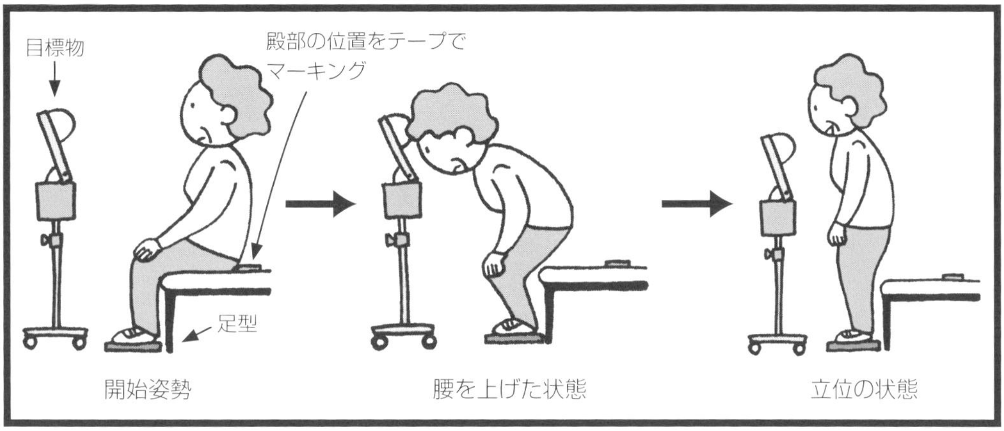

図 35　立ち上がりを可能にさせる視覚的プロンプト

がり動作時に前方への重心移動が不十分で，後方に尻もちを着いてしまう対象者をイメージしていただきたい（図 34）．立ち上がりに必要な関節可動域や下肢筋力は有している．このような対象者に対して以下のような介入が行われた（図 35）．適切な膝屈曲角度，足背屈角度

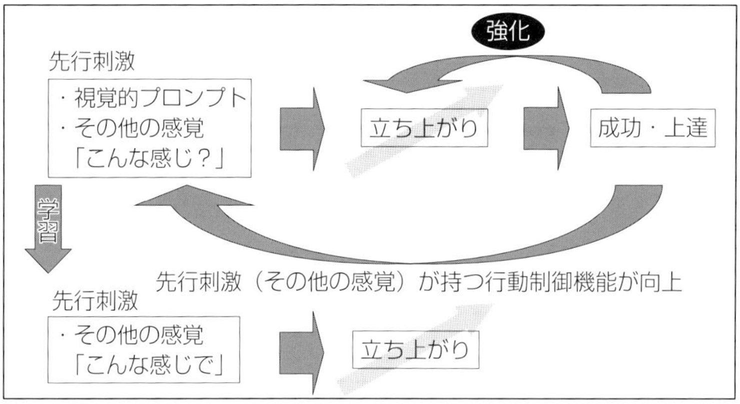

図 36　立ち上がり時の適切な感覚の学習
先行刺激を手がかりとして適切な動作が生じるようになる.

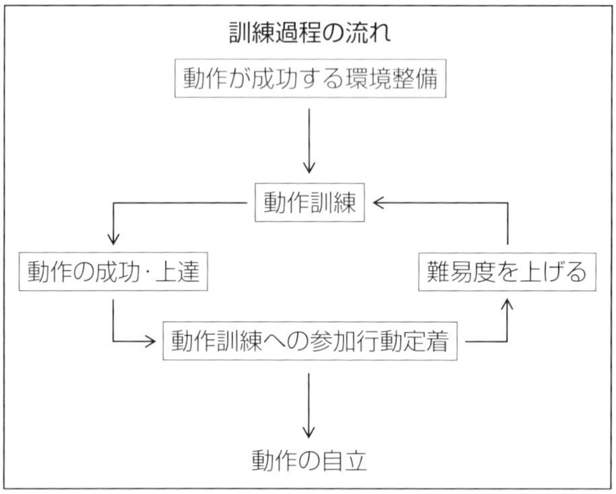

図 37　無誤学習

をとらせるため，殿部位置と足部位置がマーキングされた．そして，適切な股関節屈曲運動に伴う重心の前方移動を誘導するために，前方に目標物が設けられた．前頭部を目標物に接触させた後，立ち上がりを行わせることで，即時的に立ち上がりが可能となった．このような方法は，プロンプト・フェイディング法と呼ばれる．次の段階では，失敗のない範囲で殿部，足部位置を示すテープが除去される．ついで前方の目標物が除去される．

ある先行刺激のもとで行動した際，強化刺激が与えられるとその先行刺激のもとで行動は生じやすくなる（第Ⅱ章，「先行刺激による行動制御の法則」，p20）．立ち上がりの際，準備した視覚的プロンプトと同時に「このくらい身体を傾けて」「このくらいの力を入れて」などの先行刺激（感覚）が対提示されている（**図 36**）．この感覚は無意識下でも存在する．立ち上がりに成功しながら（強化刺激），視覚的プロンプトをフェイディングしていく中で，別の先行刺激（感覚）が学習（弁別刺激化）されていくのである．

第Ⅴ章には，このメカニズムの神経生理学的背景が示されているので，参照していただきたい．

②無誤学習過程の創出

無誤学習過程では，目標とする動作の難易度が高い場合には，達成可能な低い目標を設定する（図 37）．それでも成功の可能性が低い場合には，プロンプトを与えて動作が成功する可能性を高める．成功や上達は動作訓練に対する意欲を向上させ，反復練習が容易に実施できるようになる．成功する確率が高くなれば，プロンプトを減少させていく．難易度が上がっても 70～80％は成功するようにする．プロンプトをなくしても成功するようであれば，徐々にターゲット行動に近づけていく．こうすることで，誤りが極力少ない状況下での訓練を実現していく．

無誤学習といっても，全く誤ることなしに学習が進むわけではない．誤った後，すぐに修正が可能な，相対的に誤りが少ない学習過程を指した言葉である．

動作学習の過程で失敗は避けることができないため，後述するシェイピングのテクニックを駆使することも重要である．シェイピングとは，より適切な行動に強化刺激を与え，不適切な行動は無視するという介入である．

コラム

動作学習と失敗に関する研究

繰り返す失敗は，動作の遂行能力や学習それ自体を阻害してしまうことが明らかとなっている．Hiroto ら[23]は，健常学生（96 名）を対象とした実験研究において，解決できない課題が与えられた群では，その後，解決可能な別の課題が与えられても，解決できない課題を与えられた経験のない群に比較し，学習が進まなかったことを報告している．さらに，認知的課題の失敗は，認知的課題の学習成績を低下させるだけでなく，道具的課題の学習成績までも低下させていた．これは道具的課題の失敗においても，同様であった．

Villanova ら[24]は，このような 132 の実験研究をメタ分析した．その結果でも，失敗は学習を有意に阻害していた．多くの健常者を対象とした実験は，日常生活とは全く無関係な課題であった．動作が上達しなければ日常生活が自立できない環境に置かれた対象者にとっての失敗は，実験場面よりも深刻な影響を与えることは間違いないであろう．

理学療法場面の実例を紹介しておこう．富田らは[25]，失語症を有する重度片麻痺対象者に対して，クッションを用いた逆方向連鎖化の技法を適用した（図 A）．3 回中 2 回の成功で難易度を上げていった結果，徐々に失敗が増加し，最終的に最も難易度が低い寝返り課題さえもできなくなった（表 A）．この介入は，発症 13 病日から行われており，機能障害の自然回復が期待できる時期であった．この時期に寝返り動作能力が悪化したことは，失敗が学習に与える影響の大きさを示している．再度の介入では（図 B），下肢挙上位から寝返りをスタートする段階的難易度設定の技法を導入した．失敗を回避しながら練習することで，わずか 6 日間で寝返りが可能となった（表 B）．

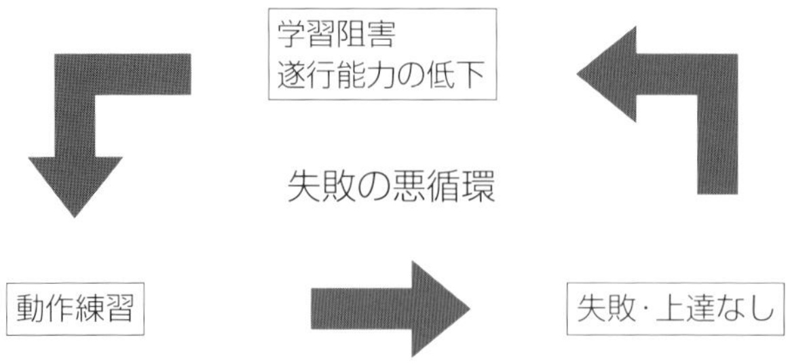

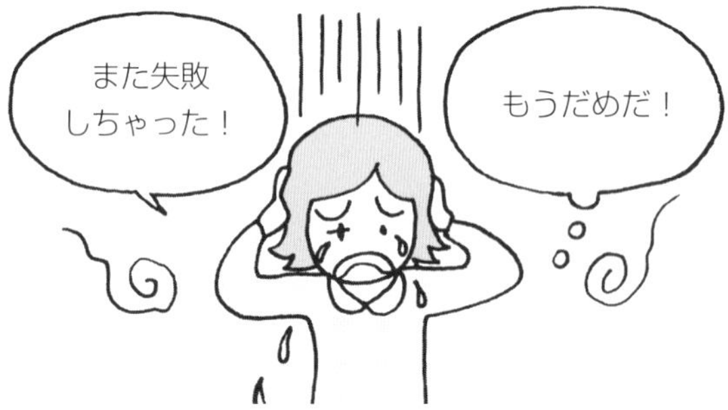
また失敗
しちゃった！
もうだめだ！

失敗が与える影響

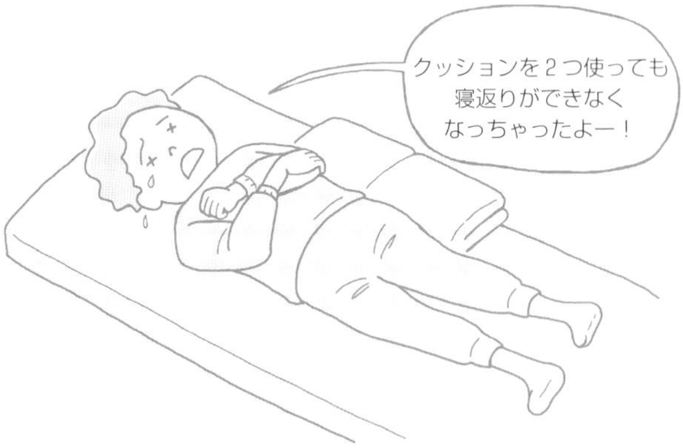
クッションを２つ使っても
寝返りができなく
なっちゃったよー！

図Ａ　クッションを用いた寝返り練習

表A　クッションを利用した寝返り練習の成功と失敗数

病日	13	14	15	16	17	18	19	20	21
クッション2つ	○	○							×
	○	○							×
	○	×							×
クッション1つ	×	○	○	○	○	○	○	○	×
	×	○	○	○	○	○	○	×	×
	×	×	×	○	○	×	×	○	×
クッションなし			×	×	×	×	×	×	
			○	×	×	×	○	×	
			×	×	×	×	×	×	
成功率	50%	67%	50%	50%	50%	33%	50%	33%	0%

※3回中，2回以上成功でクッションを減らす

低い成功率で寝返り練習を継続した結果，21病日には最も難易度が低い練習でも動作は成功しなかった．
失敗が学習を阻害するということを示す結果である．

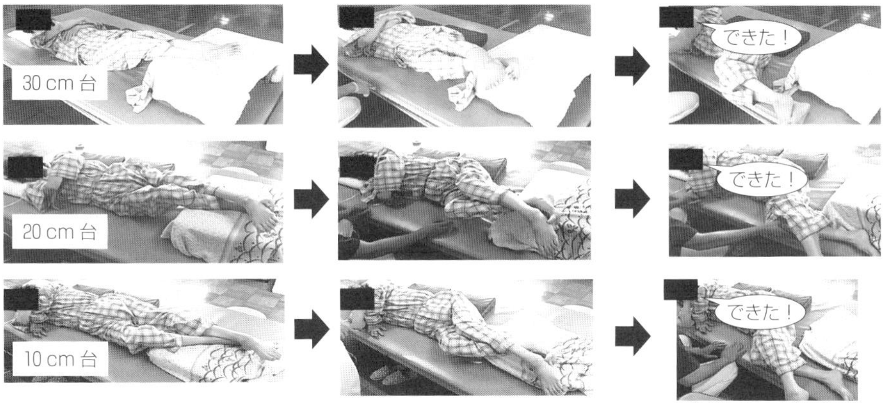

図B　新たな寝返り動作練習

最初はクッション枚数2枚，30 cm台に両下肢を組ませた状態で挙上し，そこから寝返り練習．
徐々に台の高さを低くし，台なしで可能となれば，背部のクッション枚数を減じていった．
練習は30 cm台から開始し最大1日4回訓練．失敗したらそこで終了．

表B　新たな寝返り動作練習における成功率

病日	23	24	25	26	27	28
クッション枚数	2	1	1	1	なし	なし
30 cm 台	○	○	○	○	○	○
20 cm 台	○	○	○	○	○	○
10 cm 台	○	×	○	○	○	○
台なし	○		×	○	×	○
成功率	100%	67%	75%	100%	75%	100%

○：成功　×：失敗

動作練習の成功率は平均で87%．わずか6日間の介入で寝返りが可能となった．無誤学習の有効性を示す結果である．

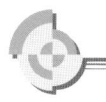

3．ADL 訓練への介入

1）先行刺激の整備

①ターゲット行動の明確化

運動療法同様，行動目標を明確にする．「上手に移乗動作ができる」「歩行を自立させる」などのような漫然とした主観的なものでなく，「この車いすから，訓練室のプラットフォームへ一人で移乗できる」「屋外を 500 m 連続歩行できる」といったように．

また，最終的に目指すゴールがあったとしても，目標があまりに遠くならないように，実現可能な動作を目標とする．

②見通しの提示—事実の教示，ルールの教示—

現在の動作能力と目標とする動作の関係はどうなのか，どの程度の期間で，どのような動作訓練を行えば，どの程度の動作獲得が望めるのかについて説明する．

片麻痺者の歩行訓練であれば，麻痺側下肢荷重率が 80％を超えれば，杖による屋外歩行が自立する可能性は極めて高い．下肢荷重率が 80％であるにもかかわらず，歩行訓練量の不足によって，あるいは低いゴール設定によって屋外歩行が自立していない対象者については，こういったデータを提示することで，今後の歩行訓練に見通しを示すことができる（図 38）．

Suzuki ら[26]は片麻痺者の着衣動作を 10 の行動要素に分けている．複雑な行動連鎖をより細かい行動要素に分割することを課題分析という．例えば，「着衣動作ができていない」という表現では，動作が自立するまでに，どの程度努力すればよいか，全く見通しが持てない．このようなとき，「10 の行動要素のうちの 6 つが自立し，残り 4 つのうちの 3 つは，わずかな介助で可能な状態である」というような表現ができれば，もう少しで着衣動作が自立できそうなことが理解できる．

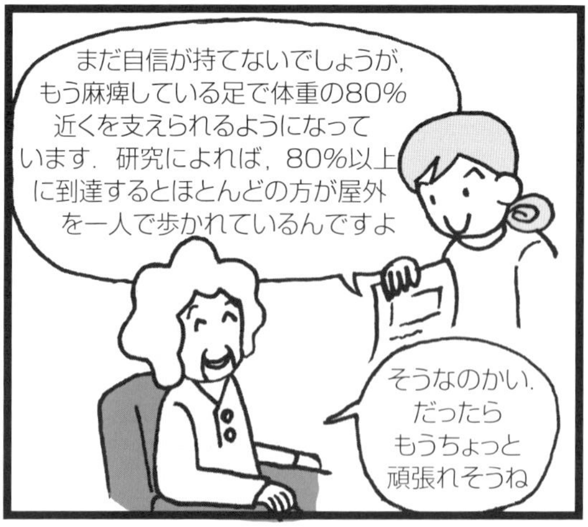
まだ自信が持てないでしょうが，もう麻痺している足で体重の80％近くを支えられるようになっています．研究によれば，80％以上に到達するとほとんどの方が屋外を一人で歩かれているんですよ
そうなのかい．だったらもうちょっと頑張れそうね

図 38　説明風景

表５　着衣動作評価用紙（文献 26）より）

①麻痺側手を袖にとおす	1:指示なし	□	⑥左右の襟を同じ高さにする	1:指示なし	□
	2:言語指示	□		2:言語指示	□
	3:ジェスチャー	□		3:ジェスチャー	□
	4:タッピング	□		4:タッピング	□
	5:手を添えた誘導	□		5:手を添えた誘導	□
②袖を肘まで引き上げる	1:指示なし	□	⑦第１ボタンをはめる	1:指示なし	□
	2:言語指示	□		2:言語指示	□
	3:ジェスチャー	□		3:ジェスチャー	□
	4:タッピング	□		4:タッピング	□
	5:手を添えた誘導	□		5:手を添えた誘導	□
③袖を肩まで引き上げる	1:指示なし	□	⑧第２ボタンをはめる	1:指示なし	□
	2:言語指示	□		2:言語指示	□
	3:ジェスチャー	□		3:ジェスチャー	□
	4:タッピング	□		4:タッピング	□
	5:手を添えた誘導	□		5:手を添えた誘導	□
④衣服を背部から渡す	1:指示なし	□	⑨第３ボタンをはめる	1:指示なし	□
	2:言語指示	□		2:言語指示	□
	3:ジェスチャー	□		3:ジェスチャー	□
	4:タッピング	□		4:タッピング	□
	5:手を添えた誘導	□		5:手を添えた誘導	□
⑤非麻痺側手を袖にとおす	1:指示なし	□	⑩第４ボタンをはめる	1:指示なし	□
	2:言語指示	□		2:言語指示	□
	3:ジェスチャー	□		3:ジェスチャー	□
	4:タッピング	□		4:タッピング	□
	5:手を添えた誘導	□		5:手を添えた誘導	□
		時間	秒	合計点	／50点

またSuzukiら[26]は，更衣動作能力を介助量の違いによって得点化している（**表５**）．指示なしで行動要素ができた場合は１点，言語指示によってできた場合は２点，ジェスチャーによってできた場合は３点，当該部位のタッピングによってできた場合は４点，身体的ガイド（手を添えた誘導）が必要であった場合は５点が与えられる．すべて自分一人でできると10点，すべてに身体的ガイドを要した場合は50点となる．彼らの動作訓練によると，初回練習時点の成績が25点以下の例では，15日以内に着衣動作が自立する確率が高かった．このようなデータがあれば「現在の動作能力の得点は23点です．練習を行っていただければ，15日以内には着衣動作が自立できるでしょう」などと，ポジティブルールを示すことができる．

これらの情報は文章化，グラフ化して提示し，セラピストと対象者がお互い確認できるようにする．

また，対象者が目標とする動作は，新しい行動レパートリーである．動作手順は写真や図など，後からも確認できる形で提示しなければならない．

2）動作を習得させる技法

片麻痺者の移乗動作や大腿義足歩行を例にとって，新しい動作を習得させる技法を紹介しよう．

①段階的難易度設定

達成可能な目標を設定することで，練習に成功や上達を随伴させる技法である．

プラットフォームから車いすへの移乗動作では，まず非麻痺側上下肢を中心としてプラットフォームから腰を浮かせ，非麻痺側下肢の位置を回転修正し，腰を90度以上回して車いすに座ることになる．こういった動作が困難な対象者の場合は，成功可能で，目標とする動作に近い動作をみつける．

例えば，前方に非麻痺側手を着ける台があって，プラットフォーム上であれば，腰を少し浮かせることができたとする．まず，練習では十分に腰を高く浮かせることを目標とし，少しでも高く浮かせられれば，「よくできました」とか「高く浮くようになってきましたよ」と強化刺激を与える（図39）．次に，これが安定してできるようになれば，腰を浮かせることだけ

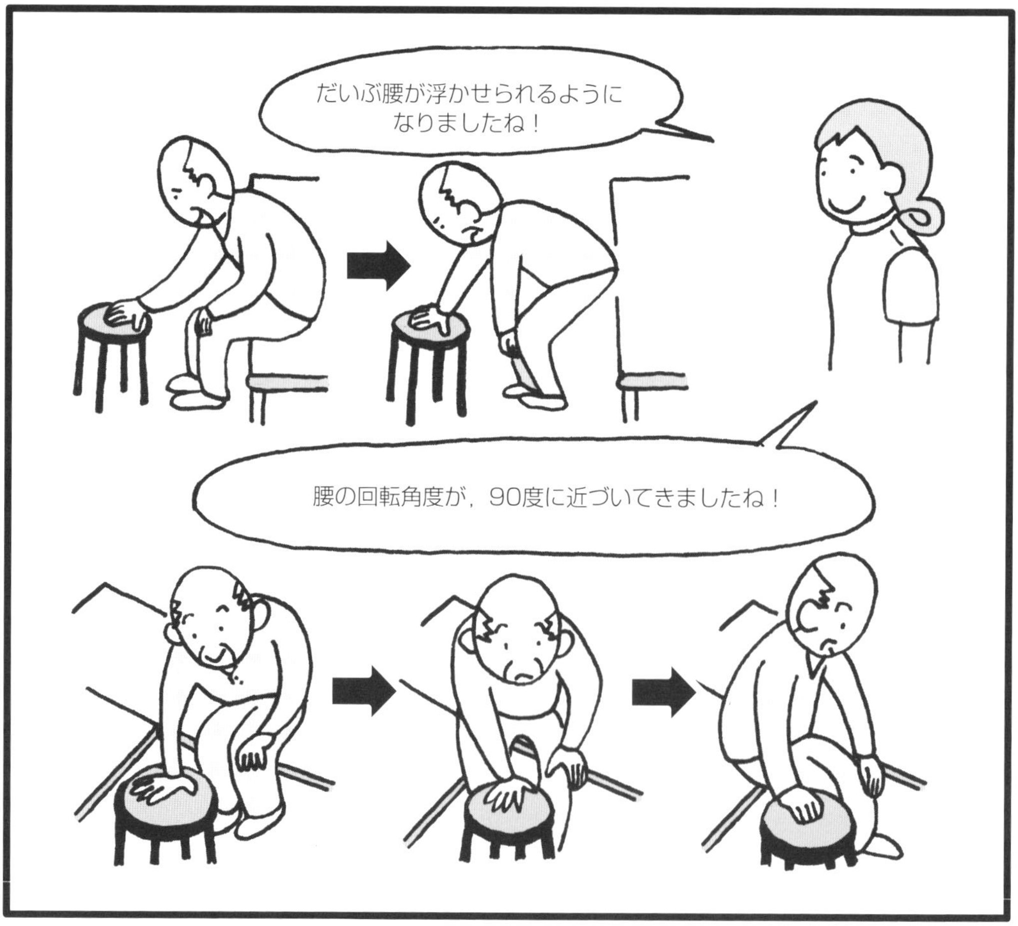

図39　片麻痺者の移乗動作における例①

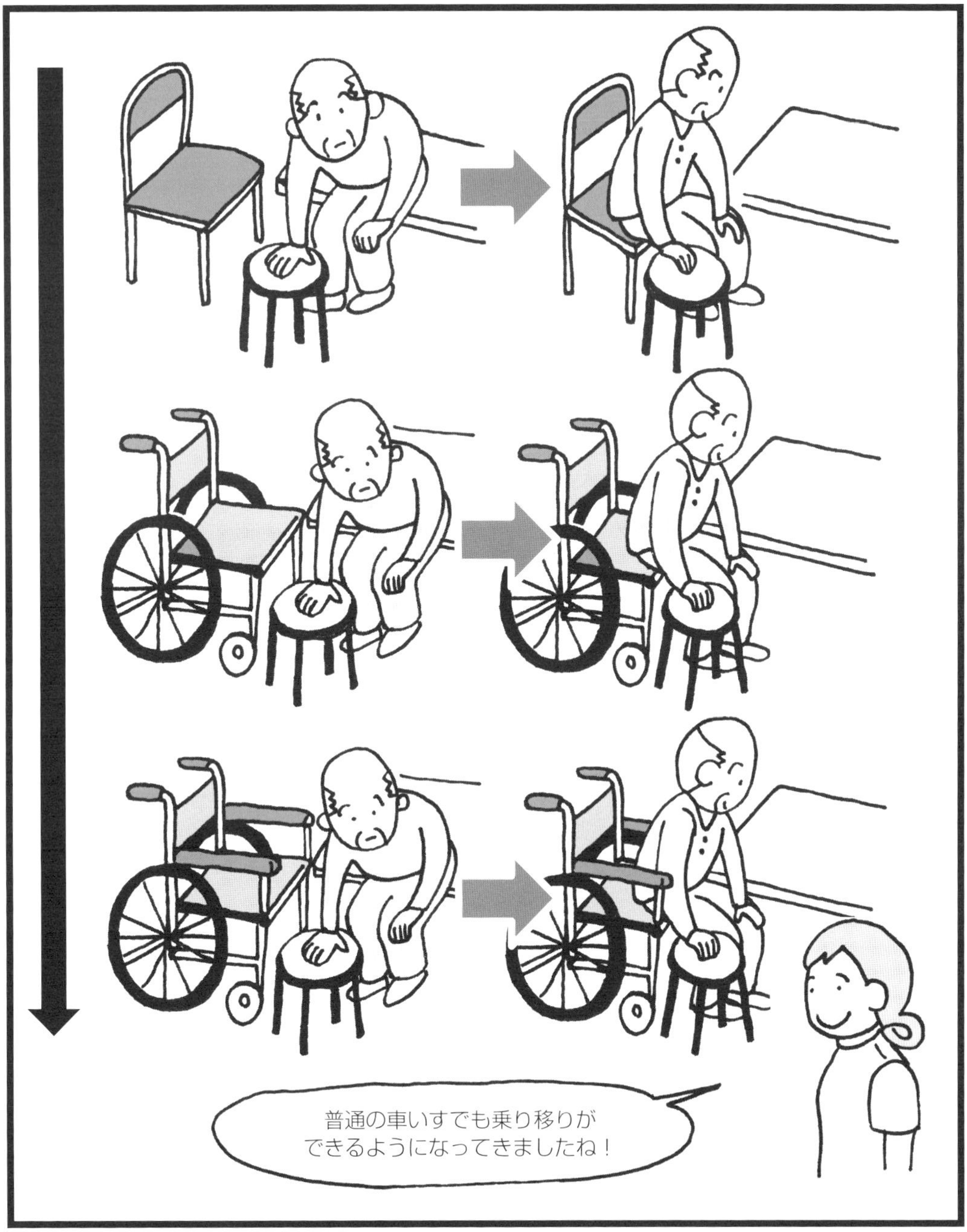
普通の車いすでも乗り移りが
できるようになってきましたね！

図 40　片麻痺者の移乗動作における例②

でなく，バランスを崩さずに腰を非麻痺側へ回転することを目標とする．腰の回転角度が目標とする角度へ近づけば，すかさず強化刺激を与える．腰の回転角度が大きくなれば，プラットフォームと垂直に位置させた椅子を目標として腰を回転させる．腰を 90 度回転させ，座面の真上に移動することを目標とし，少しでも目標に近づけば強化刺激を与える．さらに，椅子からアームレストを取りはずした車いすに変える．最終的には通常使用する車いすで練習するといった具合に，難易度を徐々に上げていく（図 40）．

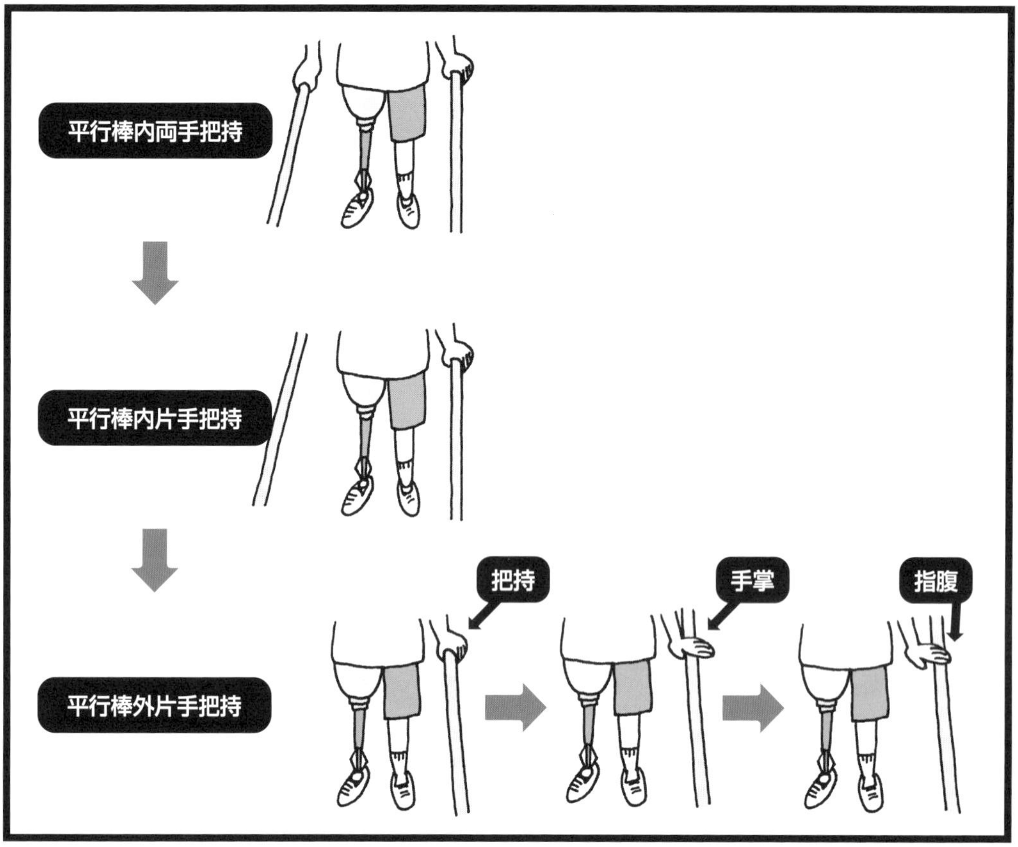

図41　義足歩行の例
安定した不安の少ない条件から，徐々に独歩へ近づけていく．

大腿切断の義足歩行訓練であれば，最初から目標とする杖歩行をさせた場合，膝折れや転倒のリスクが高く，不安感のために歩容に気をつけることもできない．そこで最初は，平行棒内の両手把持での立位や前後への体重移動を目標とする．目標とする重心移動へ近づけば，すかさず「その調子です」などと強化刺激を与える．さらに，同じ条件で１歩を踏み出すこと，反対側でそれを支えることが目標となる．

次に歩行が目標となるが，最初はバランスが安定し，安心できる平行棒内両手把持での歩行が目標となる．適切な歩容に近づけば，そのつど「よいですね」「腰が伸びてきました」などと強化刺激を与える．それ以後も，平行棒内片手把持，平行棒外片手把持，さらには把持から，手掌支持，指腹支持へと徐々に難易度を上げ，杖歩行へ近づけていく（図41）．

②行動形成法（シェイピング）

平行棒内で義足側への体重移動と義足側股関節伸展運動を誘導する場面を想像していただきたい．最初はこの２つの要素を同時に満たすことは容易ではない．股関節の伸展運動が不十分であっても，義足側への体重移動が良好にできた場合には即座に「その調子ですよ，体重がよくのっています」などの強化刺激を与える（図42）．このとき，股関節の伸展が不十分であっても，それは無視する．次の段階として，体重移動が安定して成功するようになれば，それに

コラム

シェイピング─脅威の学習効果─

シェイピングは，コミュニケーションが困難な対象者において力を発揮する．Martin ら[27)]は，重度の精神発達遅滞のある 17 歳の脳性麻痺の女児に対してシェイピングを用いた歩行訓練を導入した．訓練の目標は，食事のときに居間から食堂まで歩行することである．彼女は，言語の理解・表出ともに困難であったが，医学的には自立歩行ができるという診断であった．4 年間にわたってセラピストによる歩行訓練が実施されたが，歩行はできるようにならなかった．

彼女はつかまり立ちができた．そこで，居間で椅子につかまって立位をとらせ，30 cm 離れたところに食事用の椅子，テーブル，食事を準備した．最初に，無理やり手を椅子から離させた．すると彼女はバランスを失って，慌てて椅子につかまろうとした．そのときに少しだけ前方に体重を移動させて食事用の椅子につかまらせた．そして，椅子に座らせて食事を摂らせた．これができるようになってからは，徐々につかまり立ちしている場所から食事用の椅子を離していった．

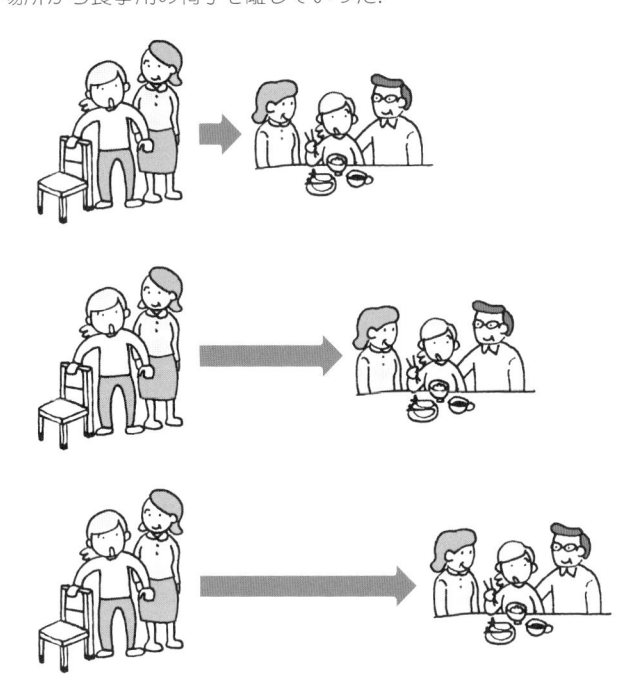

シェイピングによる食堂までの歩行訓練

可能な歩行距離から徐々に距離を延長．歩行した後には食事という強化刺激が得られるように配慮されている．

1 カ月後，彼女は居間から食堂までの歩行が自立していた．4 年間訓練しても歩行ができなかった彼女が，しかも動作訓練の必要性や動作方法について理解できていないにもかかわらずである．

このような訓練が成り立つのはなぜだろう．それはおそらく，動作訓練に成功や上達という強化刺激が随伴しているからであろう．

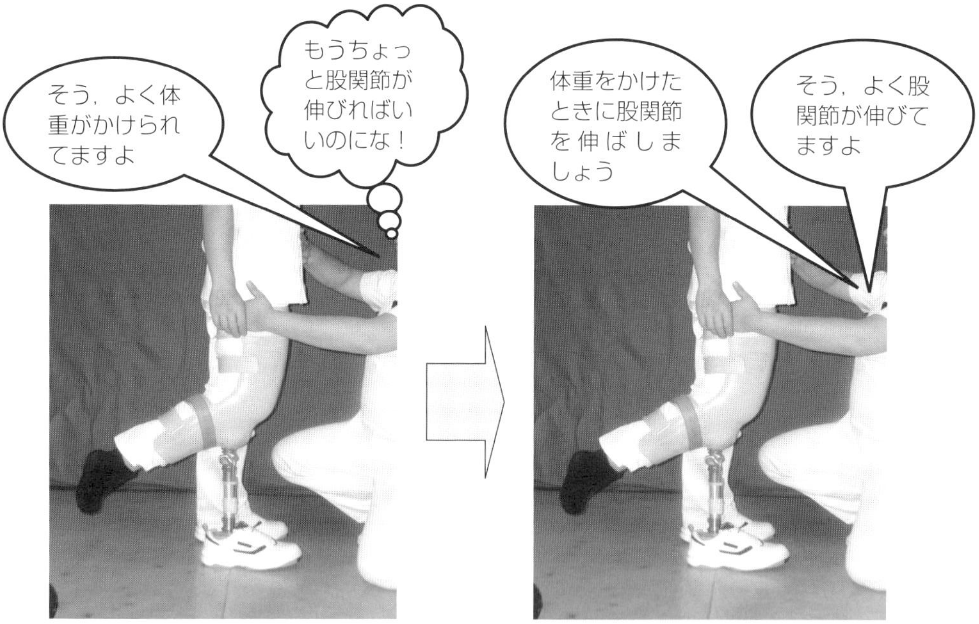

図 42　シェイピング
＊できていることに注目して，できていないことは無視する．

は強化刺激を与えず無視する.「今度は股関節を伸ばしながらやってみましょう」と声をかけ，体重移動と同時に股関節伸展ができたときに強化刺激を与えるようにする．このように目標とする動作に近づいた場合に即座に強化刺激を与え，行動を形成していく方法をシェイピングという．

体重移動と股関節伸展を反復練習しているとき，それまでよりも明らかに良い動きが生じることもある．そのようなときには，通常の誉め言葉「そうそう」ではなく，「今のは最高によかったね」などと，より強力な強化刺激を入れるのもシェイピングの技法である．

認知症患者では，不適切な行動を完全になくすことはできない．私たちはどうしてもできていないことを注意してしまう．注意によって対象者には，「ムカムカ」といった情動反応が生じる．レスポンデント条件づけによって，容易に拒否が生じるようになる．注意することを我慢して，より適切な行動に強化刺激を与えることが学習を促進させるうえで大切なのである．

③行動連鎖化

片麻痺者における車いすからプラットフォームへの移乗動作は第Ⅲ章表 1「移乗動作の課題分析」（p51）のように 13 の行動要素に分割することができる．義足歩行も歩行周期ごとに分割することができる（図 43）．

複雑な行動連鎖を呈する行動を連続して行った場合には，失敗する可能性が高まる．そういう場合には，個々の行動要素別に練習し，一つひとつの行動要素が可能になった後，それをつないでいく．これが行動連鎖化である．

行動連鎖化には，次の 3 つの技法がある．

順方向連鎖化：動作の流れに沿って行う方法．例えば，車いすからプラットフォームへの移

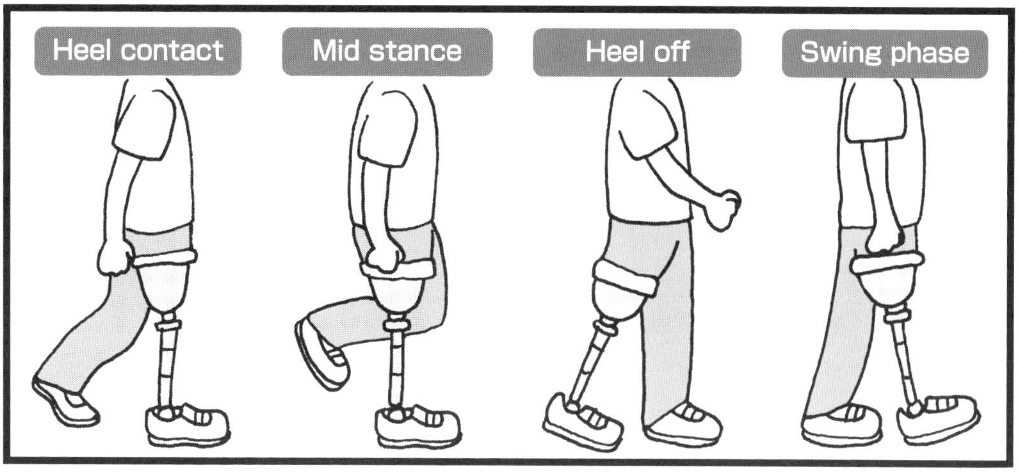

図 43　義足歩行の課題分析

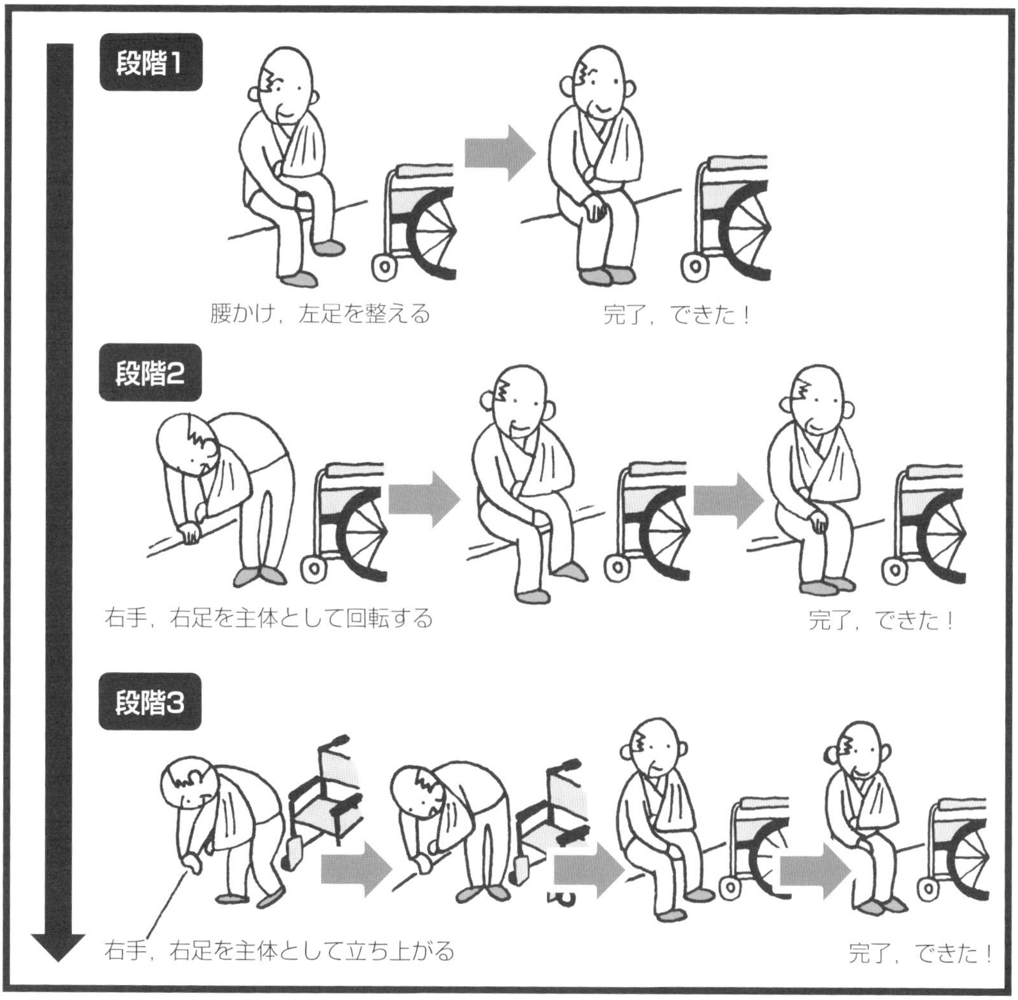

図 44　逆方向連鎖化による左片麻痺者の移乗動作訓練

乗動作訓練では，車いすを止め，ブレーキを締めるところから練習を開始する．

逆方向連鎖化：動作の流れの逆側から流れをつないでいく方法．移乗動作訓練では，プラットフォームに斜めに腰かけた状態から，足の位置を整えて，深く座り，正面を向く（移乗動作完了姿勢）までを練習する（図44）．ついで，腰を浮かした状態から腰を回転させ，プラットフォームに斜めに腰かけ，そして正面を向く（移乗動作完了姿勢）までを練習する．さらに，次は立ち上がるところから移乗動作完了姿勢までを練習する．このようにしながら，開始姿勢に近づけていくのである．数多くの事例研究から，寝返りや，起き上がり動作練習では，逆方向連鎖化の技法が有効に機能することが明らかになっている．

総課題提示法：できない部分はヒント，介助を与えることで成功させ，すべての行動要素を動作の流れに沿って練習する．移乗動作訓練で，腰を浮かす動作ができなければ，その部分に身体的ガイドを与えて動作の流れが止まらないように配慮する．

④技術を習得させる先行刺激の整備

(a) 教示

効果的な教示は，動作手順を具体的に文章や図で示すことである．例えば，前述した車いす－プラットフォーム間のトランスファーであれば，図45のような教示になる．「車いすからプラットフォームに移ってください」という指示が，いかに簡略化された教示であるかがわかる．

動作の手順を覚えていない（知識の問題）ことが，動作障害の原因の場合には，これによって動作は可能となる．

(b) モデリング

セラピストがトランスファーの手順を示範し，対象者に模倣させる技法である．図46は，義足歩行において重要な行動要素である義足側立脚期の股関節の伸展をモデリングしているところである．複雑な動作過程は写真などで教示し，ポイントを絞った動作のみにモデリングを利用するとよい．

(c) フィードバック

適切な運動に対して音，光などの刺激をフィードバックする方法である．

図47は，歩行中につま先が床についてしまう toe clearance の不良な対象者に対して開発されたフィードバック装置である[28]．「足を高く上げてください」という口頭指示では，十分な足の挙上は 10 m 歩行中の歩数の 31％にとどまった．フィードバック装置の使用後，十分な足の挙上が 83％まで改善した（図48）．フィードバックが，歩行時の足の振り出しを改善させていくメカニズムは図49のように説明できる．

機器によるフィードバックは，即時的に強化刺激が与えられるため極めて有効である．またセラピストの主観が入らないので，わざとらしくないという利点もある．

(d) 身体的ガイド

教示やモデリング法を用いても適切な動作が生じない場合には，セラピストが本人の身体（体全体，腕，手など）を直接誘導する．自動運動が困難なときには他動的に運動を誘導するが，介助量は運動が可能な範囲で最小限にとどめる．自動運動が可能ならば，誘導したい方向から逆に抵抗を与えることによって，運動方向を教えることができる．

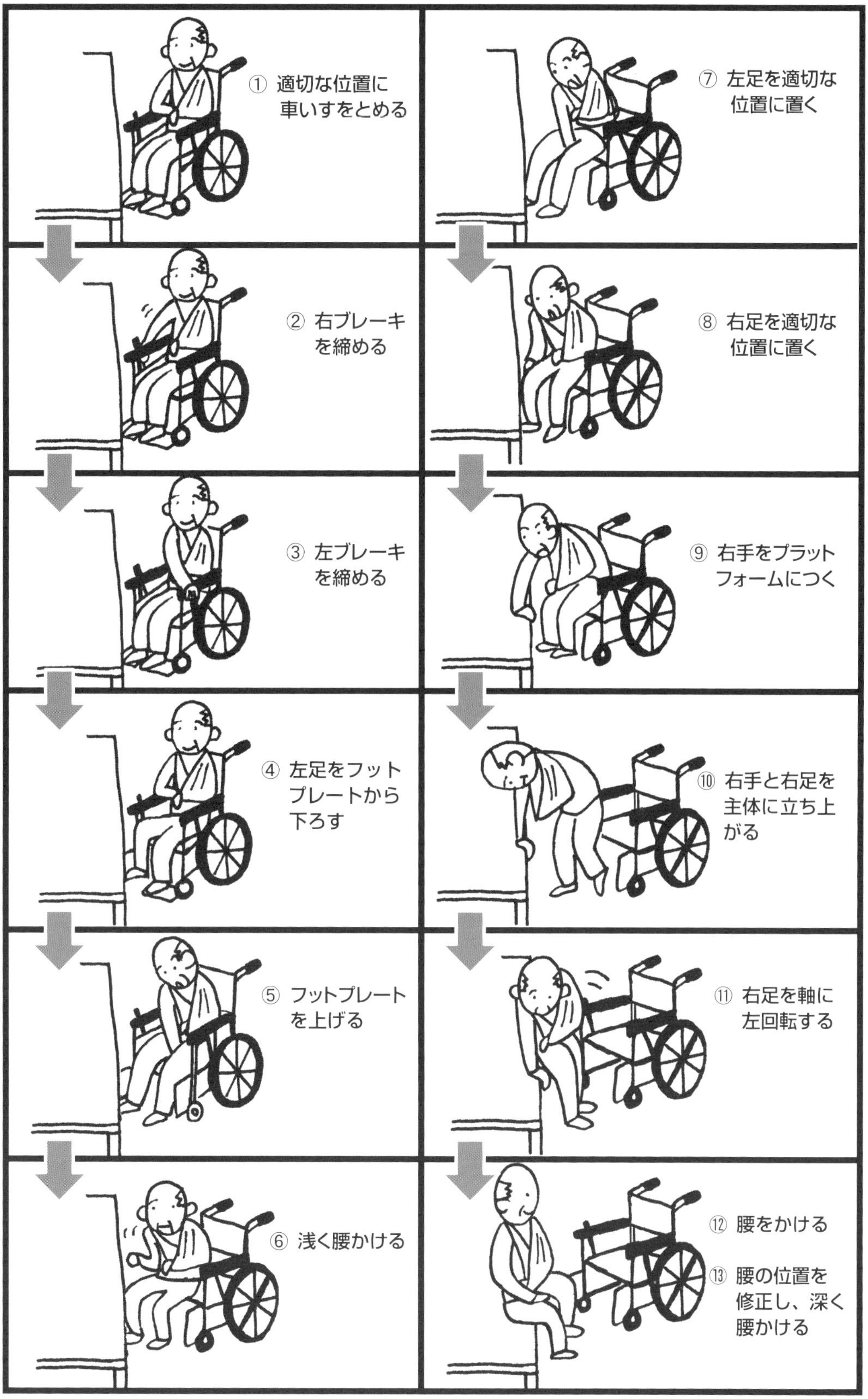

図 45　車いすからプラットフォームへの移乗動作の課題分析例

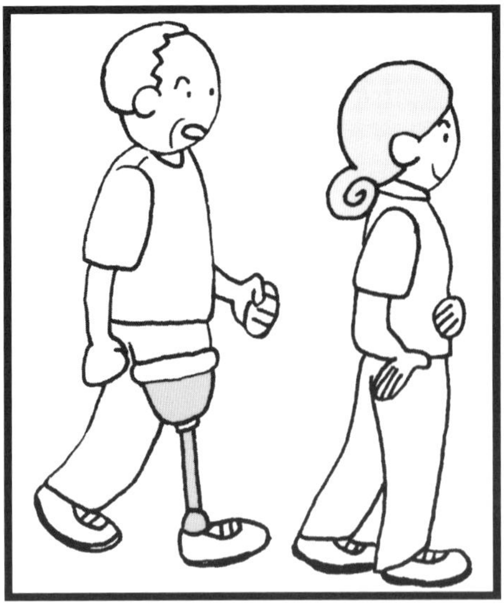

図 46　義足歩行練習におけるモデリング

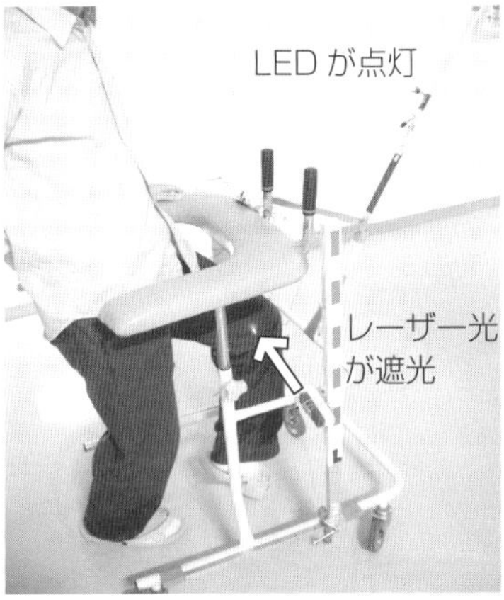

図 47　大腿部挙上によるレーザー光の遮光
＊十分な toe clearance が得られる高さまで大腿部が挙上すると緑色の LED が点灯する仕組みになっている.

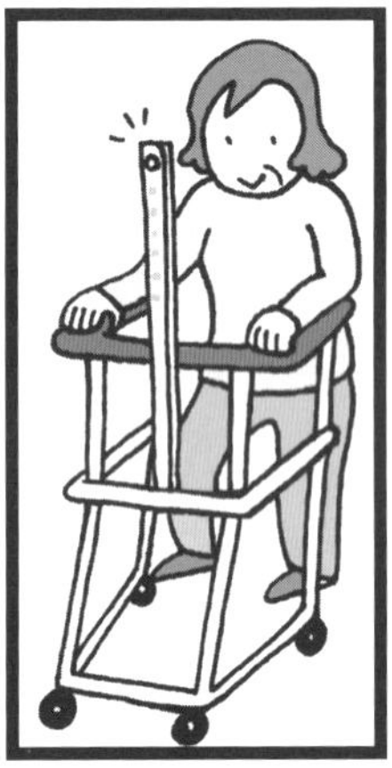

図 48　対象者の使用風景

身体的ガイドを行った後に，その運動を再現させる介入は身体的教示（physical instraction）と呼ぶ．身体的ガイドによって適切な動きが可能となれば，徐々にガイド力を弱めていく．そして，視覚的プロンプトや言語指示による運動へ移行させていく．

筋力低下や運動麻痺によって椅子から立ち上がれない対象者に対して，身体を持ち上げるようにして立ち上がり動作を介助するのは，身体的介助（physical assist）と呼ぶ．身体的ガイドとは異なる．

(e) プロンプト・フェイディング法

教示やモデリング，フィードバック，身体的ガイドなどの先行刺激によって動作を確実に成功させる．その流れが成立したところで，次にその手がかりとなる刺激を徐々に減らしてい

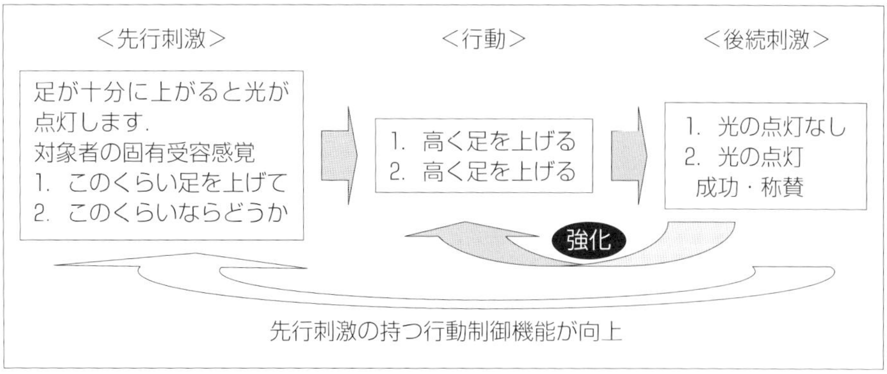

図 49　フィードバックを用いた歩行訓練の ABC 分析
＊上記の過程を繰り返すことで,「これくらい持ち上げると大丈夫」という固有受容感覚が学習され, それを手がかりとして足の振出（行動）が行われるようになる.

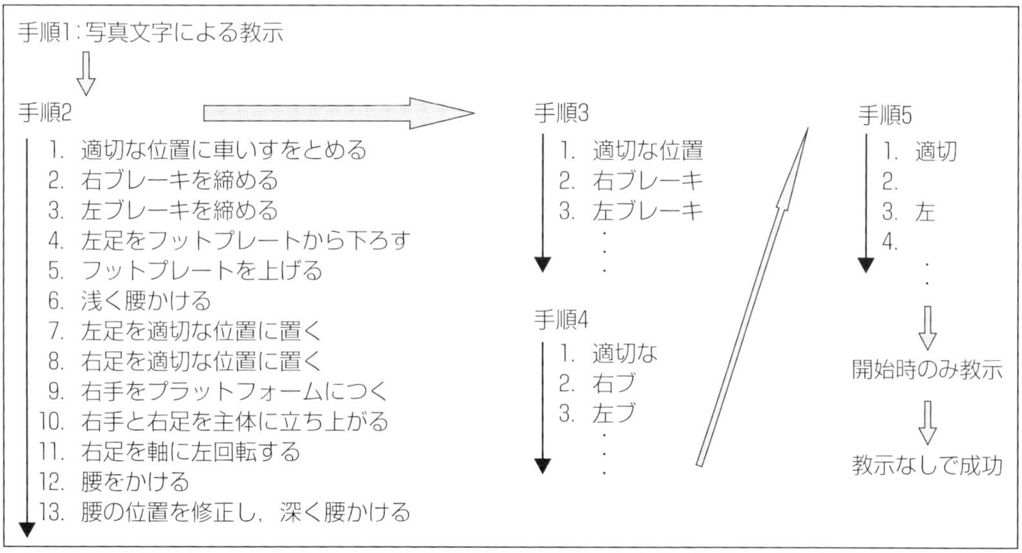

図 50　教示のフェイディング例

く. 例えば, 移乗動作であれば, 写真と文章によって提示していた教示を文章だけにし, 次に文章を単語だけにしていく（図 50）という具合に手がかりをなくしていく.

義足歩行であれば,「こちらに体重をのせてきて」と言いながら, 身体的ガイドによって骨盤を誘導する. スムースにできるようになればガイドは徐々になくしていき, 反対側から抵抗を加えることで骨盤を誘導する. 直接手を触れなくても適切な動作が行えるようになれば, 身体的ガイドをはずす.「ここまで骨盤を移動してください」と, 指し示すのは視覚的プロンプトである. 骨盤の移動が足りないときに「もう少し右に, そうそれでいいです」などと指示を出すのは言語的プロンプトである.

技術に問題があって動作ができないときに, それを学習させられるか否かは, このプロンプト・フェイディング法の適用の仕方にかかっている. プロンプトを弱くしていく際, 適切な反応が生起しなかったら, すぐに, やや強めのプロンプトを与え, 確実に動作の流れが遂行されるようにする．

これらの先行刺激は，複数組み合わせて用いることで，有効性を高められる．例えば，片麻痺者の移乗動作の例で，腰を浮かせる際に患側方向へバランスを崩すのであれば，鏡などで重心位置についての視覚的なフィードバックを与えながら，腰を浮かす動作を練習する．立ち上がる難易度が高くなりすぎないように，座面をある程度高くしておいたり，バランスを補助するために手すりを利用させる．そして，バランスを崩すことなく腰を浮かせられるようになれば，手すりや座面高，視覚的フィードバックなどのプロンプトをフェイディングしていく．

(f) 時間遅延法（time-delay）

自発的に動作が生じにくいときに利用される．動作開始からセラピストは頭の中で遅延時間を数え，その間は援助を与えないでおく．遅延時間になっても，ターゲットとなる動作が出現しなかった場合，援助のためのプロンプトを与え，行動の出現を促す．例えば，車いすを適切な位置にとめたにもかかわらず，5秒待ってもブレーキを締める動作が出現しなければ，小さな声で「ブレーキ」と教えたり，ブレーキを指し示したりするなどのヒントを与える．

時間遅延法は，対象者が動作を遂行する能力を有していなければ有効に働かない．まず当該の動作を，プロンプト・フェイディング法によって十分に形成しておく．

3）後続刺激の整備

「運動療法」の項で説明した強化刺激が，ADL 訓練でも同様に活用できる．

例えば，動作訓練を頑張っている対象者に称賛や注目などの社会的強化を付与したり，一定以上の練習量，成績に対して，トークン（活動性の強化や報酬の獲得をルールとして示す）を付与することで，練習行動を強化することが可能である．

しかし，最も重要な強化刺激は練習に伴う成功や上達，達成感などである．練習行動に対して称賛や注目などが与えられても，少しも動作が上手になっていなければ，誰もがうれしくな

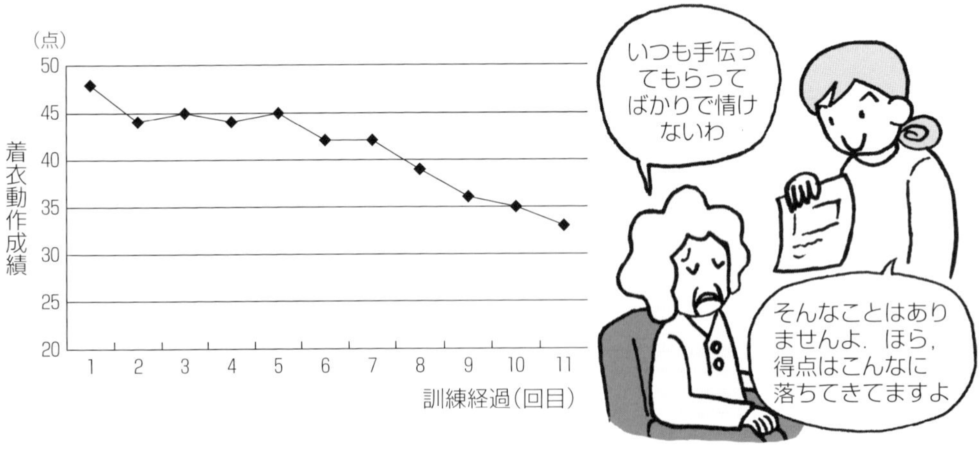

図 51　着衣動作訓練における成績の推移
この対象者は，上衣の着衣動作中，常に介助が必要な状態にある．
介助の手があることで上達が自覚しづらい状況である．しかし，得点化することでその回復過程が簡単に説明できる．

いであろう．通常，無誤学習を実践すればこれは達せられるが，対象者に明示できるように工夫する必要がある．

例えば，できなかった椅子からの立ち上がり動作ができるようになれば，誰もが成功を実感できる．しかし，更衣動作のように複雑な行動を習得させる場合，行動要素の1カ所が成功しても他の個所での失敗が避けられない．そのため，全体的に介助量が減っていても，対象者は上達に気づきにくくなってしまう．こういったときには，課題分析によって分けた行動要素のうちのいくつの要素が実施可能かを数えることで，段階的な評価ができる．**図51**は，前述したSuzukiら[26]の着衣動作技能評価表（表5「着衣動作評価用紙」，p97）によって得点化された点数の推移を示したものである．点数が徐々に減少していくのをみれば，いつもどこかで介助が必要な対象者であっても，上達していることが一目でわかる．また，動作時間を記録し，その推移をフィードバックすることも有効である．

これらの後続刺激は同時に「あともう少しで動作が自立できる」という見通しを示す先行刺激にもなる．

4．介入の効果

動作訓練に関する研究を紹介しよう．

1）練習中の失敗が学習や練習中の心的事象に与える影響[29, 30]

40名の学生を対象として，箸操作技能の違いが左手箸操作練習効果に及ぼす影響について検討がなされた．箸操作について10分間の指導を行った後，6分間の左手箸操作による数珠玉移動を実施させ（**図52**），その個数が評価された（1回目評価）．次に，箸操作技能を向上させる目的で考案された身体的ガイド（**図53**）を装着して2回目評価が実施された．最後に，身体的ガイドをフェイディングしながら10分間の左手による箸操作練習後，3回目評価が実施された．1回目評価の数珠玉個数が中央値以上であった者が技能良好群，中央値未満の者が技能不良群として分類された．

技能不良群では，2回目評価における数珠玉個数と1～3回目間の数珠玉個数増加量の間に$rs = 0.708$の有意な相関を認めた（**図54**）．一方，技能良好群では，身体的ガイドの有無によらず，反復練習によって箸操作技能は改善した．

以上のことは，ある程度動作が可能な場合には反復練習が有効に機能するものの，動作が困難な状態での反復練習，つまり失敗が多い動作練習では，動作学習が進まないことを示している．

同時にこの研究では，作業成績の変化が練習中の意欲に与える影響について，簡易KJ法を用いて検討がなされた．実験後，感想文を提出してもらい，心的事象に関する記載を抽出した．1～2回目，2～3回目の2時点ともに中央値以上に数珠玉個数が増加した群では，11名中8名が練習中に意欲の向上，楽しさなどのポジティブな心的活動を報告した．逆に，2時点ともに数珠玉個数の増加が中央値未満であった群では，8名全員が練習中に意欲の低下，いらい

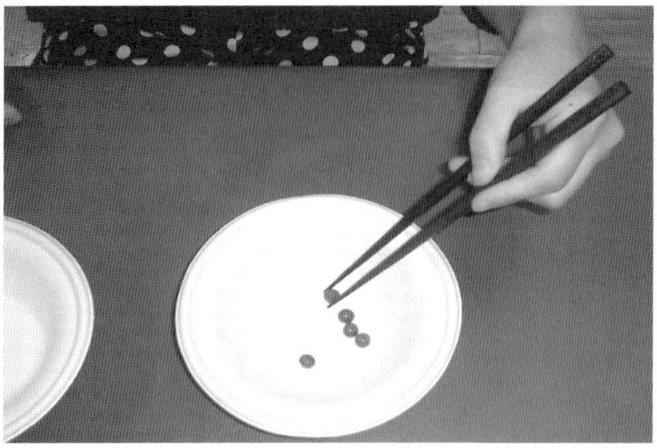

図 52　箸操作技能評価方法
左手箸操作による直径 9 mm の数珠玉移動．2 分× 3 回（6分）のうちに隣の皿に移動できた数珠玉個数を記録する．

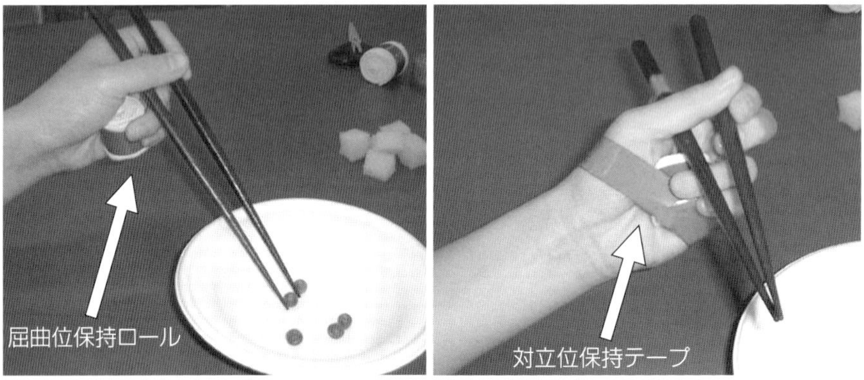

図 53　箸操作技能向上を目的とした身体的ガイド

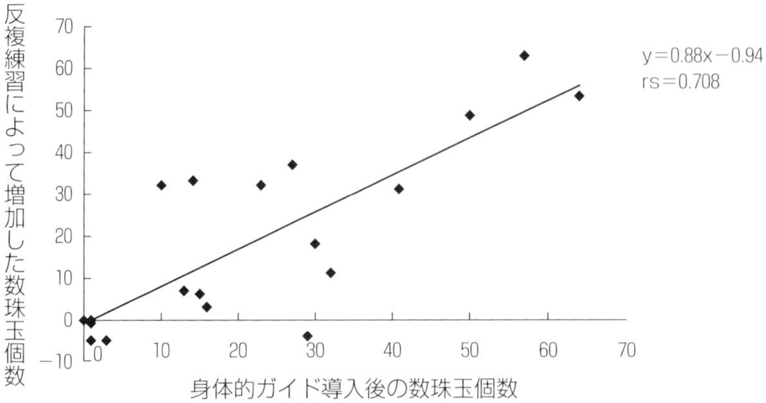

図 54　箸操作技能不良群における動作学習効果
身体的ガイドを利用しても箸操作技能が不良な対象者では反復練習による学習効果は得られない．

らなどのネガティブな心的活動を報告した．つまり，失敗や上達のない状況が動作訓練に対する意欲を低下させることが明らかとなった．

2）非利き手による箸操作[31)]

身体的ガイドとフェイディング法を用いて，成功体験が得られる左手箸操作の練習過程を創出し，その効果について試行錯誤型学習と比較検討がなされた．左手による箸使用経験のない健常者22名が無作為に介入A群・B群に振り分けられた．左手箸操作課題は，直径9 mmの数珠玉移動とし，計6分間のうちに隣の皿に移動できた数珠玉個数によって技能が評価された．研究に先立って箸操作の課題分析が行われ，困難な行動要素に対して，**図53**に示す身体的ガイドが考案された．

介入A群では検者が左手に箸を持って操作方法を示し，下の箸の固定方法と上の箸の操作について口頭指示を与えながら，数珠玉移動の反復練習が行われた．介入B群ではモデリングと口頭指示に加え，3つの身体的ガイドと，そのフェイディングから成る練習プログラムが実施された．介入A，B群ともに介入時間は30分とし，その前後で評価が実施された．

数珠玉個数は，介入B群においてのみ有意な増加を認めた（**図55**）．モデリングと口頭指示による反復練習を行った介入A群では，有意な増加は認められなかった．特に，介入前の左手箸操作技能が不良な対象者では，訓練による効果は全くなかった．

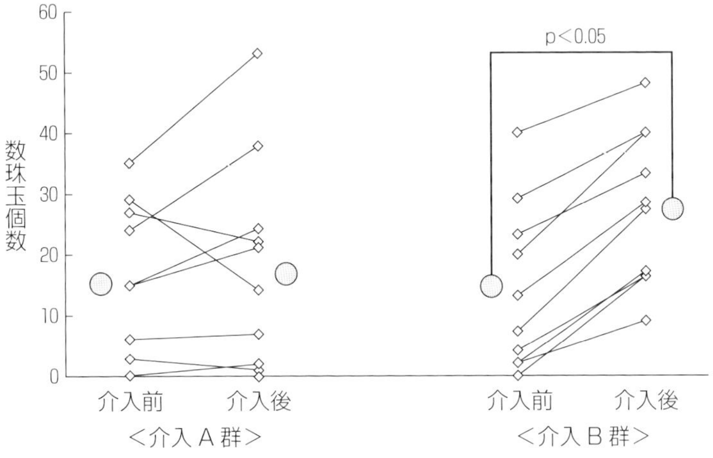

図55　介入前後における数珠玉個数の比較
身体的ガイドを実施した介入B群において，数珠玉個数は有意に増加した．介入A群では，介入前移動できた数珠玉個数が少なかった対象者では，数珠玉個数の増加を全く認めなかった．

3）模擬大腿義足装着下における歩行訓練[32]（図 56）

段階的難易度設定，シェイピング，行動連鎖化，プロンプト・フェイディング法からなる模擬大腿義足歩行の訓練プログラムが考案され，試行錯誤型の反復練習によって構成される歩行訓練と比較検討が行われた．模擬大腿義足装着直後，介入後の 2 時点で 10 m 歩行試験が 5 回実施され，歩行時間，歩行中の膝折れ回数，歩容が評価された．2 つの 10 分間の歩行訓練が準備され，20 名の健常成人が無作為に 2 群に振り分けられた．介入 A 群は，訓練開始時に義足歩行の要領について説明を受け，その後は対象者自身に自由に歩行訓練を行わせた．介入 B 群では，説明に加え，段階的難易度設定（平行棒把持条件から，手掌支持，指腹支持，杖へと移行），シェイピング（より適切な動きに対して大きな称賛を与える），行動連鎖化（立脚相と遊脚相を作り，次いでそれを連鎖化），プロンプト・フェイディング法を用いた訓練が実施された．

介入前歩行時間は，介入 A 群で平均 21.3 秒，介入 B 群で 22.2 秒であった．介入後，介入 A 群は 13.8 秒，介入 B 群は 10.5 秒に時間は短縮したが，改善度合いは介入 B 群において大きかった．介入前の総膝折れ回数は，10 名 5 回の歩行試験（計 50 回施行）の中で，介入 A 群は 81 回，介入 B 群は 79 回であった．介入後，介入 A 群の膝折れ回数は 25 回，介入 B 群は 9 回に有意に減少し，減少幅は介入 B 群において有意に大きかった．さらに，伸び上がりや外転歩行，側傾歩行などの異常歩行パターンについても，改善度合いは介入 B 群において大きかった．

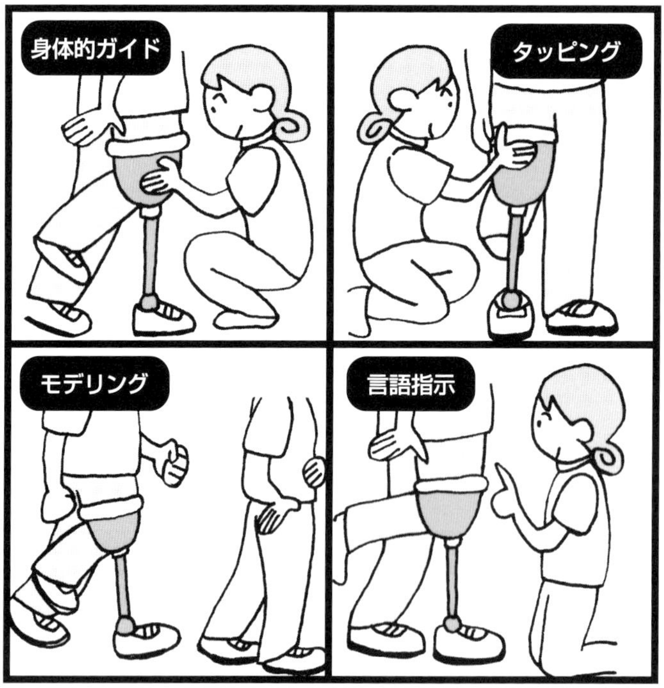

図 56　プロンプトとフェイディング
できない行動要素は，プロンプトを与えて成功させ，徐々にそれをフェイディングしていく．個々の行動要素が実施可能となれば，それらを連鎖化する．

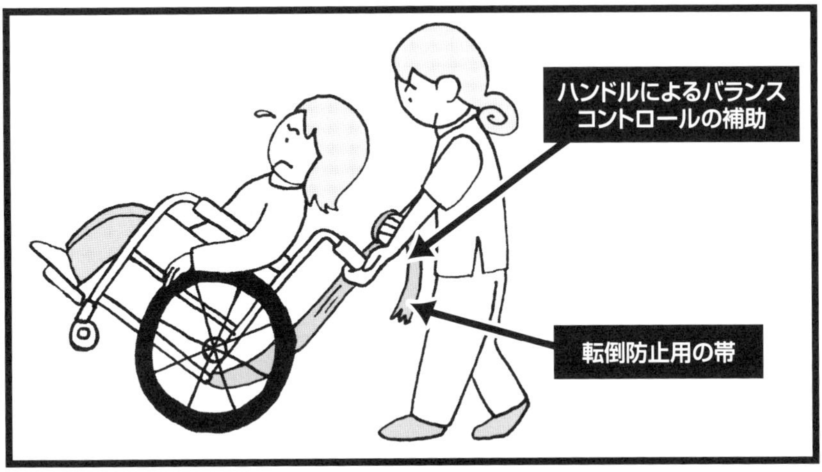

図 57　身体的ガイドによるキャスター上げ保持練習

この研究で用いられた介入方法は，義足対象者の歩行訓練に熟練したセラピストであれば，誰もが用いているものであった．

4）車いすのキャスター上げ練習[33)]

シェイピング，行動連鎖化，身体的ガイドとフェイディング法を用いた車いすキャスター上げの練習方法が考案され，その効果について検証がなされた．

車いすキャスター上げ経験のない健常者13名が無作為にA群（7名），B群（6名）に振り分けられた．ターゲット行動は，標準型車いすを用いたキャスター上げを30秒間保持することであった．練習方法は，シェイピング，身体的ガイドとフェイディング法を用いた車いすキャスター上げ練習（介入Ⅰ）とキャスター上げ要領を口頭指示しながら反復練習する方法（介入Ⅱ）の2つが設けられた．介入Ⅰでは，評価で使用される標準型車いすよりも車軸が前方に位置し，キャスター上げが容易な車いすから練習が開始された．まず，キャスターを上げることを目的とした練習が行われた．その後，上げた状態を保持するバランス練習が行われた．バランス練習に際しては，介助者がハンドルを操作し，バランスのずれを調節しながら重心の位置とその修正方法が口頭でフィードバックされた．ハンドルを用いた介助量は，バランスの向上とともにフェイディングしていった（図57）．そして，バランスが保てるようになった後，キャスター上げとバランス保持を連鎖化した練習が実施された．10秒以上のキャスター上げが可能となった時点で，目標とする車いすに変更し，同様のステップで練習が行われた．いずれの介入も，練習中には転倒防止用の帯が車いすに装着された．

本研究ではクロスオーバーデザインが採用され，A群は介入Ⅱが初日に実施され，日を変えて1週間以内に介入Ⅰが実施された．B群はその逆に実施された．

A群において，最初の介入Ⅱによってキャスター上げが30秒間可能となった対象者はなかった．一方，B群では最初の介入Ⅰによって，全例が30秒間のキャスター上げが可能となった．A群では，2回目の介入において全例が可能となった．A群・B群いずれも介入Ⅰによってキャスター上げが可能となったことから，口頭指示と試行錯誤型の反復練習に比べ，シェイピング，行動連鎖化，身体的ガイドとフェイディング法を用いた練習が，キャスター上げ動作を獲得させるうえで有効なものと結論づけられた．

以上の3つの群間比較研究は，いずれも試行錯誤型の反復練習に比べ，プロンプト・フェイディングやシェイピング，行動連鎖化の技法を取り入れた失敗の少ない練習方法が，動作学習を促進するうえで有用なことを示している．

5．まとめ

動作訓練を定着させ，効率よく動作を習得させるにはどうすればよいのか，まとめておこう．

まず，見通しを示す先行刺激を提示する．動作能力を客観的に評価することで，現在の動作能力と目標とする動作を比較提示する．課題分析によって行動要素に分割することで評価が可能となる．

動作訓練で大切なのは，無誤学習を徹底させることである．動作訓練過程における成功，上達に勝る強化刺激はない．失敗が避けられない状況では，上達をうまく対象者に伝える工夫が必要になる．介助量に応じて得点化したチャートを用いたり，動作遂行時間を測定したりして，改善度を具体的に示す．運動療法同様，社会的強化や活動性の強化，社会的評価などの強化刺激も利用する．

無誤学習を実現する訓練技法としては，行動連鎖化，シェイピング，プロンプト・フェイディング法などがある．プロンプト・フェイディング法で用いられるプロンプトには，教示，モデリング，身体的ガイド，視覚的・言語的プロンプトなどがあり，これらをうまく組み合わせて無誤学習過程を創出する．

（山﨑裕司）

コラム

非利き手箸操作による動作練習体験

右利きの人であれば，左手にすべりやすい塗り箸を正しく持って（図A），小さな，すべりやすい球体を箸先でつまんでみてください．いろいろな貴重な体験ができます．

まず，箸先を合わせようと思ってもなかなか合いません．頑張っていると箸がどんどん指先からずれていきます．やり方はわかっているのにそのように操作ができないという，技術の問題が体験できます．そして，過剰な筋緊張が箸操作側だけでなく，反対側にも現れます．何度，挑戦しても箸先が合わない，物体がつかめない状態が続くと，いらいらしたり，練習が嫌になったり，意欲の低下が感じられます．

次に，理想的な箸操作練習を行ってみましょう．箸操作で難しいのは，下の箸の固定における第Ⅳ・Ⅴ指の屈曲位保持と対立位保持です．上の箸を操作しようとすると，第Ⅳ・Ⅴ指が自動的に動いてしまいます．第Ⅱ指のMP関節近位部と第Ⅳ指のDIP関節背面付近に母指で箸を圧迫し3点固定しているのですが，力が入りすぎると第Ⅳ指の背側を近位部に向かって箸がすべってしまいます．

これに対して，図Bに示す身体的ガイドを装着します．身体的ガイドは良い方法が見つかるたびに改変されていて，これはversion 5です（図C）．硬性ゴムプレートは，適切な第Ⅳ・Ⅴ指の屈曲角度を保持させてくれます．さらにプレートを母指側へ倒すようにすることで，対立位がとれます．第Ⅳ指のすべり止めシートは，背側でのずれを防止してくれます．これで下の箸の固定は容易になります．

最初は，下の箸固定と上の箸操作の練習を分けて行います．上の箸操作，つまり箸先の開閉ができるようになれば，身体的ガイドをつけて下の箸を持ちます．これは課題分析と行動連鎖化の技法です．

最初は，すべらない割り箸を使用し，小さなスポンジ角や消しゴム角で練習するとよいでしょう．成功しそうな課題を選んでください．これは段階的な難易度設定です．準備ができたら，反復練習をしていきます．箸先合わせを何度か行った後に，つまんでみてください．箸先が合いやすくなっているはずです．もし，簡単につまめるようであれば，できる課題を何度も繰り返してください．1分間に20個程度を目標としてください．それができれば，物体を球形に変え，そして箸を塗り箸に変えていきましょう（徐々に課題の難易度を上げていく）．次に，身体的ガイドをはずしていきます．はずすタイミングが早いと，できていた箸先合わせができなくなることがあります．ここでプロンプト・フェイディング法の極意，無誤学習の極意が体験できます．

……………………………………………

筆者は，この箸操作練習を授業の中に取り入れています．動作訓練の実際を学んでもらうこと，動作訓練中の失敗が意欲の低下につながること，動作訓練中の成功や上達が動作訓練を楽しいものに変え，意欲を向上させることを体験してもらうためです[30]．

1）下の箸の固定方法：母指と第Ⅱ指，第Ⅳ指による3点固定．母指と第Ⅴ指の対立運動．適度な第Ⅳ・Ⅴ指の屈曲位保持．
2）上の箸の固定方法：母指，第Ⅱ・Ⅲ指による把持．第Ⅱ指による箸先の押し下げ．第Ⅲ指による箸先のはね上げ．

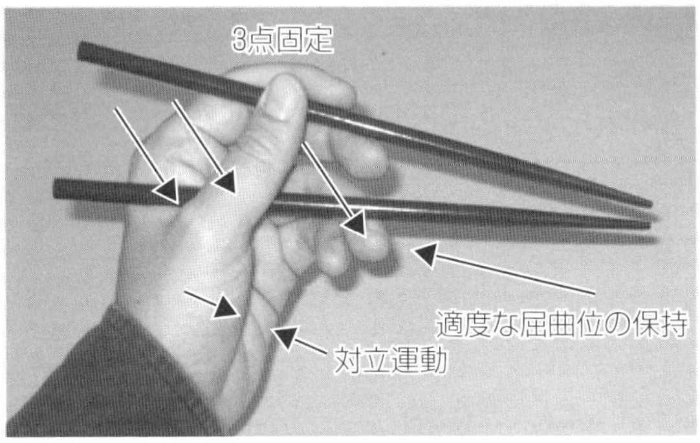

A：正しい箸操作と課題分析

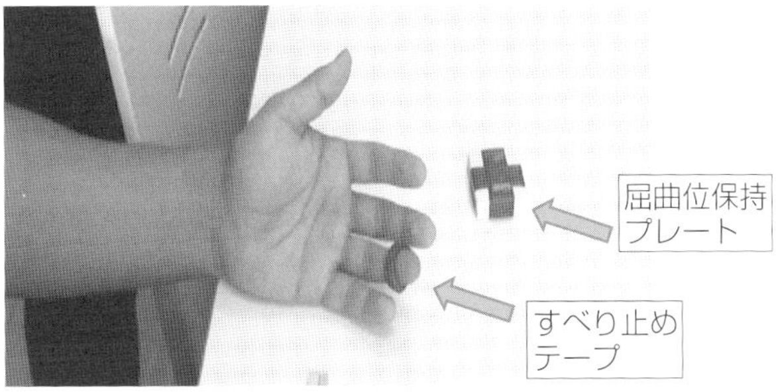

B：身体的ガイド

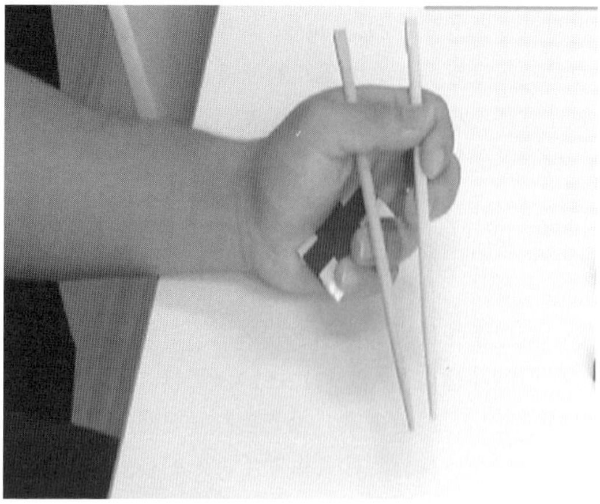

C：身体的ガイド
滑り止めテープ：第 4 指 DIP 関節上に巻き，テープで固定.
屈曲位保持プレートを生命線の上に置き，第 4・5 指を強く対立.

コラム

応用行動分析における技法とセラピストの技術

ここで述べてきたことは，経験豊富なセラピストであれば，当たり前の原則であり，すでに利用している技術であろう．それを系統的に，専門用語を使って説明したにすぎない．熟練したセラピストは，疾患や障害別にさらに多くの引き出しをお持ちのことと思う．課題分析や行動連鎖化，失敗させないための段階的な目標設定が上手であり，利用できるプロンプトの種類を多く持っているのが動作訓練の達人であろう．

筆者は，達人の方々が築いてきた知識・技術を，理解しやすい形で記述し，その効果について検証し，有効な動作訓練を残していくことが重要と考えている．「過剰な筋緊張を生じさせる動作は避ける」という表現は，「難易度の高すぎる課題は避ける」「徐々に難易度を上げていく」と言い換えられるのではないだろうか．「タイミングよくクイックストレッチを加える」という表現は，身体的ガイドの詳細な方法について解説されているのではないだろうか．

段階的難易度設定，プロンプト・フェイディング，シェイピング，行動連鎖化の技法のいずれが有効に機能するかは，病態や障害の種類，重症度によって異なるはずである．これまで蓄積された知識だけでは有効な技法が見い出せない可能性も高い．したがって，これからも対象者を通じて得た有効な技法を，多くのセラピストが理解可能な形で記述し，蓄積していかなければならない．

第 Ⅳ 章

事例集

事例を通じて具体的な行動分析の方法と介入を紹介していこう．

本章は，大きく二つに分かれる．一つは，行動レパートリーはあるが適切な行動が定着しない場合の介入例であり，主に運動療法に対するコンプライアンスが問題である．もう一つは行動レパートリーがない場合の介入例で，ADL 訓練によって新たな行動レパートリーを学習させなければならない．

ここにはうまくいかない症例に対する介入が説明されているが，第Ⅲ章で学んだ介入を心がければ，行動の問題は未然に防ぐことができる．

行動レパートリーがある場合 ―セルフケア場面への介入―

ここでのターゲット行動は，筋力トレーニングへの参加，筋力トレーニングにおける負荷強度の増加，歩行量の増加，座位時間の増加などである．それぞれの症例は，歩く，筋力トレーニングを行う，座るなどの行動はすでにできている．つまり行動レパートリーがある．

症例1：長期にわたる歩行量と痛みの自己管理により屋外歩行まで可能となった事例[1)]

【症例紹介】

52 歳，女性．診断名は両側変形性股関節症．夫と共に自営業を営み，家事全般を行っていた．初発痛は 13 歳．49 歳 T 字杖歩行開始．51 歳時に疼痛が増強して歩行困難となる．4 カ月間入院するも疼痛は持続し，屋内外とも移動は車いすであった．退院直後に当院を受診し，外来での理学療法が開始となった．

当院での開始時の状況を**表 1** に示した．X-P 所見では右股関節裂隙は約 1～2 mm，左側は骨硬化を認め，左右共に頸部短縮が著明であった．疼痛は左側が特に強く，睡眠障害を認めた．両松葉杖を用いて短距離の歩行は可能であったが，広いスペースでは車いすを利用していた．

理学療法は股関節周囲筋のストレッチと徒手療法を週 1 回の頻度で実施した．外来リハビリテーション開始後 3 カ月間（ベースライン期間）における 1 日の歩行量の中央値は 2,721 歩であったが，多い日には 4,000 歩以上歩いていた．歩行時痛も 4～8 と大きく変動していた．分析すると歩数の少ないときには痛みは弱く，歩数が増加した日やその翌日に痛みが強くなる傾向を認めた（**図 1**）．

これらの記録は症例自身が万歩計で測定し，NRS（numerical rating scale）による歩行時の痛みとともに記録用紙に自己記入してもらった．

表1　当院での理学療法開始時の評価結果の概要

項目		測定値
身長（cm）		150
体重（kg）		50
BMI		22.2
JOA スコア（点）		17／18
病期分類		末期
股関節 ROM-T（°）	屈曲	50P／55P
	外転	15／10
等尺性膝伸展筋力体重比（kgf／kg）		0.15
NRS		8／10

JOA スコア：日本整形外科学会股関節機能判定基準
ROM-T：関節可動域検査
NRS：numerical rating scale
P：pain　／：右／左

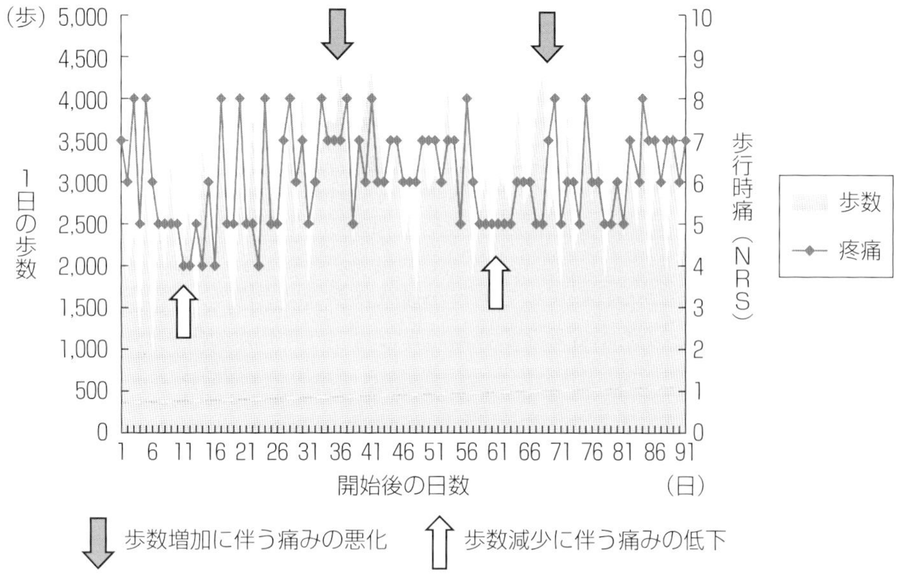

図1　介入前（ベースライン期）における1日の歩数と歩行時痛

【行動分析】

「過剰な歩行行動」が継続されていた原因について ABC 分析を行った（**図2**）．まず，先行刺激としてセラピストは，歩行量を制限する必要性と適切な1日の歩数の説明を行っていなかった．対象者は，仕事や家事の遂行に対して強い責任感を有していた．後続刺激としては，たくさん歩くことによって，仕事や家事の遂行による成果が示されていた．嫌悪刺激である強い痛みは遅延して発生していた（**図1**）．逆にいうと，歩行量が少なかったときの疼痛軽減という嫌悪刺激の除去も遅延して発生していた．

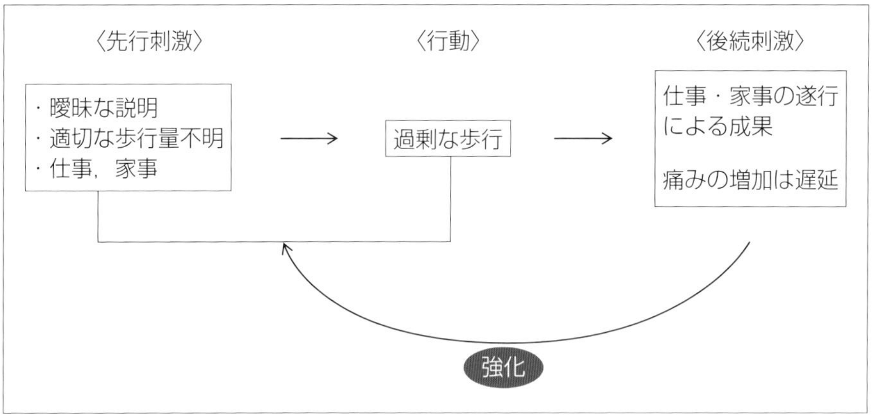

図２　ベースライン期間の ABC 分析

【介入】

1．ターゲット行動の明確化

1日の歩行量を設定し「歩行量の順守」を目標とした．通院開始後3カ月間における傾向より，2,500歩程度に歩行量が抑えられたときに痛みが軽減されていたことから2,000～2,500歩を当初の目標とした．

2．先行刺激の整備

歩行量を制限する必要性とそれによって痛みが軽減できる可能性についてグラフ（図1）を提示して説明した．目標とする歩行量と歩行補助具は約3カ月の介入セッション終了ごとに再検討していくこととした．

3．後続刺激の整備

強化刺激が得られるように，歩行量の順守や痛みの軽減に対して，担当セラピストをはじめスタッフが称賛した．介入セッションごとに，痛みが軽減した場合には歩行補助具の再検討を行い，可能であればより軽い歩行補助具に切り替えた．

【結果】

歩行量やそのばらつきは，ベースライン期より介入1期で明らかに減少した．その後は介入5期まで目標の歩行量を順守し，歩行量のバラつきは徐々に小さくなった．歩行時痛はベースライン期より介入1期で増加したが，介入2期に減少し，それ以降，増悪することはなかった．痛みのばらつきも介入3期以降，著しく小さくなった（図3）．

歩行時の歩行補助具は，ベースライン期では両松葉杖で車いすを併用していた．介入2期からはT字杖を使用しながらの伝い歩きが可能となった．介入4期からは屋内外ともT字杖2本での歩行が可能となり，介入5期から屋内外ともT字杖1本での歩行が可能となった（図4）．

介入6，7期では，目標の歩行量を2,500～3,000歩に増量したが，痛みには変化を認めなかった．この頃のエピソードとして，来院時の表情が明るくなり，習い事や旅行にも出かけるようになっていた．

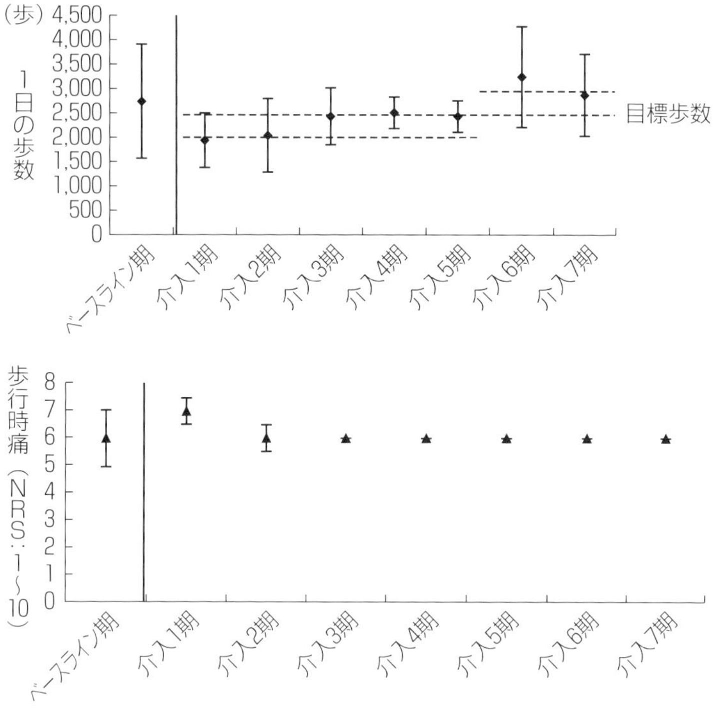

図３　歩行量（上）と歩行時痛（下）の経過

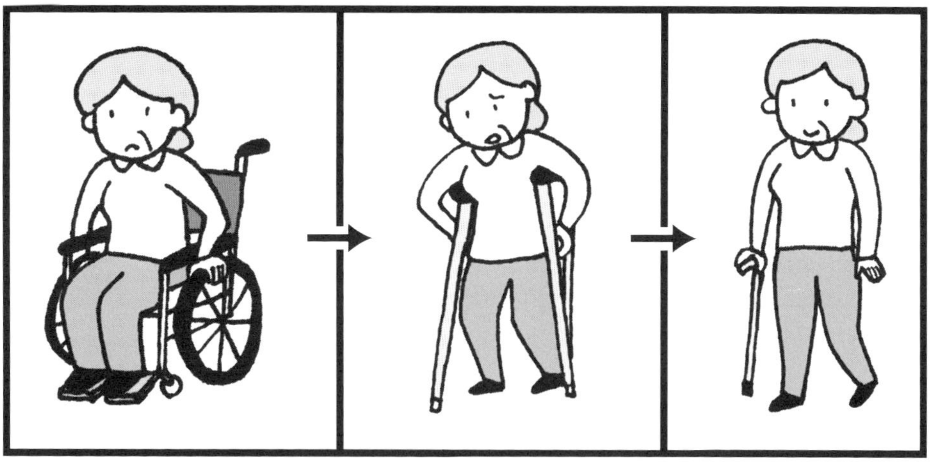

外来通院前（病院退院時）
屋内外とも車いす自走．

ベースライン期
屋内・屋外短距離は両松葉杖歩行，屋外長距離は車いす自走．

介入５期から，
屋内外とも杖歩行．

図４　移動能力の経過

【解説】

重症の変形性股関節症者に，歩行量を順守させることで劇的な歩行機能の改善をもたらした介入である．

目標歩行量が順守された背景についてABC分析を行った．先行刺激として，ベースライン期の結果から，歩行量と痛みの関連について説明し，歩行量の制限によって痛みのコントロールができる可能性を提示した．また，痛みの軽減は歩行補助具の軽減につながる可能性を示した．これらは見通しを持たせる先行刺激として機能したものと思われる．懸念されたのは，仕事・家事の十分な遂行ができないことが，行動を弱化させるのではないかということであった．しかし，強い疼痛があるときに仕事がほとんど行えない日があったことに比較して，疼痛のコントロールができる結果，安定した仕事が可能となったことで，この点についても問題はなかった．さらに遅延して，歩行量や疼痛の改善，歩行補助具の軽減などの効果がフィードバックされたことによって，歩行量を順守する行動が強化されたものと考えられる（図5）．グラフ上，疼痛は改善していないようにみえるが，以前と同様の両松葉杖歩行での評価ではないことに注意してほしい．

歩行量のコントロールがこれほどの効果をもたらすとは想像できなかった．このような介入が多数例で実施され，その効果が確認されれば運動療法と並んで歩行量のコントロールが保存療法のカギを握るようになるかもしれない．

（加藤宗規・榊原僚子）

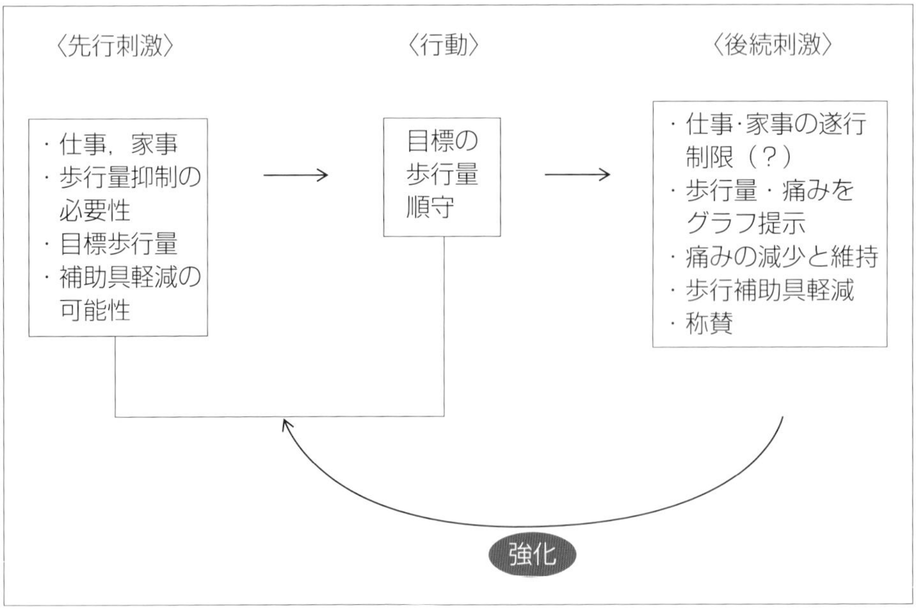

図5　介入後におけるABC分析

行動レパートリーがある場合—運動療法場面への介入—

症例2：下肢筋力トレーニングの導入が困難であった虚弱高齢者に対する介入[2]

【症例紹介】

82 歳女性，診断名は多発性脳梗塞，両膝変形性関節症，腰部脊柱管狭窄症．明らかな運動麻痺はなく，下肢筋力は MMT で 3～4 であった．歩行器歩行は可能であったが，依存的で活動性は低かった．主訴は膝および腰部の疼痛，動作時の疲労感であった．除痛目的でのマッサージや物理療法を中心とした理学療法が実施されていた．

理学療法では，移動動作能力の改善，疲労感の軽減，活動性の向上を目的として下肢筋力トレーニングを追加した．筋力トレーニング開始後より徐々に全身の疲労感や腰部痛・筋肉痛の訴えが増加し，理学療法参加率は低下した．筋力トレーニングを中断し，疼痛に対するマッサージのみを継続した結果，2 週間後には理学療法への参加行動は回復した（図 1）．しかし，移動動作能力の低下や疼痛，易疲労性の主要な原因は筋力低下であると考えられたことから，再度筋力トレーニングを導入することとなった．

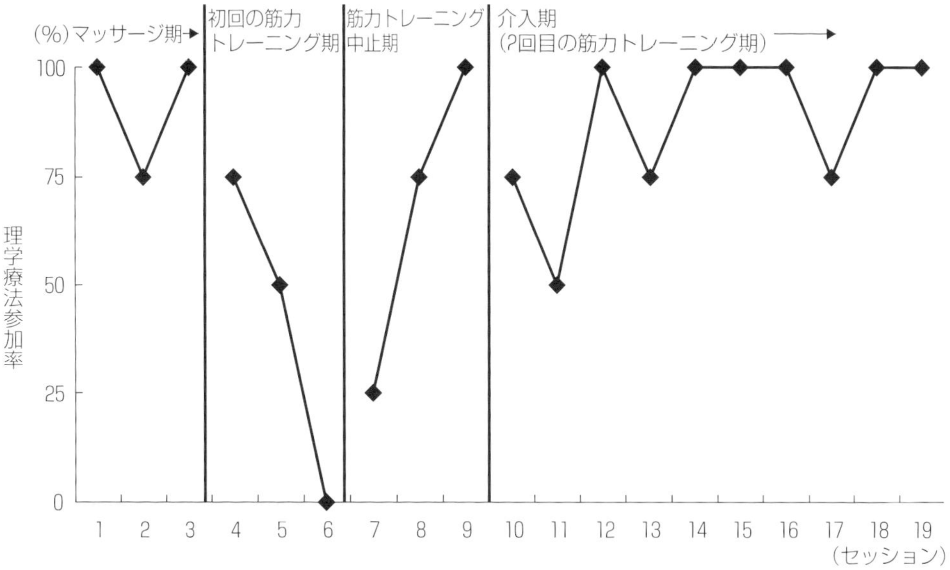

図 1　理学療法参加率

【行動分析】

筋力トレーニングの導入をきっかけとして，理学療法参加率が減少し，逆にトレーニングの中止によって参加率は回復した．したがって，筋力トレーニングの導入が参加行動を弱化したものと考えられた．

初回の筋力トレーニングをABC分析した場合（**図2**），即時的に疲労感を生じ，遅延して筋肉痛などが生じていた．強化刺激として期待される筋力増強効果は得られていなかった．さらに，筋力トレーニングは自主訓練で導入され，セラピストの注目はマッサージに比べて格段に少なかった．筋力トレーニング中の嫌悪刺激の多さと強化刺激の少なさが，参加行動を弱化したものと考えた．

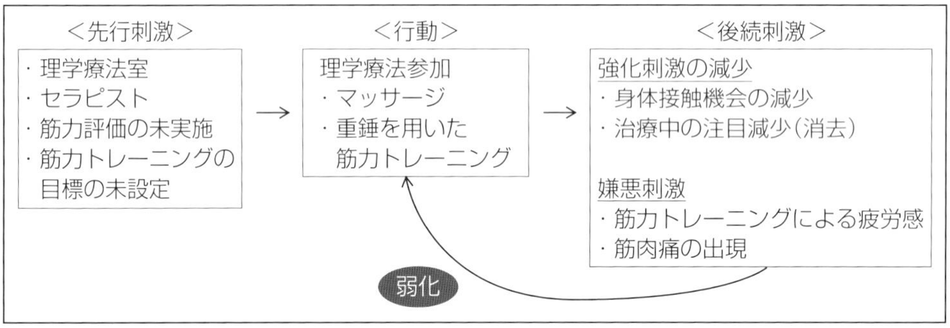

図2　初回の筋力トレーニングのABC分析

【介入】（図3）

1．ターゲット行動の明確化

ターゲット行動は「筋力トレーニングの実施」である．具体的には**図4**に示す筋力トレーニングを，0.5 kgの重錘を使用して，左右10回，1セット実施することを目標とした．

2．先行刺激の整備

1）「事実」の教示

現在の筋力をバネばかりによって客観的に評価し，歩行のために必要な筋力に対してどの程度筋力が不足しているかを示した．介入時点で下腿下垂位での等尺性膝伸展筋力は右脚0.6 kgf，左脚0.9 kgfであり，体重は35 kgであった．なお，短距離の歩行には少なくとも体重比で0.10 kgf/kgの筋力が必要なことを説明した．

2）「ルール」の教示

筋力トレーニングの効果について説明した．具体的には，理学療法開始から3週間程度で効果は出現し，8週間で100%以上の筋力増強効果が得られること，筋力増強によって関節痛が

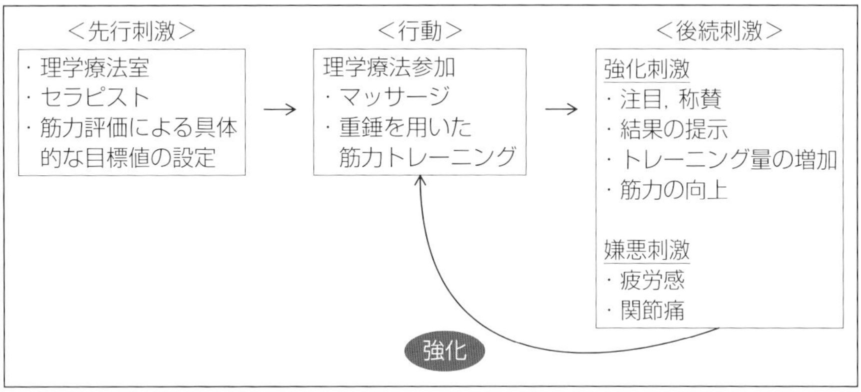

図３　介入後の ABC 分析

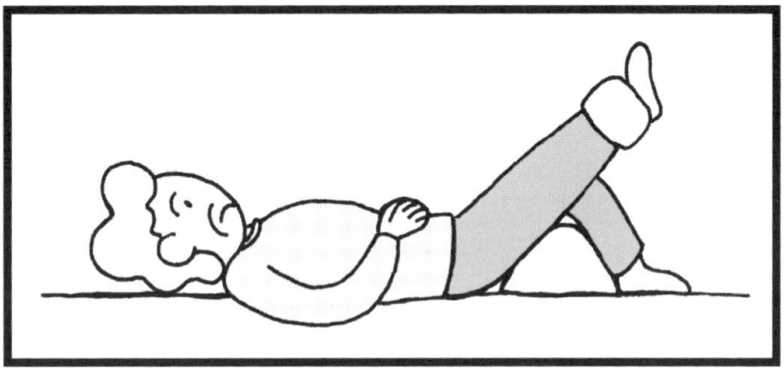

図４　実施した筋力トレーニング

軽減すること，移動が楽になることを説明した．

訓練前に筋力トレーニングの回数，重錘の負荷量を具体的に提示し，対象者の承諾を得てからトレーニングを開始した．筋力トレーニングが定着した後は，セット数を３セットまで増加した後に，0.5 kg ずつ重錘を重くしていった．またトレーニングの途中でも，対象者が中止を求めた場合は応じることを約束した．

３．後続刺激の整備

１）社会的強化

筋力トレーニング中にはセラピストが注目し，声かけを行い，規定の回数が消化された場合にはすぐに称賛した．

２）社会的評価

訓練後に筋力を評価し，筋力の変化を棒グラフにして毎回フィードバックした．また，筋力トレーニングで実際に実施できた回数や負荷量の変化を同様にグラフ化して提示した．そして，筋力の増強が認められた場合，セラピストが称賛した．

【結果】

1．参加頻度の変化（図 1）

初回の筋力トレーニング導入前は，ほぼ100％の参加率を保っていた．導入後，参加率は徐々に減少し，0％にまで落ち込んだ．2回目の筋力トレーニング期では，一時的に参加率は50％に落ち込んだが，徐々に向上し，最終的には100％を保つようになった．

2．重錘負荷量の推移

重錘を用いた訓練回数は，4週目には3セットに到達し，負荷量の増加が可能であった．重錘は0.5 kgから1.5 kgまで増加した．

3．下肢筋力の変化（図 5）

下腿下垂位での等尺性膝伸展筋力は，介入前には低下傾向であった．介入後，左右脚ともに筋力値の増加を認めた．

4．その他のエピソード

看護師・家族からの情報として，介入後，病棟での自主的な歩行訓練の増加や，日中の臥床時間の減少が報告された．

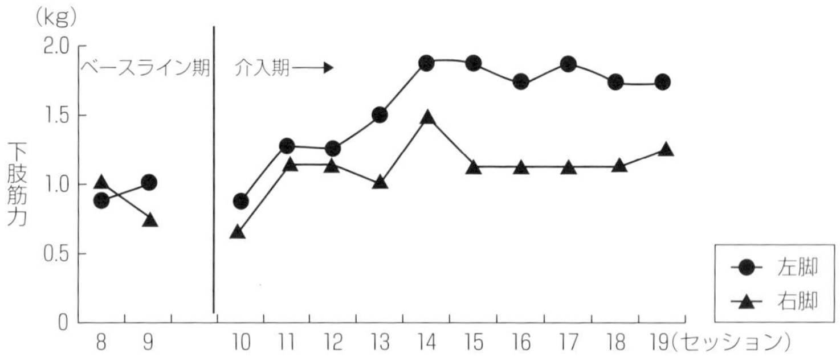

図5　下肢筋力の変化

【解説】

本症例では，マッサージに比べて，筋力トレーニングの定着が困難なことが明確に示された．2回の筋力トレーニング期における参加率の相違から，運動療法へのコンプライアンスが不良な対象者に対する介入の有効性は明白である．

（山本哲生）

症例3：間食行動に対する介入[3)]

【症例紹介】

<入院対象者Ａ氏>

80歳代，女性．診断名は糖尿病，慢性腎不全．身長：145 cm，体重：57 kg，BMI：27.9 kg/m^2．高カロリーの炭酸飲料やしょっぱいものが好物で，目標摂取カロリー 1,200 kcal に対し，1,600 kcal を摂取していた．院内に売店が設置された後は間食行動が増加し，5 kg の体重増加が認められた．リハビリスタッフや看護師，栄養士の指導や家族の注意に対して，「もう歳だから」と耳を貸さない状態であった．

<外来対象者Ｂ氏>

70歳代，男性．診断名は関節リウマチ．身長:170 cm，体重:77 kg，BMI:26.6 kg/m^2．コーヒーに砂糖を多量に入れて飲み，高カロリーの菓子が好物であった．目標摂取カロリー 1,800 kcal に対し，2,200 kcal を摂取していた．現在の状態では健康に悪いことを自覚しており，減量に対して前向きで何度も減量を試みているのだが失敗を繰り返していた．

間食行動の軽減を目的に行動分析学的介入を行うことにした．

【行動分析】

「間食をする」という行動は，好物を食べて「美味しい」「空腹が満たされる」「ストレス解消」などによって強化され，結果として「減量できない」，もしくは「肥満になる」という図式が起こっていたと考えられた．また，間食をしても体調の悪化などの嫌悪刺激は出現していなかった（図1）．

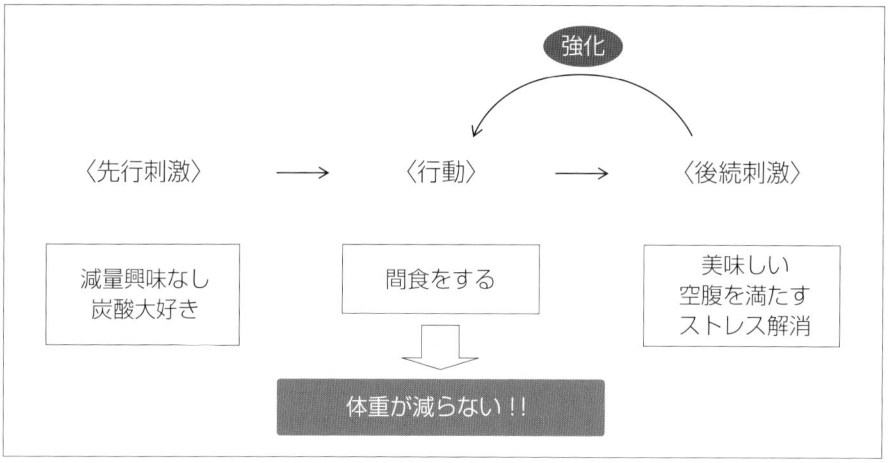

図1　介入前のABC分析

【介入】

1．ターゲット行動の明確化

ターゲット行動は「間食を減らす」こととした.

2．介入手順

介入前に1週間のベースライン期を設けた. 1日の中で間食行動の多かった時間帯を4つに分けた間食チェックシートを作成し, 間食の頻度を記録した（**図2**）. 介入にあたって, 医師,

様　　間食チェックシート

	1日目	2日目	3日目	4日目	5日目	6日目	7日目
起床～12:00							
12:00～15:00							
炭酸飲料							
15:00～18:00							
18:00～就寝							
合格シール							

☆頑張って間食しないようにしましょうね！！☆

わからないことがあれば, **リハビリ　石井**　までお尋ねください

図2　間食チェックシート

看護師，その他職種やご家族に対し，報酬として本人の嗜好品を利用することについて，その目的と内容を説明し同意を得た．その後，介入を開始した．

介入前に間食行動の頻度と体重の測定を行った．2 週間の介入では，後述する先行刺激を整備し，間食なく過ごす行動に強化刺激を随伴させた．

3．先行刺激の整備

1）間食チェックシート

間食チェックシートは症例が目で確認できる場所に貼り，現状の把握が症例に理解しやすいように配慮した．

2）ルールの設定

起床～15：00 まで間食がなかった場合，ノンカロリーの炭酸飲料，15：00～就寝まで間食がなかった場合，翌日に低カロリーの菓子（1 袋 100 kcaℓ）を 1 種類渡すことを約束した．

3）セラピストによる指導

今までと同様に，間食をせずカロリーをコントロールすることが体にどのような影響を及ぼすか，わかりやすいように症例への説明を行った．

4．後続刺激の整備

1）強化刺激の整備

① 社会的強化と社会的評価：間食がなかった時間帯に合わせて間食チェックシートに黄色シールを貼付し，間食があった時間帯は空白とした．さらに終日間食がなかった場合は好みの合格シールを貼付した（**図 3**）．シールを貼付するときや嗜好品を渡すときは「よく頑張りましたね」「この調子で頑張ってくださいね」と注目・称賛を与えた．

② 報酬：間食がなかった場合，ルールとして約束したノンカロリーの炭酸飲料，低カロリーの菓子（1 袋 100 kcaℓ）を渡した．

様　　間食チェックシート

	1日目	2日目	3日目	4日目	5日目	6日目	7日目
起床～12:00							
12:00～15:00							
炭酸飲料	●	●	●	●	●	●	●
15:00～18:00							
18:00～就寝							
合格シール							

☆頑張って間食しないようにしましょうね！！☆

わからないことがあれば，リハビリ　石井　までお尋ねください

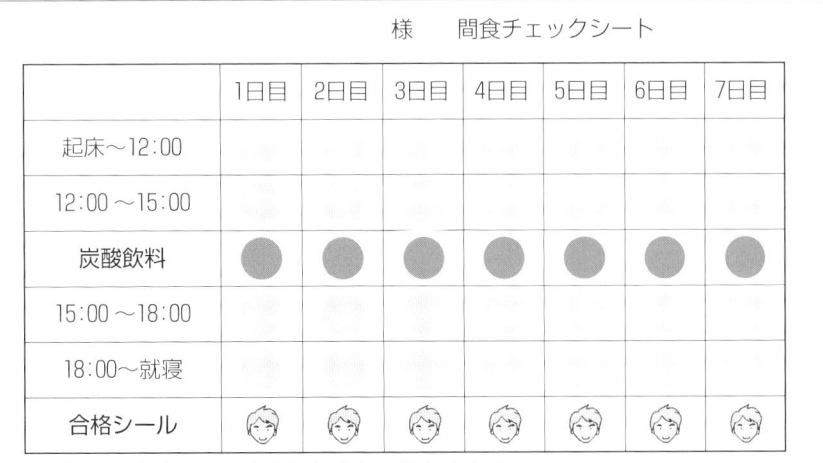

図３　A 氏の間食チェックシートの結果

【結果】（図４）

両症例とも，ベースライン期では，ほとんどすべての時間帯で間食行動が認められた．介入開始後，A氏の間食行動は１日目から全くなくなった．B氏に関しても，介入期間中は徐々に間食行動は少なくなり，介入９日目からは間食を認めなかった．どちらの症例も２週間の介入で約２kgの体重減少を認めた．

介入期間中には，「まわりが褒めてくれるのがうれしい」「ご褒美があるから頑張れたよ」「シールが増えるのを見るのが楽しい」といったような発言があった．

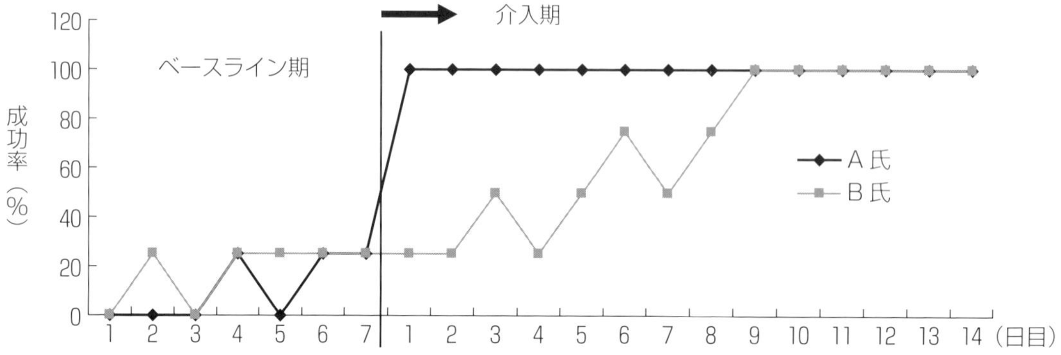

図４　間食の中止に成功した時間帯の推移
４つの時間帯すべてにおいて間食をしなかった場合，成功率は100%になる．

【解説】

「自分の体のためなのだから間食をやめるのは当然だ」などと考えてしまうと，絶対にうまくいかない症例である．本人の心に原因を求めず，行動を変化させようとしたことが成功の秘訣である．好きな炭酸飲料や甘い物を強化刺激に用いる独創的な発想である．

報酬に比較的体に良い嗜好品を選択したことで，これをフェイディングする必要性が低くなったことにも注目すべきである．同様の症例の行動変容を図る際の強化刺激としてこれからも期待できる．今後は，退院後の間食行動を制御する新たな行動随伴性を設定し，長期的な効果について検討する必要がある．

（石井　亙）

症例4：起立性低血圧例に対する座位時間の延長[4)]

【症例紹介】

71歳男性，診断名は胃癌．胃摘出術施行後，呼吸不全を併発し，約2カ月間の人工呼吸器管理が実施された．人工呼吸器離脱後も全身状態は不安定で，離床は遅延した．術後4カ月目より病棟内つたい歩きが可能となったが，歩行中に失神発作を認め，起立性低血圧と診断された．セラピスト，看護師から座位時間を延長するよう指導されたが，コンプライアンスは不良で，離床に関する注意には攻撃的口調で反論していた．食事やトイレへの歩行以外は臥床を続けていたため，介入することになった．

【行動分析】

本症例は，すでに起居動作が自立しており，筋力低下も顕著ではなく，運動機能は座位保持の制限要因ではなかった．肺活量は2,400 mℓ（%予測肺活量：72%）で座位保持を制限するほどの換気障害ではなかった．弾性包帯装着下では座位時にめまいなどの自覚症状はなく，収縮期血圧も90 mmHg以上に保てていた．これらのことから，座位保持行動が定着しなかった原因は身体的問題よりも，むしろ行動の問題が大きいと考えられた．

座位行動が定着しない原因について，ABC分析を行った（図1）．先行刺激についてみると，セラピスト，看護師などから座位の必要性について説明されていたものの，どのような姿勢の座位保持が，どの程度の時間必要なのか，あるいは現在どの程度座れているのかなどの説明が明確でなかった．後続刺激については，座位をとった場合，疲労感，息切れなどの嫌悪刺激が出現していた．加えて，座位をとっても症状がすぐに改善するわけでなく，起居動作自体はすでに獲得されている動作であった．また，座位をとっているときに注目や称賛が与えられることはなかった．したがって，座位保持行動は弱化・消去されやすい状態にあったと考えられた．それればかりか，寝ていることによって疲労感や息切れなどの嫌悪刺激は消失するため，嫌悪刺激の除去によって臥床する行動がさらに強化されていたものと考えられた（図2）．

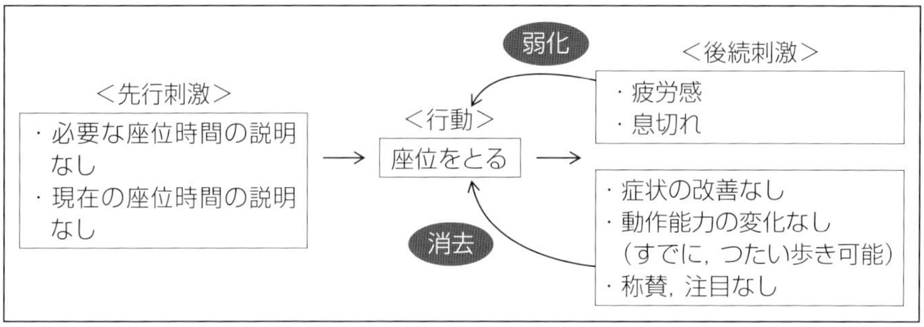

図１　座位行動の ABC 分析

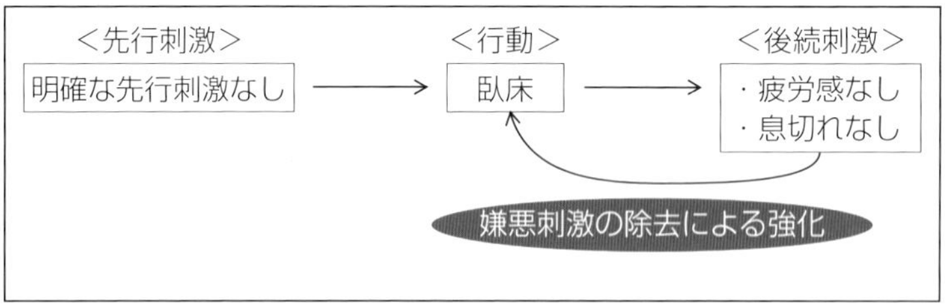

図２　臥床行動の定着

【介入】

「日中，寝ている」という問題行動を無視し，それに拮抗する適切な行動，つまり座位行動を増加・定着させるように介入を行った（図３）.

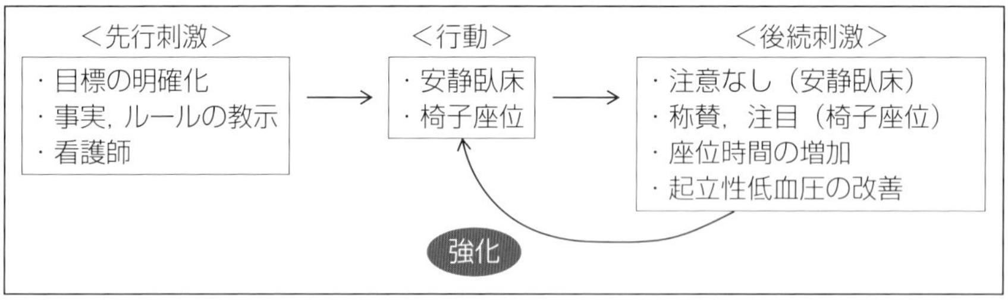

図３　介入後の ABC 分析

1．ターゲット行動の明確化

ターゲット行動は自主トレーニングとして「下腿を下垂させて椅子に座る行動」である.

座位保持時間は当初，食事時の座位保持（約 30 分）を 1 日 3 セット行うことを目標とした.最終目標は，重力負荷の重要性を示した先行研究のデータを参考として，座位保持時間 4 時間/日に延長した.

2．先行刺激の整備

1）「事実」の教示

なぜ座らなければならないのかということを，文章で明確に示した．

2）「ルール」の教示

一定の時間，椅子に座り続けることによって起立性低血圧が改善すること，血圧低下が改善すれば失神発作が消失し，息切れ・動悸も減少し，楽にADLが行えるようになることを示した．また，1回の座位時間は本症例と話し合い決定し，いつでもベッドに寝てよいことをルールとして教示した．

3．後続刺激の整備

1）嫌悪刺激の除去

椅子に座ることで血圧低下による気分不快感や疲労感などの嫌悪刺激の出現が予測されたため，当初は下腿への弾性包帯装着によって血圧低下を軽減し，バックレストに寄りかかる座位姿勢をとらせた．日中，臥床する行動がみられた場合でも注意はせず，無視することを病棟スタッフと話し合い決定した．

2）強化刺激の整備

① 社会的評価：座位時間，および起立負荷試験における血圧低下の度合いを記録表に記入し，座位時間の延長，血圧低下の軽減が認められた場合，セラピストが称賛した．
② 社会的強化：椅子座位に対する前向きな発言があった場合は，同意して褒めた．
③ 活動性の強化：車いす連続乗車時間が1時間まで延長した場合，車いすでの散歩を約束し，実施した．
④ 上記①～③の強化刺激は，症状改善などの行動内在型強化に移行させていくため，座位時間の延長や血圧低下の軽減が図られた後は，徐々に漸減させていった．
⑤ 自己記録：座位時間の記録表をベッドサイドに置き，座位をとるたびに対象者に1回の連続座位時間を最小5分単位で記入させた．

【結果】

図4には，1日の総座位時間と起立負荷試験における収縮期血圧の低下幅の推移を示した．ベースライン期における座位時間は1日40分前後であった．起立負荷試験時には収縮期血圧が60 mmHg近く低下し，めまいや目の前が暗くなるなどの症状出現のため血圧測定が困難であった．介入開始後，座位時間は順調に延長し，3週目には目標の4時間以上に到達した．収縮期血圧の低下幅も順調に縮小し，2週間目には弾性包帯装着下では，症状の出現を認めなくなった．4週目には収縮期血圧の低下幅は20 mmHg以内に改善し，同時期に院内歩行が自立した．対象者の攻撃的な口調は介入開始後，速やかに消失した．

4週間の介入が終了し，その後，1・2週目で行ったフォローアップでは4～5時間の座位が確保されていた．収縮期血圧の低下幅は，弾性包帯を装着しない条件下でも20 mmHg以内に安定していた．

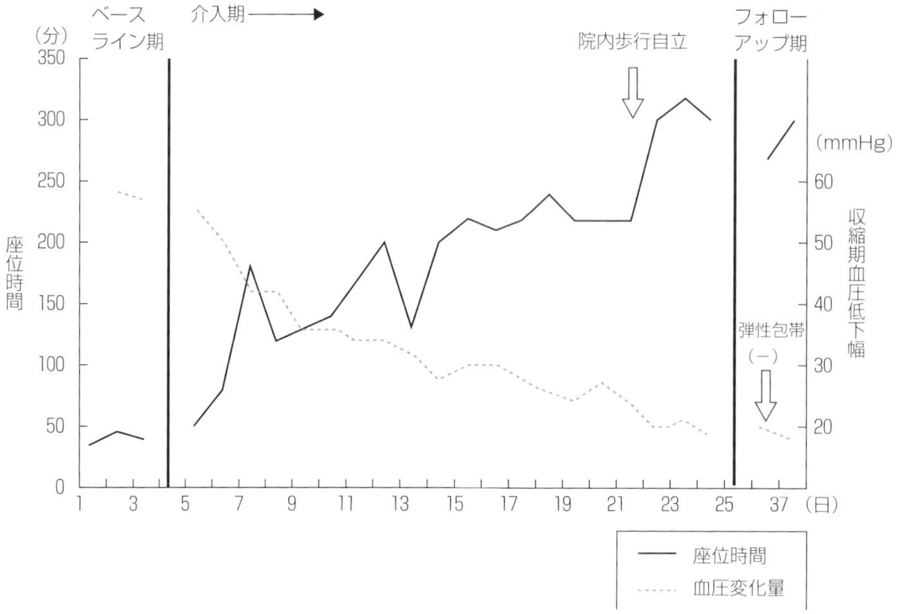

図４　座位時間と起立性低血圧の変化
ベースライン期，介入期は弾性包帯装着下で起立負荷試験を実施した．

【解説】

これまでに紹介した症例と同様に，見通しをもたせる先行刺激と強化刺激の整備という介入の効果が座位時間の延長という形でみられた．これまでと異なる点は，「昼間寝る」という問題行動と，対象者とセラピストの間の人間関係が悪化していたことであろう．第Ⅱ章「不適切な行動への対応」(p43～45) で解説したように，問題行動に対して注意を与えた場合，レスポンデント行動が誘発され，セラピスト自体が嫌悪刺激化されていく．そして，回避行動が学習される．介入の基本は，問題行動を無視し，それに拮抗する行動，つまり本症例の場合は座位行動を増やすようにアプローチすることである．本症例でもこの介入によって，対象者とセラピストの間の人間関係は急速に好転した．問題行動への介入の有効性が再確認できた．

（山﨑裕司）

症例5：不安によって人工呼吸器からの離脱や離床が困難になった症例[5)]

【症例紹介】

65歳男性，診断名は気腫性嚢胞症．手術前は重度換気障害（肺活量：1,530 mℓ，1秒量：510 mℓ，最大吸気圧：−31.2 cmH_2O）を認め，Fletcher-Hugh-Jones分類はⅢ度であった．呼吸機能の改善を目的として気腫性嚢胞切除術が施行されたが，出血のため開胸止血術が翌日に行われた．その後も極度の呼吸苦と低酸素血症，術創痛を認め，術後3日目から非侵襲的人工呼吸器管理が開始となった．症状は徐々に軽快し，術後17日目には院内歩行が自立した．術後12日目の時点で，肺活量：1,960 mℓ，1秒量：960 mℓ，最大吸気圧：−97.7 cmH_2Oと，顕著な呼吸機能の改善を認めた．しかし，術後24日目にイレウスを併発し，緊急開腹術が実施された．術後の低酸素血症はなかったが，呼吸苦と強い不安の訴えから，非侵襲的人工呼吸器管理が実施された．その後，トイレ歩行は自立したが，活動量は増加せず，病棟スタッフによる離床や人工呼吸器離脱に向けた励ましに対しては攻撃的な口調となり，拒否を続けていた．術後34日目の時点で，肺活量：1,920 mℓ，1秒量：1,220 mℓ，最大吸気圧：−94.7 cmH_2Oと開腹術前値と著変を認めなかった．

【行動分析】

本症例では，呼吸苦への強い不安と人工呼吸器への依存という問題行動が出現している．イレウス発症以前の院内歩行が自立していた時点と比較して，呼吸機能の増悪がないにもかかわらず不安と人工呼吸器への依存が現れており，医学的には説明できない．

不安や人工呼吸器への依存のメカニズムを分析してみると，次のようなことが考えられた．本症例は初回の開胸術後，極度の呼吸苦を経験しており，図1のように呼吸努力や創部痛が条件性嫌悪刺激化し，不安を生じさせていると考えられた．人工呼吸器からの離脱や離床は，呼吸努力，創部痛を誘発するため，それに関わるセラピストの促しによってレスポンデント行動が誘発され，対象者とセラピストとの間の人間関係は悪化していったものと考えられた．また，それらの条件性嫌悪刺激を回避する行動として，安静臥床，人工呼吸器への依存が生じたものと考えられた（図2）．

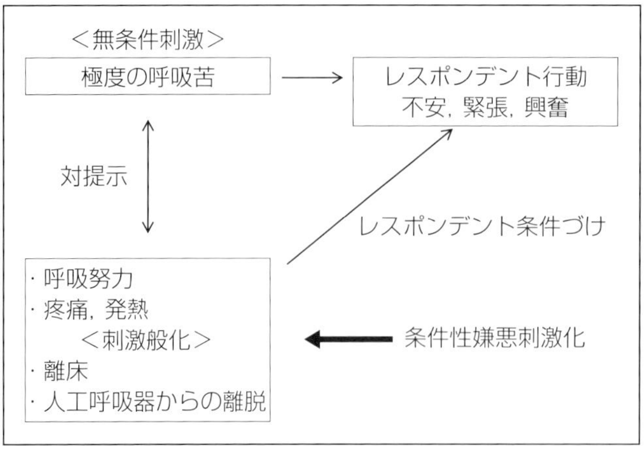

図１　極度の呼吸苦によるレスポンデント行動の誘発と条件づけ
極度の呼吸苦は無条件に不安・緊張・興奮などのレスポンデント行動を誘発する．呼吸苦には例外なく呼吸努力が対提示されているため，これが繰り返されると，運動などに伴う呼吸努力によってレスポンデント行動が誘発されるようになる．呼吸努力は離床や人工呼吸器からの離脱によって増強するため，これらの刺激も刺激般化によって条件性嫌悪刺激になったものと考えられた．

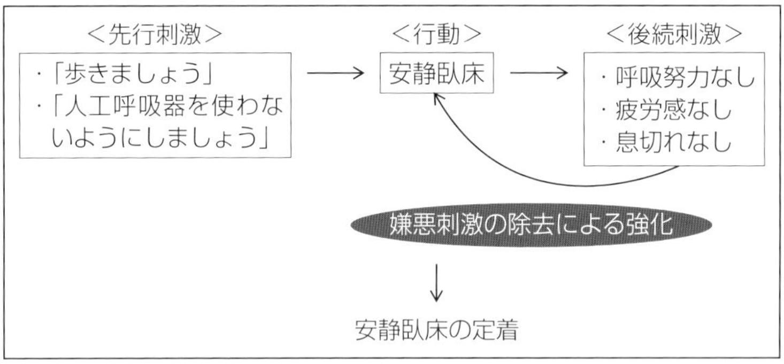

図２　回避行動の形成
安静臥床や人工呼吸器の使用によって，呼吸努力の必要がなくなる．疲労感や息切れもない．これらは嫌悪刺激の除去（強化刺激）となり，安静臥床を強化する．

【介入】（図３）

呼吸苦に対する不安と臥床・人工呼吸器への依存に拮抗する行動を増加・定着させるため，以下のような介入を行った．

１．ターゲット行動の明確化

拮抗する適切な行動として「歩行量の増加」をターゲット行動とした．対象者と話し合い，体力低下を予防するうえで必要な歩行量 2,000 m／日（約 4,000 歩）を目標とした．

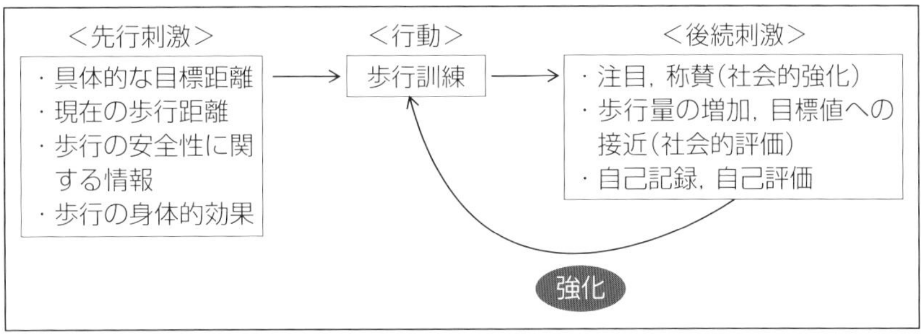

図３　歩行訓練定着のための介入
先行刺激として，具体的な目標と見通しをもたせるルールを与えた．そして歩行訓練後には，社会的強化や社会的評価などの強化刺激とセルフ・マネジメント行動を定着させるための自己記録，自己評価を取り入れた．

2．先行刺激の整備

「事実」の教示：呼吸機能がADLに問題のないレベルに回復していること，歩行中に低酸素血症を生じていないことを説明した．不安感を軽減するために，人工呼吸器の使用に関する自己決定権を対象者に与えた．また，運動によって身体機能が回復することを教示した．

3．後続刺激の整備

1）嫌悪刺激の除去

日中の臥床や人工呼吸器使用に対する注意を一切中止した．

2）強化刺激の整備

① 社会的強化：歩行や人工呼吸器を使用しない状態での椅子座位に注目し，呼吸機能の改善に対して前向きな発言があった場合には同意した．

② 社会的評価：1日の歩行距離を対象者に記入させ，セラピストがグラフ化して提示し，歩行量が増加していた場合には，セラピストが注目し，称賛した．

③ 行動内在型強化へ移行させるため，上記①，②の強化刺激を与える頻度は歩行量の増加に伴って徐々に漸減させていった．

④ 自己記録：グラフへ歩行量を自己記入してもらった．

【結果】

ベースライン期は1日200 m前後の歩行量で変化がなかった（図４）．介入開始後，歩行量は徐々に増加し，17日目には院内歩行が自立，人工呼吸器は必要ないと本人から申し出があった．この時点で，セラピストに対する攻撃的な口調は全く認められなくなった．22日目には目標の2,000 m/日を超え，26日目に退院となった．退院時の呼吸機能は，肺活量：2,000 mℓ，1秒量：1,050 mℓ，最大吸気圧：−107.7 cmH_2Oであり，術後34日目の時点と著変はなかった．

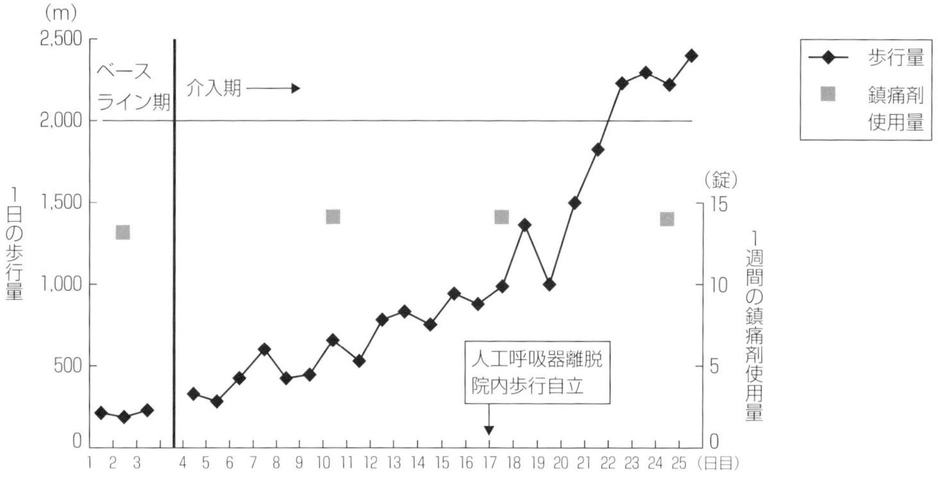

図4　入院中の歩行量と鎮痛剤使用量の推移

介入開始後，歩行量は順調に増加した．17日目には人工呼吸器から完全離脱し，院内歩行も自立した．22日目には目標の2,000 mに到達した．介入期間中，鎮痛剤使用量に大きな変化はなかった．

退院後は万歩計によって歩数を記入させ，2週に1回の頻度で同様のアプローチを実施した．当初，歩数は一時的に減少したが，徐々に増加し，3,000歩/日前後の歩行量を維持することが可能であった．退院後3カ月の時点では，グラフの作成，歩数の記入はすべて対象者自身が行うようになった．

【解説】

本症例は，日中の臥床や人工呼吸器への依存などの問題行動が出現していた点で症例6（行動レパートリーがある場合）と似ている．異なる点は不安が強かったことである．第Ⅱ章-3-5「感情的反応への対応」（p41）でも解説したように，不安への介入では，不安を感じる対象と拮抗する行動を強化し，定着させていく．本症例では呼吸苦や息切れが不安を生じさせる刺激であり，歩行はそれに拮抗する行動である．さらに，不適切な行動は無視し，安心が得られる対象物であった人工呼吸器の使用は本人に任せた．その結果，歩行量の増加に伴って不安の訴えは減少し，不適切な行動も消失した．不安への介入効果が確認できた症例である．

重度の呼吸機能障害を合併した場合，息切れなどの症状がみられると，身体非活動は許容されやすい．本症例では，客観的な呼吸機能評価によって人工呼吸器への依存や活動量の停滞が医学的問題に起因しないことが判定でき，これが速やかな行動問題への介入につながった．適切な行動が生じない原因を鑑別するうえで，客観的評価の重要性が示されている．

（山﨑裕司）

症例6：

拒否的な片麻痺患者に対する起立歩行訓練の導入―喫煙を強化刺激とした介入―[6)]

【症例紹介】

60歳代男性．診断名は右橋梗塞．職業は土木作業員兼ドライバー．40年以上にわたり1日40本以上の喫煙，ほぼ毎日の飲酒生活を送っていた．今回，構音障害，右片麻痺，歩行困難，失禁を認め，救急車で当院に搬送された．入院後は，食事制限，禁煙や禁酒に対しての不満が強かった．医師，看護師，看護助手からは注意・叱責を繰り返し受けており，症例は攻撃的な言動で返答していた．

4病日にベッドサイドでリハビリを開始するが，拒否．9病日からリハビリ室での訓練が開始．起立・歩行訓練をすれば，トイレが自立し，自宅退院につながることを説明した．しかし，指示従事行動は得られず，9病日から21病日までの12日間中，訓練を行ったのは2回，いずれも起立5回のみであった．12病日において，意識は清明，高次脳機能障害はなく，コミュニケーションは良好であった．右片麻痺のSIAS（脳卒中機能障害評価法）の合計点は49点（上肢近位3，遠位3，股1，膝2，足2，垂直性テスト2，腹筋力2）であった．膝伸展筋力は，麻痺側0.16 kgf/kg，非麻痺側0.28 kgf/kg，最大下肢荷重率は麻痺側68%，非麻痺側83%であった．寝返りと起き上がり，端座位保持は可能．起立と立位保持は手すりを用いて近位監視レベルであった．室内歩行では，麻痺側下肢の引きずり，軽度の膝折れ，姿勢の不安定さを認めた．FIMは合計80点（運動FIM45点，認知FIM35点）であった．

【行動分析】

病棟での医師，看護師，看護助手に対する攻撃的な言動は，繰り返す注意や叱責によって，これらの医療スタッフが条件性嫌悪刺激化していたものと考えられた．そして，それがセラピストにも刺激般化したために，リハビリ開始時点で拒否が生じたものと考えられた（図1）．

運動麻痺は軽度で年齢は60歳代前半，高次脳機能障害を認めなかった．しかし，非麻痺側膝伸展筋力は動作自立のうえで必要な下限閾値（0.30 kgf/kg）を下回っていた．このまま拒否が続けば予後の悪化が懸念された．これまでの経過から，リハビリの導入のためには強力な強化刺激が必要なものと考えられた．

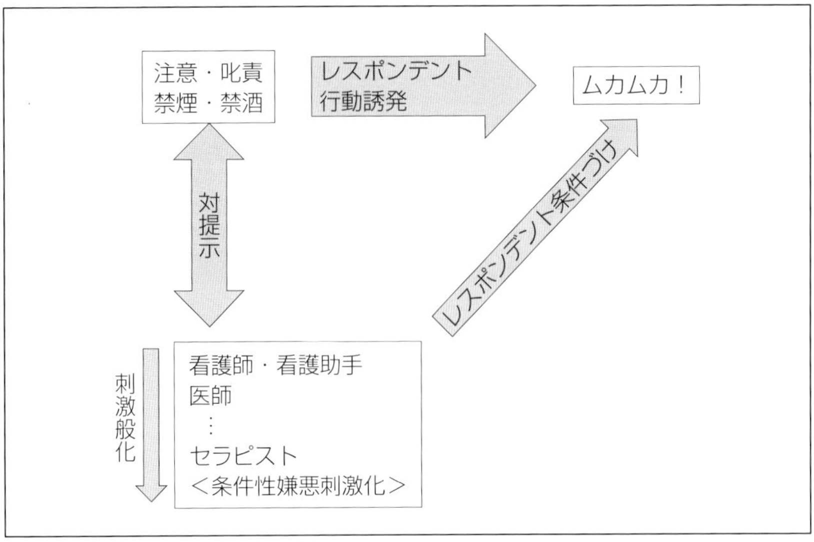

図１　介入前のリハビリ拒否の原因分析

【介入】

1．ターゲット行動の明確化

土木作業員に復帰するには筋力や体力の回復が必須と考えられた．当初，拒否状態であったため，session 1では，まず「リハビリ室に１日２回来室すること」を目標とした．また，「起立20回あるいは歩行10周を３セット行う」ことを目標とした．Session 2，3ではそのときの状態に応じて，起立・歩行量を増加させ，屋外歩行自立を目標とした．

2．先行刺激の整備

症例の一番の希望が喫煙であったことから，主治医からタバコとライターはリハビリ室で管理し，喫煙時にはセラピストが付き添うことを条件として，一日最大５本までの喫煙許可を得た．そして，session 1〜3における１本の喫煙条件を症例と話し合って決定した（**表1**）．さらに，session 3では，運動量が増加したことから主治医と相談し，病院で提供する食事量を増やすことを約束した（1日の総カロリー量を1,200 kcalから1,800 kcal）．また，近隣のスーパーにセラピストが付き添って買い物に行き，飲食物を購入して摂取することを許可した．

なお，sessionの引き上げは，数日間の目標達成継続を目安として，セラピストが決めた．

3．起立訓練

起立訓練は，平行棒把持による車いす（座面高43 cm）から開始し，40 cm台，30 cm台，

表１　タバコと引き換えられる報酬

	リハ室来室	起立	歩行
Session 1	1本（2回）	20回：1本	10周：1本
Session 2	報酬無（4回）	起立20回&歩行20周：1本	
Session 3	報酬無（4回）	起立50回&歩行20周：1本	

スクワット動作と難易度を上げていった．起立訓練の難易度変更は動作の観察と膝伸展筋力値などの評価に基づき，セラピストが決定した．歩行は平行棒把持から始め，1 周 30 m の室内杖歩行へ移行し，最終的には杖なしでの屋外歩行を目標とした．

4．後続刺激の整備

1）強化刺激の付与

ルールに従って喫煙を許可した．さらに，週に一度，日々の起立回数，歩行周数について実施結果をグラフで提示し，訓練回数の増加や目標達成，起立訓練の難易度向上に対して称賛した．また，session 3 では，自分で起立回数や歩行周数を決めて，自分でカウントする自己管理を導入した．

2）嫌悪刺激の軽減

リハビリ実施時間以外の時間も症例が拒否しない限り，できるだけリハビリ室で過ごし，条件性嫌悪刺激化していた看護師や看護助手との接触を減らした．また，訓練量が目標に達しない場合は，それに注目しないようにした．

【結果】

ベースライン期 17% であった参加率は，介入後 100% になった．起立回数は，ベースライン期の 12 日間で合計 10 回であった．Session 1 では 100 回/日，session 2 では 200 回/日，そして session 3 の後半には 400 回/日となった（図 2）．

ベースライン期では，歩行訓練は不可能であった．Session 1 では，平行棒内歩行から始ま

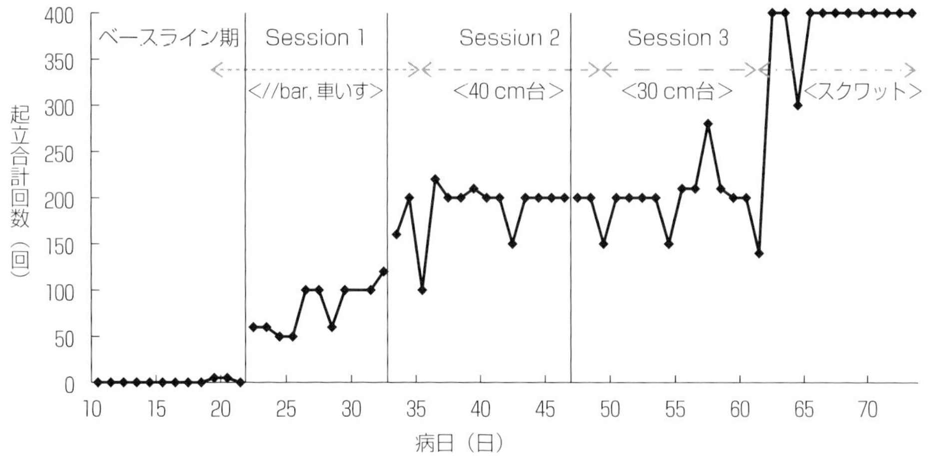

図 2　起立合計回数

Dr の指示：喫煙は 1 日 5 本まで
Session 1：22〜32 病日，リハ室来室でタバコ 1 本，さらに起立 20 回もしくは歩行 10 周につき，タバコ 1 本とした．リハ室への誘導は 1 日 2 回．
Session 2：33〜45 病日，起立回数 20 回およびリハ室 20 周につき，1 本とした．リハ室への誘導は 1 日 4 回．
Session 3：46〜73 病日，起立回数 50 回およびリハ室 20 周につき，1 本とした．誘導なし．

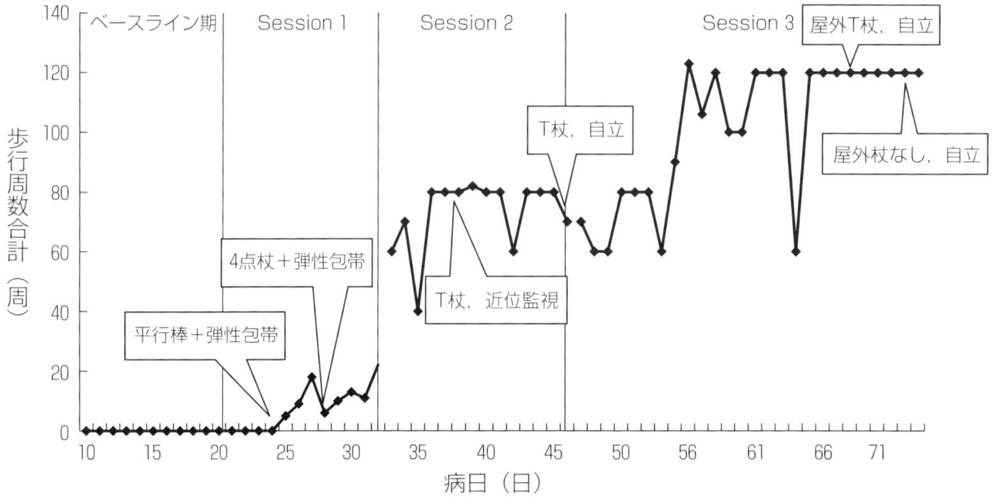

図３　歩行周数合計

り，4 点支持杖にてリハビリ室 10 周が可能となった．Session 2 では T 字杖にて 80 周，そして session 3 の後半には T 字杖にて 120 周となり，屋外歩行訓練に移行できた（**図３**）．

35 病日（session 2）における右片麻痺は，SIAS 合計 64 点（上肢近位 4，遠位 4，股 3，膝 3，足 3，垂直性テスト 3，腹筋力 3）であった．等尺性膝伸展筋力体重比は麻痺側 0.28 kgf/kg，非麻痺側 0.36 kgf/kg，最大荷重率は麻痺側 79%，非麻痺側 87% であった．FIM は合計 106 点（運動 FIM71 点，認知 FIM35 点）であった．

介入終了時，本症例は杖を使用せず屋外歩行が可能となり，75 病日に病前の住居に退院した．退院 2 カ月後には 4 t トラックの運転手兼土木作業員として職場復帰を果たした．

【解説】

通常であればコンプライアンスの悪い，無理解な問題対象者と評価されるであろう．本症例はタバコを強化刺激として用いることで，起立・歩行訓練が可能となった．問題対象者であれば，喫煙のために最低限の運動をこなす姿を予測される方も多いかもしれない．しかし，本症例の session 1 では 6〜8 本分の訓練量をこなしていた．これは来室によって得られる 2 本を合計すると 10 本分の運動に相当した．人は見かけによらないものである．起立歩行訓練による身体機能の改善が自己内在型の強化刺激として機能し，起立歩行訓練を強化したものと推察される．

最終的に，本症例は土木作業員として職場復帰を果たした．喫煙の弊害ばかりが強調される昨今であるが，急性期に喫煙を認めなければ，どうなっていたかを想像していただきたい．リハビリの目的は全人間的復権であり，医学的正しさを求めることではない．全人間的復権を目指すために，喫煙を許容する声を上げることがセラピストに与えられた役割ではないだろうか．

リハビリ部が病院内で信頼されているからこそ，このような介入ができたということを忘れてはいけない．

（加藤宗規・松井　剛）

行動レパートリーがある場合—運動療法場面への介入—

症例7：

拒否と暴力が著明な認知症患者に対する介入—アイスクリームを強化刺激として—[7)]

【症例紹介】

80歳代男性．診断名は，左脳幹梗塞に伴う失調症．既往として右大脳梗塞による重度左片麻痺と重度構音障害が認められた．日常生活全般に妻の介助を要した．自宅に他人を受け入れることを拒み，デイサービス，訪問リハビリ，訪問介護ヘルパーなどを利用することはなく，自宅のベッドで一日を過ごしていた．

2病日に理学療法開始．改訂長谷川式簡易知能評価スケール（以下，HDS-R）は7点であった．左片麻痺は，Br. Stage上肢Ⅱ，下肢Ⅱ．基本的動作は，寝返りと起き上がりは全介助，端座位保持は近位監視，ベッドや椅子からの起立と立位保持は全介助であった．FIMは，合計32点（運動FIM19点，認知FIM13点）であった．

症例は看護助手の介助を拒否，病棟職員に要求が伝わらないことに対していら立つことが多く，暴言がみられた．一人で起き上がろうとするなど危険行動が目立ち，一日中目を離すことができない状況であった．理学療法は，19病日までの17日間で完全拒否が9回あった．実施できたのは，わずかの関節可動域訓練とマッサージであった．20病日からリハビリ室への誘導を試みるが，3日連続で拒否していた．

【行動分析】

妻以外の他人と関わることを拒んでいた背景としては，症例にとって他者との意思疎通が困難であったことが，嫌悪刺激になっているものと考えられた（図1）．また，理学療法による

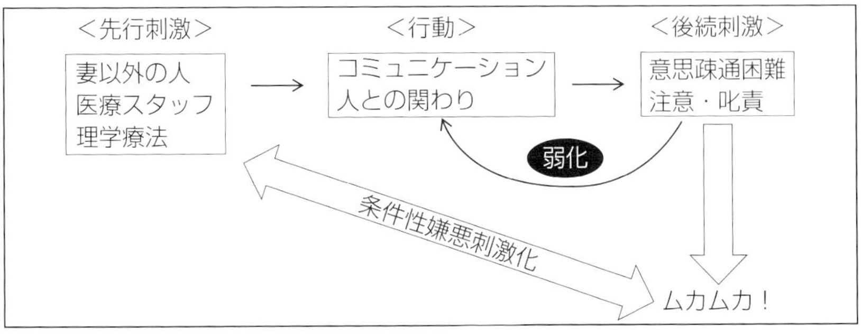

図1　拒否のABC分析

改善や達成感が得られないばかりか，運動の指示や注意が繰り返し行われていた．これらの嫌悪刺激がレスポンデント行動を誘発し，先行刺激であるセラピストを含めた病院スタッフが条件性嫌悪刺激化されていったものと考えられた（図1）．それによって，回避行動として拒否が生じているものと推察された．

【介入】

1．ターゲット行動の明確化

理学療法へ参加し，12種類の訓練を実施することである（表1）．これらの訓練は，今までの経過において拒否反応が少なく，コンプライアンスの得やすい項目から順序づけた．症例はリハビリ室に来ること自体が難しかったため，介入Ⅰ期では「リハビリ室へ行くこと」を目標とし，介入Ⅱ・Ⅲ期では「できるだけ多くの訓練種目を行うこと」を目標とした．

2．先行刺激の整備

理学療法への参加行動を定着させるには強力な強化刺激が必要と判断し，刺激選考評価を実施した．家族面談にて，妻から症例はアイスが大好物であるという情報を得た．そこで，院内カンファレンスにて，リハビリ中のアイスクリーム摂食の可否を検討した．主治医からリハビリ室の冷蔵庫でアイスクリームを管理し，摂食時にはセラピストが付き添うことを条件として許可を得た．

強化刺激としてのアイスクリームは，介入Ⅰ期では制限なく食べてもよいこととした（表2）．介入Ⅱ期では行った訓練種目の数だけ食べてもよい．介入Ⅲ期では，訓練種目数に限らず，最大5口までとした．これらのことを家族に説明したうえで，アイスの購入について協力を得た．

3．後続刺激の整備

1）強化刺激の付与

ルールに従ってアイスを提供した．訓練種目数の増加がみられた場合には，注目・称賛を

表1　訓練メニューと回数

項目数	訓練内容	回数
1	車いす乗車	5分
2	上肢関節可動域訓練	5分
3	下肢関節可動域訓練	5分
4	上肢機能訓練	5分
5	下肢機能訓練	5分
6	寝返り	3回
7	起き上がり	3回
8	起立	5回
9	立位保持	1分
10	移乗動作	5回
11	荷重訓練	10回
12	歩行	6m

表２　アイス摂取量と引き上げ基準

	アイス	引き上げ基準	期間
介入Ⅰ期	制限なく可	・ベースライン期よりもネガティブ行動回数が減った場合 ・お礼の表出回数が増えた場合	7日間
介入Ⅱ期	行った訓練種目数分可	・各訓練メニューの決めた回数は実施すること ・介入Ⅰ期よりもネガティブ行動回数が減った場合	7日間
介入Ⅲ期	最大5口まで可	・介入Ⅰ期よりもお礼の表出回数が増えた場合	14日間

行った．

２）嫌悪刺激の除去

理学療法に参加しなかった場合や，訓練種目数が減少した場合にも注意・叱責は行わないよう，家族・病棟スタッフと話し合った．

４．評価方法

１日の訓練種目数と訓練中の妻への暴言・暴力の回数（以下，ネガティブ行動），アイスの摂取口数をカウントした．

【結果】

介入後，理学療法を拒否することはなかった．実施した訓練種目数（図２）は，ベースライン期（7日間）平均 0.1 種目，最大１種目であった．介入Ⅰ期（7日間）では，平均 3.3 種目へ増加した．介入Ⅱ期（7日間）では，平均５種目，最大７ 種目へ増加した．さらに，介入Ⅲ期（14 日間）では平均９種目，最大 12 種目に達した．

食べたアイスクリームの平均口数は，介入Ⅰ期では 6.0 口，介入Ⅱ期は 4.0 口，そして介入Ⅲ期は 2.7 口であった（図３）．

ネガティブ行動数は，ベースライン期において１日平均 6.0 回であった．介入Ⅰ期では 5.7 回，介入Ⅱ期では 4.0 回，そして介入Ⅲ期では 1.7 回となり，最終２日間は０回であった（図４）．介入当初はセラピストの手を払う，にらむ，追い払うような攻撃的な行動がみられたが，

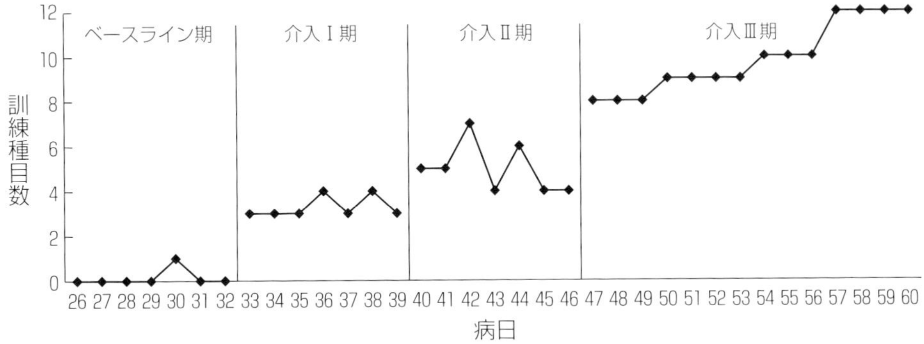

図２　訓練種目数

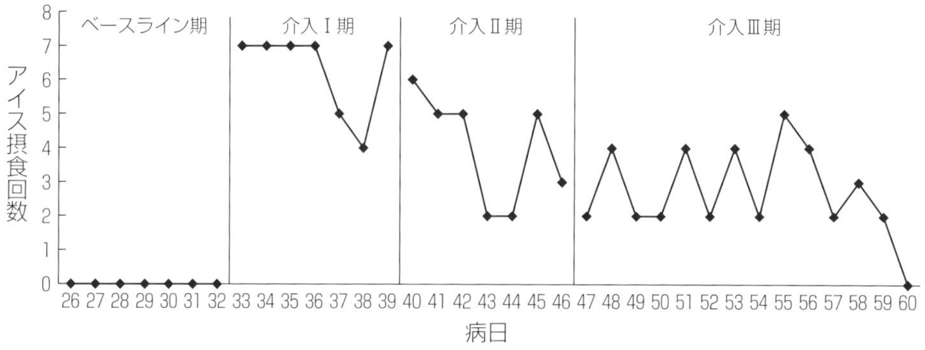

図３　アイス摂食回数

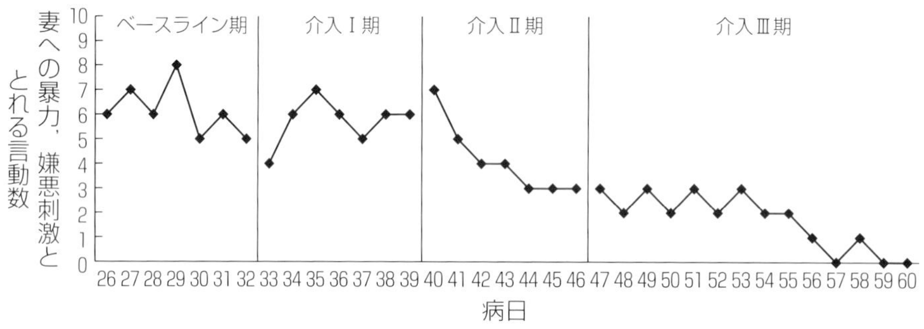

図４　妻への暴力ほかレスポンデント行動数

それらは徐々に消失した．アイスを食べることで「落ち着く」「うれしい」などの発言が聞かれるようになった．

退院（60 病日）の時点における BRS，FIM 得点に変化はみられなかったが，基本的動作の介助量は軽減していた．

【解説】

症例は，入院前から妻以外の人との関わりを拒否していた．入院後，セラピストとの関わりを拒否し，通常なら理学療法の対象とはならない．そこで，「刺激選考評価」により「アイス」を強化刺激として導入した．その結果，理学療法の拒否は消失し，訓練種目数は徐々に増加していった．また，暴言・暴力などの問題行動は減少した．アイスという強化刺激が意思疎通困難などの嫌悪刺激を上回ったこと，アイスを出してくれたセラピストが条件性嫌悪刺激から中性子化したものと推察される．対象者の嗜好に合わせた強化刺激の持つ威力が示された症例である．

アイスの摂取量は，訓練種目数の増加とは反対に減少していった．これは，理学療法によって運動に対する苦痛が減少し動きやすさを体感するなど，自己内在型の強化刺激が機能した結果と考えられる．

（加藤宗規・松井　剛）

症例8：理学療法拒否がみられた失語・失行を有する片麻痺者に対する介入―入浴を強化刺激として―[8)]

【症例紹介】

60歳代男性．診断名は左前頭葉梗塞．障害名は右片麻痺，失語症．入院時，運動麻痺は軽度であり，コミュニケーションは可能であった．しかし，翌日に梗塞巣が拡大，運動麻痺が増悪し，重度失語と失行，病識の低下を認めた．寝返り，起き上がりはベッド柵を使用すれば自立．起立，歩行には軽介助が必要であった．

病棟での排泄はオムツを使用していた．言語理解・表出は困難，食事や歯磨きは，失行のため全介助であった．発症前のADLはすべて自立していた．職業は清掃業で自宅から職場までは徒歩で通勤していた．

第1病日より，理学療法・作業療法・言語聴覚療法がベッドサイドで開始された．7病日からリハビリ室で歩行能力向上と廃用予防を目的とした理学療法が開始された．実施した内容は，起立の反復や重錘を使用した筋力トレーニングであった．その翌日（8病日）から3日間，作業療法や言語聴覚療法は時間がかかりながらも実施可能であったが，理学療法は拒否した．セラピストが声をかけると，閉眼したまま顔を背ける，セラピストが来室したとたんに布団に顔を埋めてしまうなどの行動を認めた．一方，リハビリ室内での入浴の際は，スムースに離床していた．

【行動分析】

本症例は，理学療法の必要性に関する説明を理解することができなかった．初日から実施された起立訓練や筋力トレーニングに伴う努力感や疲労感などが，本症例にとって強力な嫌悪刺激となり，次の日の拒否につながったものと考えられた．作業療法・言語聴覚療法において強い拒否が生じなかったのは，初日の疲労感などが少なかったことによるものであろう．このような症例では，条件性嫌悪刺激となった理学療法に勝る強力な強化刺激を整備して，理学療法を導入するほかない．幸いなことに，リハビリ室内には入浴設備があり，これを強化刺激として応用行動分析学的介入を開始した．

【介入】

1．ターゲット行動の明確化

ターゲット行動は「理学療法への毎日の参加と決められた訓練の実施」である．介入当初は離床が困難であったため，リハビリ室に行くことを目標とした．リハビリ室に来ることが定着してからは，段階的に訓練内容を増やし，最終的には提示したすべての訓練内容を実施することを目標とした（表1）．

2．先行刺激の整備

以下の行動ができた場合に入浴できることとした．言語理解が困難なため，ルールは図および実際に行って説明した．

3．後続刺激の整備

1）強化刺激の付与

参加および訓練実施率の経過を示したグラフを提示し，フィードバックを行った．なお，訓練は，①筋力トレーニング，②歩行，③階段昇降，④自転車エルゴメーターの順に4種を行うこととして，訓練実施率を％単位で記録した（表1）．また，運動を指示した後に拒否的な反応を認めた場合には，その時点で終了した．

その日に予定された行動が達成された場合は，担当セラピストが注目・称賛した．また，ルールに従い，セラピストの介助のもとで入浴を行った．

表1　理学療法訓練実施率

100%	自転車エルゴメーター
75%	階段昇降
50%	歩行（連続10分以上）
25%	筋力トレーニング
0%	なし

【結果】

介入初日からリハビリ室への来室が可能となり，その後の来室率（参加率）は100%であった．さらに，介入初日から筋力トレーニングを実施することができた．介入6日目には訓練実施率は50%まで向上し，連続15分間の歩行が可能となった．この時点でリハビリ室に来室する行動は定着したとみなし，入浴の条件を運動終了後に変更した．その後も，理学療法に対する拒否は認めず，23病日にはセラピストの声かけによって，ベッドから起き上がる行動がみられるようになった．そのため，29病日には階段昇降練習（1階から3階を往復）を加え，33病日目には筋力トレーニングの重錘を2.0 kgまで増加することができた．37病日には，自らリハビリ室へ来るようになった．

39病日からは，毎日行っていた入浴を転院先の回復期リハビリ病棟のスケジュールに合わせて，隔日に変更した．その後も，訓練実施率は低下しなかった．40病日には，自転車エルゴメーター40 wを20分間実施することが可能となり，訓練実施率は100%に達した（図1）．

また，リハビリ以外の場面でも，病棟で会った際は，症例から挨拶の声をかけられるようになった．介入終了時点で，コミュニケーション能力に変化はなかった．

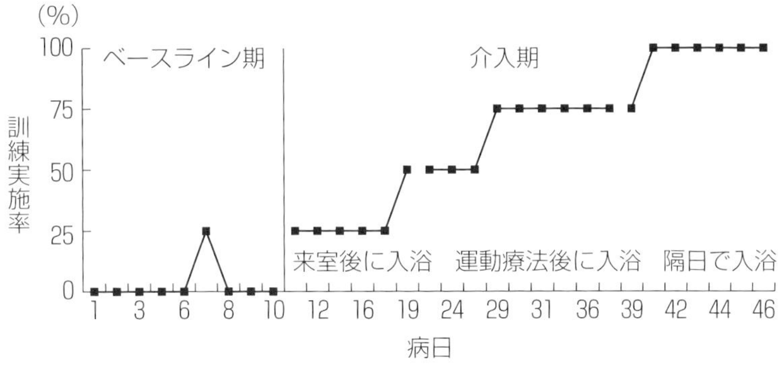

図1　訓練実施率の変化

【解説】

言語理解ができず理学療法を拒否していた症例である．行動分析学では，適切な行動に強化刺激を随伴させることで行動を増加させようとする．このため言語指示が入らない症例でも介入の糸口を見つけることができる．まず，「入浴」を来室行動の強化刺激としたことが介入の成功につながったと考えられる．入浴後に行われた理学療法によって身体機能が徐々に回復し，それが強化刺激となって理学療法へ取り組む行動を強化したものと推察される．入浴を運動療法後に変更しても訓練実施率が低下しなかったこと，入浴を2日に1回にしても訓練実施率が維持されたことは，その証拠である．

（加藤宗規・上村朋美）

症例9：拒否と暴力が著明な認知症患者に対する介入―ノンアルコールビールを強化刺激として―

【症例紹介】

70歳代の男性．診断名は，右大脳梗塞による軽度左片麻痺．5年前に認知症の診断を受ける．入院前，言語理解と表出は可能であった．屋内は妻の誘導で歩行，食事は自力摂取できていた．その他のADLには介助を要した．活動性は低く，自宅のベッドでほぼ一日を過ごしていた．

発症当日に理学療法開始．改訂長谷川式簡易知能評価スケール（以下，HDS-R）は13点，DBD（dementia behavior disturbance scale；認知症行動障害尺度）は27点．麻痺は，SIAS（stroke impairment assessment set；脳卒中機能障害評価法）の運動機能が上肢・手指3，股3，膝3，足2であった．介助歩行は可能な身体機能と考えられた．4病日から歩行が許可され，病室からリハビリ室まで軽介助で歩くことができた．しかし，リハビリ室での歩行は拒否した．その他の訓練種目も実施困難であった．歩行の促しに対しては，興奮して大声を出しながら暴力を振ることもあった．

リハビリ室内歩行ができたのは，25日間で3日にとどまった．なお，計画した理学療法プログラムは，下肢筋力トレーニング，歩行，起立，階段昇降，昇段，入浴，トイレ，整容の動作練習であった（計8項目）．図1，図2にベースライン期として，この間におけるリハビリ室内歩行周数と訓練実施項目数を示した．ベースライン期において，実施項目数が1の日は病棟からリハビリ室までの歩行のみであったことを示している．

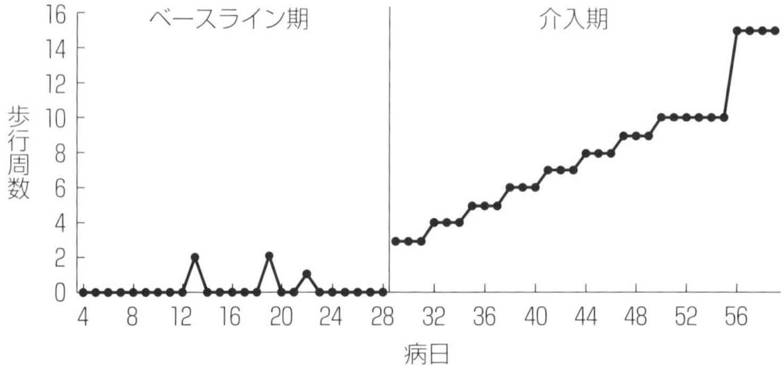

図1　リハビリテーション室内歩行周数

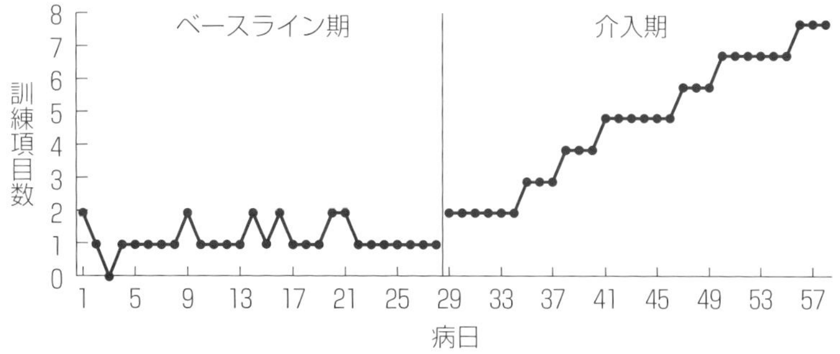

図２　実施した訓練項目数（最大８項目）

【行動分析】

認知症患者では，理学療法の必要性が理解できない対象者が少なくない．このため理学療法に伴う疲れや息切れ，自由なことができないなどの後続刺激は，容易に嫌悪刺激となる．本症例でも，同様の機序によって拒否が生じたものと考えられた．また，不適切な行動に対するセラピストの注意や説得なども，嫌悪刺激として作用したものと推察された．

嫌悪刺激によってイライラやムカムカなどのレスポンデント行動が誘発され，リハビリ室とセラピストが条件性嫌悪刺激化したものと考えられた（図３）．行動分析の結果，理学療法への参加行動を定着させるには，強力な強化刺激が必要と判断された．

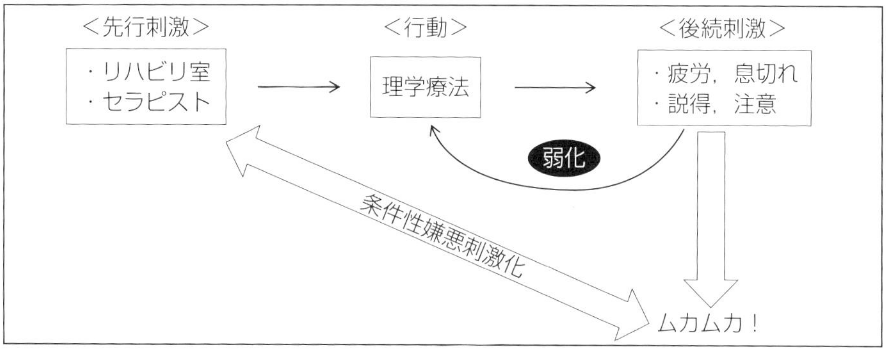

図3　拒否のABC分析

【介入】（図４）

刺激選考評価のため家族面談を実施し，妻から症例はお酒（ビール，焼酎，日本酒）が好きで，毎日晩酌していたという情報を得た．そこで，院内カンファレンスにて，リハビリ中のノンアルコールビール摂取の可否を検討した．主治医からリハビリ室の冷蔵庫で管理し，摂取時にはセラピストが付き添うことを条件として許可を得た．

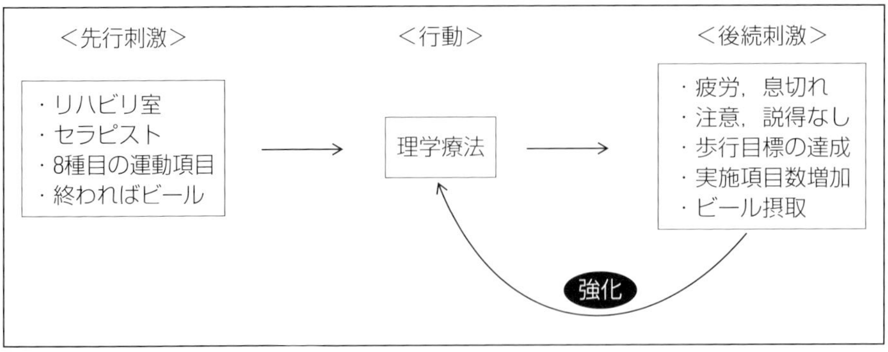

図４　介入中のABC分析

このことを家族に説明し，ノンアルコールビールの購入について協力を得た．

1．ターゲット行動の明確化

理学療法に参加し，「前述した8項目の運動を実施する」ことを目標とした．歩行の目標は，リハビリ室内10周として3周から開始した（1周30 m）．3日連続で成功すれば1周増やす約束をした．訓練項目数の増加は，症例に「○○の練習を追加できるか」を聞いて，症例ができると答えた場合に1項目増やした．

2．先行刺激の整備

その日，約束した歩行量と訓練項目を完遂すれば「ビール」を飲むことができることをルールとして提示した．なお，飲む量はコップ1杯とした．

3．後続刺激の整備

ルールに従って，ノンアルコールビールを準備した．歩行周数の目標値達成，訓練種目数の増加がみられた場合には，グラフ化してフィードバックし，笑顔で称賛した．

4．評価

実施訓練項目数，リハビリ室内歩行周数，その他のエピソードを記録した．

【結果】

介入初日（29病日）から拒否はなくなった．3周の歩行が可能で，その後も順調に3日ずつステップアップした．介入から22日目（50病日）に10周に到達した．さらに，歩行能力が向上したため，25日目（53病日）からは15周まで増加させることが可能であった（図1）．

訓練種目数は，介入初日2項目であったが，その後順調に増え，28日目（56病日）には全8項目に達した（図2）．

介入最終日（59病日）の時点におけるHDS-R, DBD, SIASには変化がなかった．ADLは，移乗や移動関連項目，トイレ動作などに著明な改善を認め，これらが見守りで可能となった．

【解説】

病棟からリハビリ室までは歩行を行ってくれるが，リハビリ室では拒否が強く，理学療法の進行に難渋した症例である．リハビリ室までは歩行できることから，明らかに動機づけの問題であると判断された．強力な強化刺激としてノンアルコールビールを導入した結果，リハビリ室での歩行量と訓練項目数は増加し，目標に到達した．

「ビールがないと歩行などの訓練は継続できないのでは？」との疑問を感じるかもしれない．しかし，「今日は飲まなくていい」と症例が申し出る日もあった．以上のことは，動作能力の向上や体調の改善を体感することによって，行動内在型の強化刺激が機能した結果と考えられた．

（加藤宗規・松井　剛）

行動レパートリーがない場合—ADL 訓練場面への介入—

症例1：着衣動作が困難であった症例に対する介入[9)]

【症例紹介】

79 歳女性，診断名は左視床出血，脳室穿破．同日，脳室ドレナージ施行．第 71 病日より，着衣動作訓練が開始となった．

着衣動作訓練開始時の意識レベルは清明だった．上下肢の運動麻痺は認めず，左右上下肢とも MMT 4 だった．改訂長谷川式簡易知能評価スケール（HDS-R）は 3 点で，重度の構成障害と注意障害を認めた．排泄，清拭，更衣，歩行など，ADL 全般に介助を要した．食事はスプーンを使用して自力摂取することが可能だった．排泄は常時失禁を認めたため，おむつを着用していた．歩行は不可能で，移動は車いす介助だった．着衣動作は非麻痺側上肢を袖にとおすこと，あるいはボタンを 1 個はめることのみ部分的に可能な状況で，病棟では全介助になっていた．

第 71 病日からの 3 セッションは，手順の誤りを指摘しながら，同時に正しい手順を教示するといった臨床においてよく実施されている着衣動作訓練を行った．しかし，訓練効果は認められなかった．

【行動分析】

当初行っていた着衣動作訓練時の行動について，ABC 分析を行った（図 1）．先行刺激についてみると，セラピストによる指示方法が口頭指示に偏っており，指示のタイミングも曖昧であった．本症例は，内容を記憶することが困難であったため，後続刺激として，訓練中の失敗やセラピストからの注意を多く経験していた．また，セラピストが「着衣動作を行う」という行動を数値として評価していなかったため，着衣動作の上達状況を症例に提示できていなかった．これらの刺激環境が，着衣動作訓練時の行動強化の阻害因子になっていると推測された．

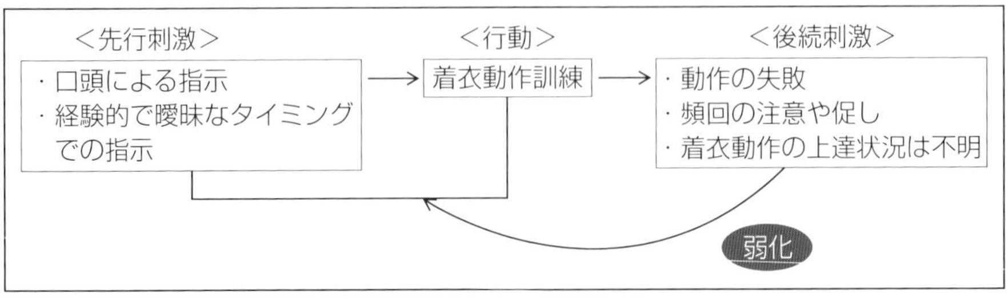

図 1　当初の着衣動作訓練の ABC 分析

【介入】（図２）

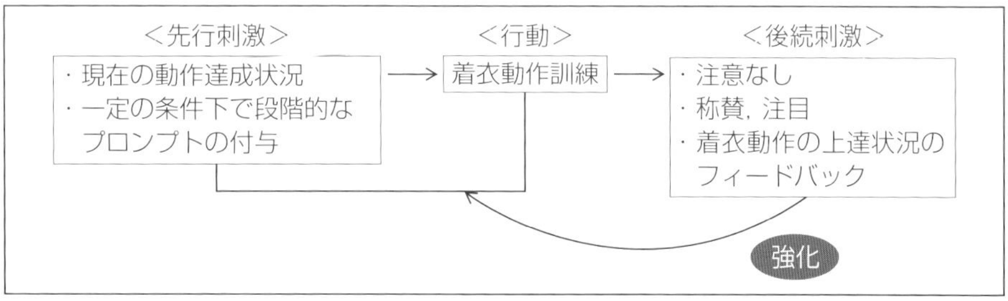

図２　介入のABC分析

1．ターゲット行動の明確化

ターゲット行動は「着衣動作を自力で遂行すること」である．課題分析によって着衣動作を10種類の行動要素に分割した（図３）．［参照：第Ⅲ章表5，p97］

2．先行刺激の整備

訓練中の試行錯誤や失敗経験を少なくするために，①口頭指示，②モデリング，③タッピング（動作の順序や方向を軽くタッチして誘導する），④身体的ガイド（実際に手を添えて誘導する）の4種類のプロンプトを設定した（図４）．4つのプロンプトは図５のように一定のルールのもとで提示した．

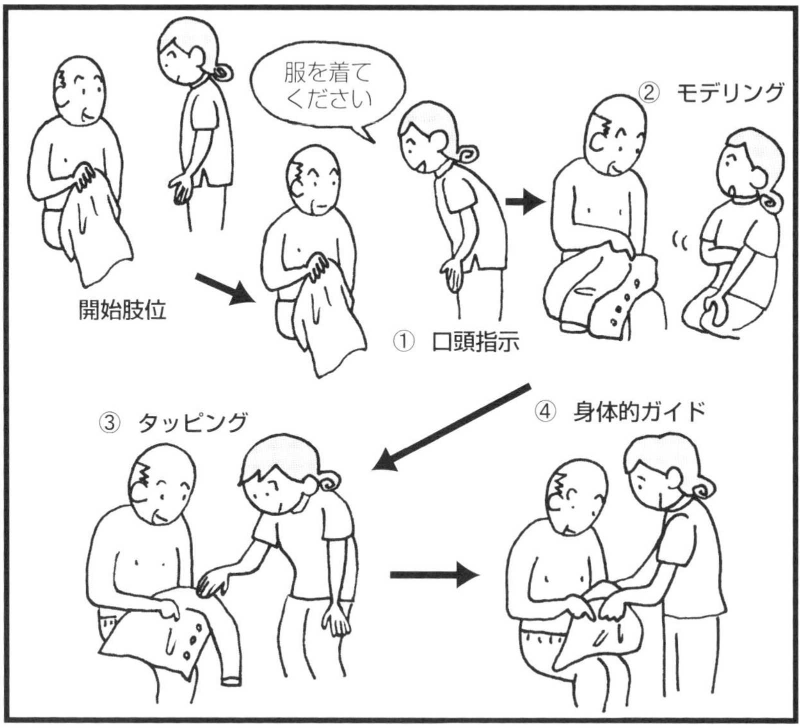

図４　着衣動作訓練に用いたプロンプト

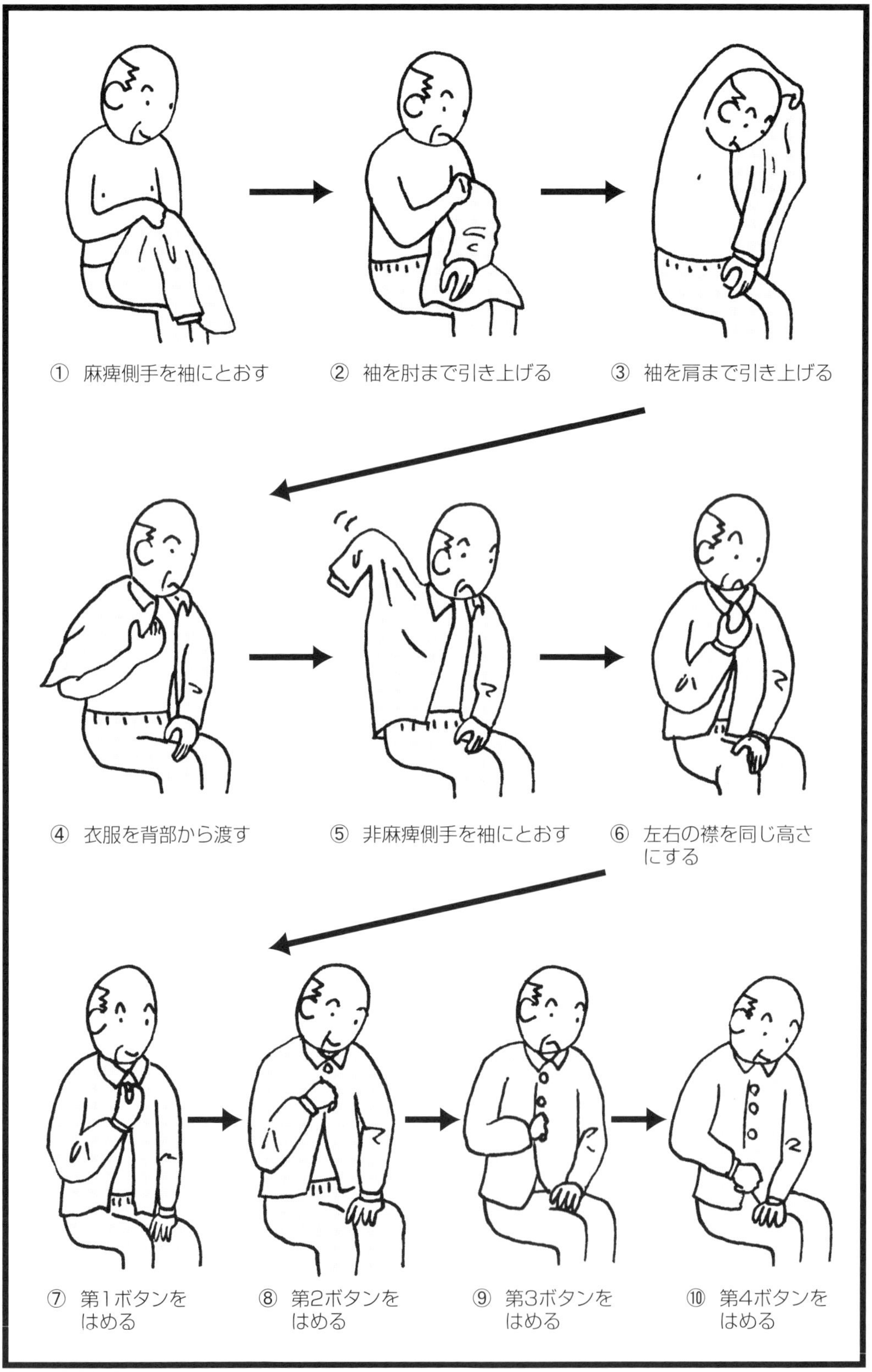
① 麻痺側手を袖にとおす
② 袖を肘まで引き上げる
③ 袖を肩まで引き上げる
④ 衣服を背部から渡す
⑤ 非麻痺側手を袖にとおす
⑥ 左右の襟を同じ高さにする
⑦ 第1ボタンをはめる
⑧ 第2ボタンをはめる
⑨ 第3ボタンをはめる
⑩ 第4ボタンをはめる

図３　着衣動作の行動要素

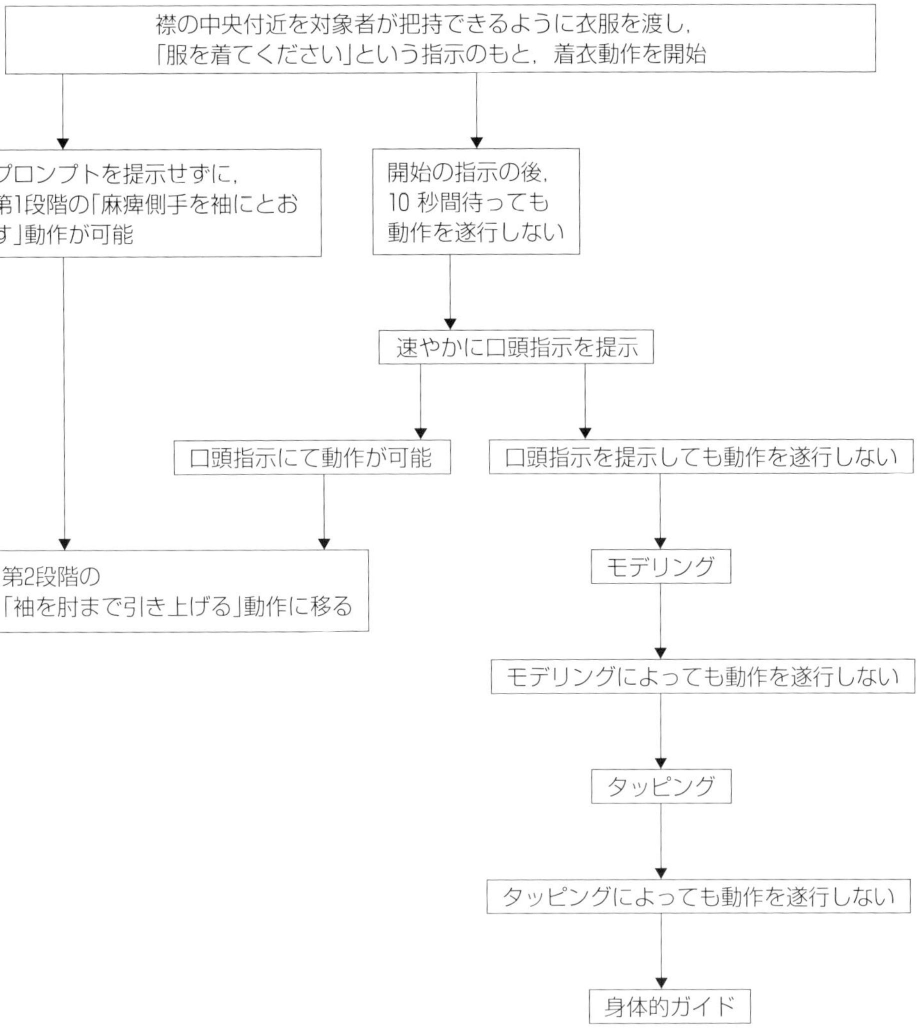

図５　プロンプトの提示方法

３．後続刺激の整備

社会的評価，社会的強化：10 種類の各行動要素において，行動を遂行できた場合には，「いいですよ」「できてますよ」と称賛した．行動を失敗した場合あるいは行動が停止した場合には，注意や促しをせず，前述のプロンプトを段階的に提示した．

また，毎回の訓練時に自力で遂行できた行動要素数を数え，上達状況をフィードバックした．

【結果】

本症例がプロンプトなしで遂行できた着衣に関する行動要素数の推移を図6に示す．通常よく実施されている着衣動作訓練を実施したベースライン期では，10種類の各行動要素のうちプロンプトなしで遂行できた行動要素数は2～3要素であった．介入後，プロンプトなしで遂行しえた行動要素数は急速に増加し，8～9要素を維持した．介入中，高次脳機能障害の変化は認めなかった．

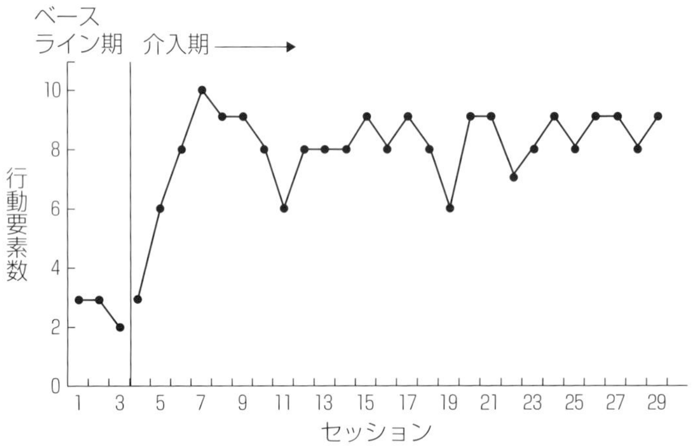

図6　プロンプトなしで遂行できた着衣に関する行動要素数の推移

【解説】

本症例では，訓練期間中に構成障害と注意障害に改善がみられなかったにもかかわらず，速やかに着衣動作は上達した．系統的なプロンプトの提示による訓練や上達状況のフィードバックが，動作学習の促進につながったものと推測される．

時間遅延法を用いたため，プロンプトは行動の誤りを修正する形で提示された．本症例は着衣動作の行動レパートリーを有していなかったことを考えると，動作手順を教示した状態からプロンプト・フェイディング法を適応してみるのも一つの方法である．

（鈴木　誠）

症例2：着座動作中の重心位置に対する介入[10)]

【症例紹介】

右恥骨坐骨骨折にて入院中の79歳，男性（A氏），第1腰椎圧迫骨折にて入院中の90歳，女性（B氏），脳梗塞により右麻痺を呈し外来通院中の60歳，男性（C氏）が対象である．いずれの症例も，立ちしゃがみ場面で重心線が後方に位置し，着座時後方へ転倒の危険性があった（図1）．口頭指示による修正は難しく，着座時には監視が必要であった．

【行動分析】

症例の視覚，平衡感覚，固有受容感覚に依存して（先行刺激）着座行動を行った場合，後方へ転倒する危険性はあるが，着座行動は成功していた．安全な着座行動を獲得するには，動作中の適切な重心位置を再学習する必要があった．

【介入】

適切な重心位置での着座行動を目標行動とした．適切な下腿前傾角度をフィードバックし，それを先行刺激として着座行動を実施させた．フィードバック音が鳴ったときや安全な着座ができた場合には，即時的に注目・称賛を行った．

1．介入手順

練習効果を確認するため，最初に通常の着座練習を実施した．次いでフィードバック装置を用いて着座練習を行った．その後，再度通常の着座練習を行った．練習効果の経時的変化を確認するため，練習は同条件で3日間実施した．

2．通常の着座練習

症例が歩行器を保持して立位になった後，「膝を前にできるだけ出しながら座ってください」という口頭指示を行い，着座練習を5回行った．側方からデジタルカメラにて撮影し，動画解析ソフトによって下腿の前方傾斜角度を測定した（図2）．

3．フィードバック練習

1）下腿前傾角度の決定

着座時の適正な下腿前方傾斜角度をフィードバックするため，腓骨頭下部に傾斜角訓練装置を取りつけた．歩行器を把持した立位から，できるだけ下腿を前方へ傾斜して着座するように依頼した．この際の下腿前傾角度をフィードバック装置の傾斜角目盛にて測定し，その値よりさらに5°前傾した際にフィードバック音が得られるよう設定した（**図3**）．

2）音フィードバックを使用した着座動作練習

通常の着座練習と同様の設定で，「音が鳴るまで膝を前に出して座ってください」という口頭指示のもと着座練習を5回行った．

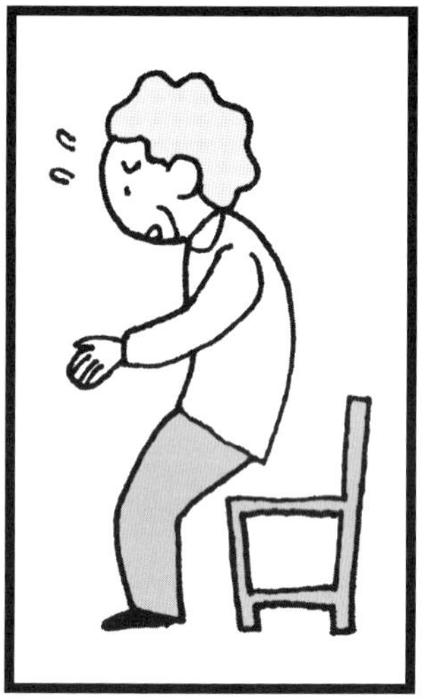

図1　着座時の後方転倒傾向

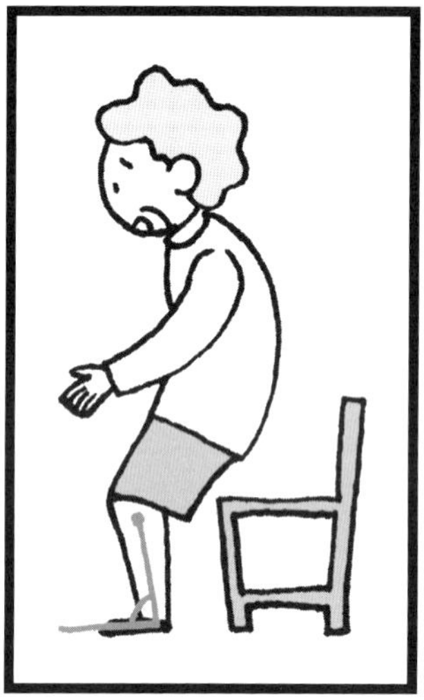

図2　下腿の前方傾斜角度の測定
値が小さいほど下腿の前方傾斜角は大きくなる．

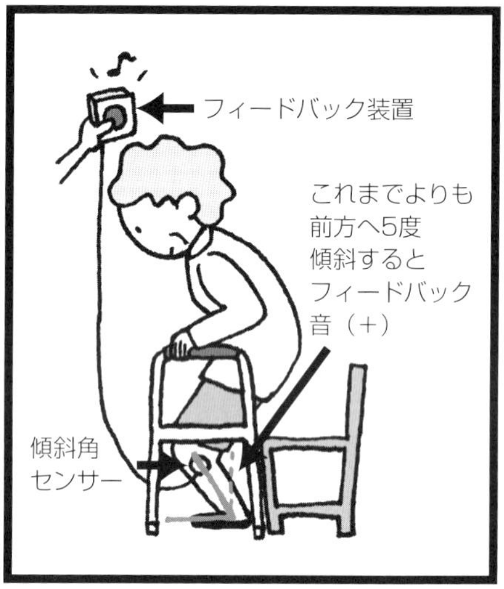
フィードバック装置
これまでよりも
前方へ5度
傾斜すると
フィードバック
音（＋）
傾斜角
センサー

図3　フィードバック練習

【結果】

A氏，B氏，C氏の通常練習1回目（計15回）の平均下腿前傾角度は，1日目，2日目，3日目の順に，それぞれ60.9±7.4度，52.5±9.5度，53.1±8.6度であり，2日目，3日目で下腿は大きく前傾していた．以上のことから，1日目，2日目の学習効果が翌日に残存することが明らかとなった．

フィードバック練習中の平均下腿前傾角度は，1日目，2日目，3日目の順に，それぞれ52.9±9.1度，45.7±6.5度，46.8±6.2度であった．通常練習2回目の平均下腿前傾角度は，1日目，2日目，3日目の順に，それぞれ52.8±11.0度，48.2±8.8度，47.7±8.5度であった．3日間とも通常練習1回目に比較し，フィードバック練習，通常練習2回目において下腿の前方傾斜角は有意に大きかった．

3日間の練習後，3名ともに後方への転倒傾向は消失し，近位での監視は必要なくなった．

【解説】

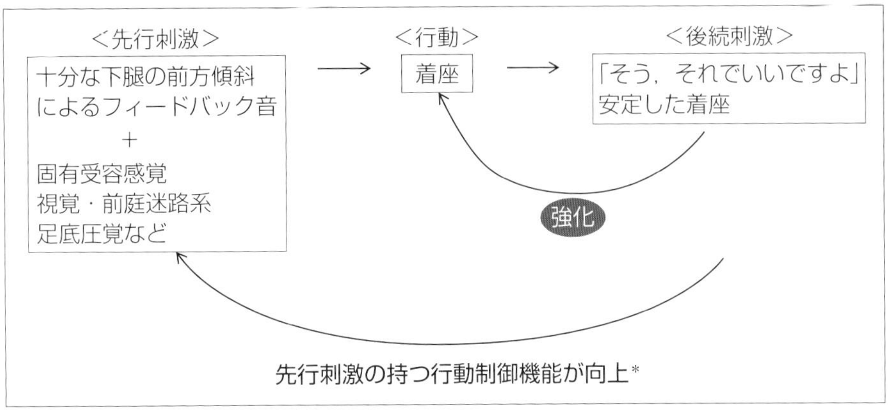

図４　フィードバック練習のABC分析

＊ある先行刺激のもとで行動すると強化刺激が得られる．これが繰り返されると，その先行刺激が持つ行動制御機能が高まる．この場合，安全な着座行動を導く，固有受容感覚などが再学習される．

立ちしゃがみ時に重心位置が後方へ偏移する現象は，高齢者でよく観察される．一般に，高齢者では足関節での重心位置調節が難しく，股関節中心の調節になることが知られている．このことから，足関節での重心位置調節の再学習は容易でないことが予想される．

しかし，今回の介入では，足関節の調節による重心位置のコントロールが可能となった．このメカニズムを分析すると**図４**のようになる．十分な下腿の前方傾斜に対してフィードバック音を加え，適正な重心位置での着座行動を練習させた．練習には強化刺激が随伴するため，これを繰り返すことで対提示されていた適切な固有受容感覚や足底の圧覚，視覚などの情報が再学習されていったと考えられる．

今回わずかな練習量によって，翌日までその効果が持続していた．今後は，練習効果の持続時間やそれを延長させるための練習頻度について，さらに検討していかなければならない．

（上村　賢・桂下直也・安藤章子）

症例3：失語症・片麻痺者の非利き手による箸操作への介入[11)]

【症例紹介】

44歳男性，診断名は左被殻出血，脳室穿破．開頭血腫除去術，脳室ドレナージ施行．第49病日より，訓練室でのリハビリが開始となった．

訓練開始時（第92病日）の意識レベルは清明だったが，右上下肢にBr. stage Ⅱの重度の片麻痺を認めた．頭部CT所見では，左前頭葉から側頭葉にかけて広範囲の損傷が認められ，損傷部位は内包，Broca野，Wernicke野を含んでいた．「読む」「書く」「話す」「聴く」のすべての言語領域において重度の障害を呈し，言語的コミュニケーションは不可能だった．ADL全般に介助を要した．食事は第87病日から全粥食が開始となり，スプーン操作は可能だった．

本症例は重度の右片麻痺があり，利き手交換を目的に左手箸操作訓練を開始した．

ベースライン期（第92〜94病日）では，訓練開始前にセラピストが実際に左手に箸を持ち，操作方法を対象者にジェスチャーと口頭指示で示しながら，円柱状スポンジブロックを箸でつまんで移動するよう教示した．しかし，箸先を合わせることすら困難で，スポンジブロックを移動することはできなかった．

【行動分析】

当初の箸操作訓練の行動について，ABC分析を行った（**図1**）．箸操作訓練の難易度が高く，また，セラピストによる指示方法がジェスチャーと口頭指示のみに偏っていたため，重度の失語症を有していた本症例では，指示内容を理解することが困難であった．そのため，訓練中に症例が多くの失敗を経験しやすく，箸操作訓練の行動が弱化されやすい状態にあると推測された．

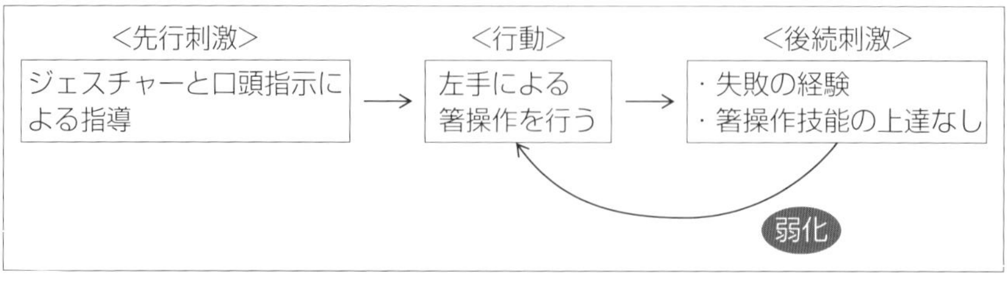

図1　ジェスチャーと口頭指示による箸操作訓練のABC分析

【介入】(図2)

1．ターゲット行動の明確化

ターゲット行動は，「非利き手で箸を操作して円柱状スポンジブロックをつまみ，左皿から右皿へ移動すること」とした．

2．介入手順

身体的ガイドを用いて非利き手による箸操作技能を形成した後に，訓練中の試行錯誤や失敗経験が少ない状況を維持しながら，身体的ガイドを徐々に減少させていくことを目指した（表1）．また，この練習過程の有効性を評価するため，2回の身体的ガイド期の間とフェイディング期の後に，プローブ期を入れた．

各期を通じて箸操作の熟練度合いを明確にするため，練習は1分間のセッションを1日に3回行い，1分間で移動できた円柱状スポンジブロックの個数を数えた．

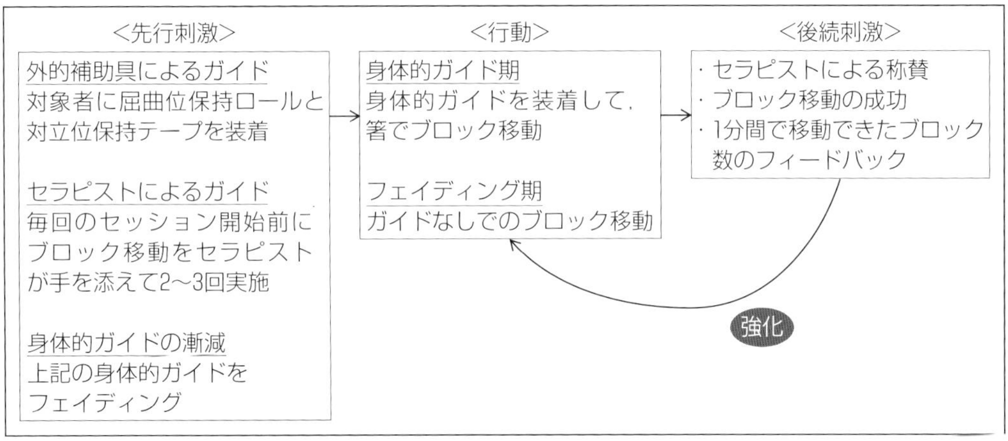

図2　身体的ガイドとフェイディングによる箸操作訓練のABC分析

表1　介入スケジュール

介入	訓練内容	期間
ベースライン期	通常の訓練	第92～94病日
身体的ガイド期	外的補助具と手を添えた誘導による訓練	第97～99病日
プローブ期	通常の訓練	第100～104病日
身体的ガイド期	外的補助具と手を添えた誘導による訓練	第105～107病日
フェイディング期	外的補助具と手を添えた誘導を漸減させた訓練	第108～121病日
プローブ期	通常の訓練	第126～128病日

3．先行刺激の整備

1）身体的ガイド期

箸先位置の安定化を図るために，屈曲位保持ロールと対立位保持テープを装着した（図3–a）．また，これらの外的補助具に合わせて，毎回のセッション開始前に円柱状スポンジブロックの移動をセラピストが手を添えて2～3回行った（図3–b）．

2）身体的ガイドフェイディング期

訓練中の失敗経験が少ない状況を維持しながら，身体的ガイドを徐々に減少させていくために，表2に示す3段階のフェイディングを適用した．

3）プローブ期

第11～13日目には，3セッションともジェスチャーと口頭指示にて箸の操作方法を症例に提示するのみとした．

4．後続刺激の整備

各期を通じて，対象者が円柱状スポンジブロックを左皿から右皿に移動できた場合には毎回，「いいですよ」「できてますよ」と称賛した．また，1分間で移動できた円柱状スポンジブロックの個数を数えて，グラフ化してフィードバックした．

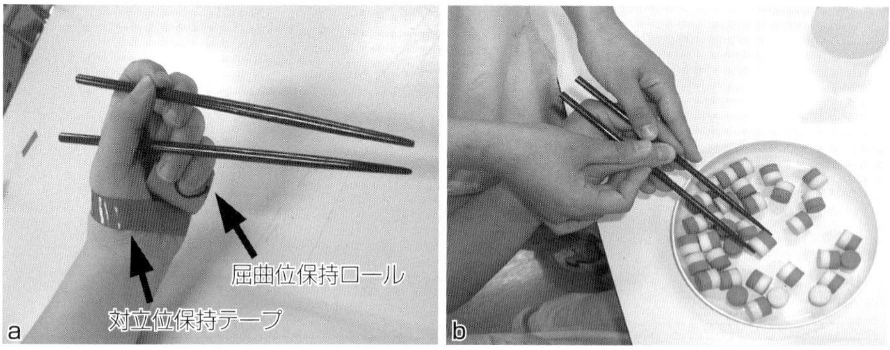

図3　身体的ガイド

a：屈曲位保持ロールは，直径30mmのスポンジゴム（アビリティーズ・ケアネット製）を，長さ35mmに切り取って使用した．対立位保持テープは，母指と小指が対立位になるように母指中手骨遠位から小指中手骨遠位にかけてテープで固定した．

b：あわせて，毎回のセッション開始前に円柱状スポンジブロックの移動をセラピストが手を添えて2～3回行った．

表2　身体的ガイドのフェイディングスケジュール

	1～3日目	4～7日目	8～10日目
1セッション目	ブロック移動の誘導	ブロック移動の誘導	ブロック移動の誘導
2セッション目	ブロック移動の誘導	箸の押し下げ，はね上げの誘導	ジェスチャー
3セッション目	ブロック移動の誘導	ジェスチャー	ジェスチャー

【結果】

図４にベースライン期，身体的ガイド期，プローブ期，フェイディング期において移動できたブロック数の推移を示す．ベースライン期では，箸でブロックをつまもうと試みるものの全く不可能であった．最初の身体的ガイドを用いた箸操作訓練によって，ブロック数は増加した．しかし，身体的ガイドを除去し，ジェスチャーと口頭指示を用いたセッションに戻したプローブ期には，ブロック数は減少傾向を示した．その後，身体的ガイドを再度導入すると，再びブロック数は増加傾向を示した．

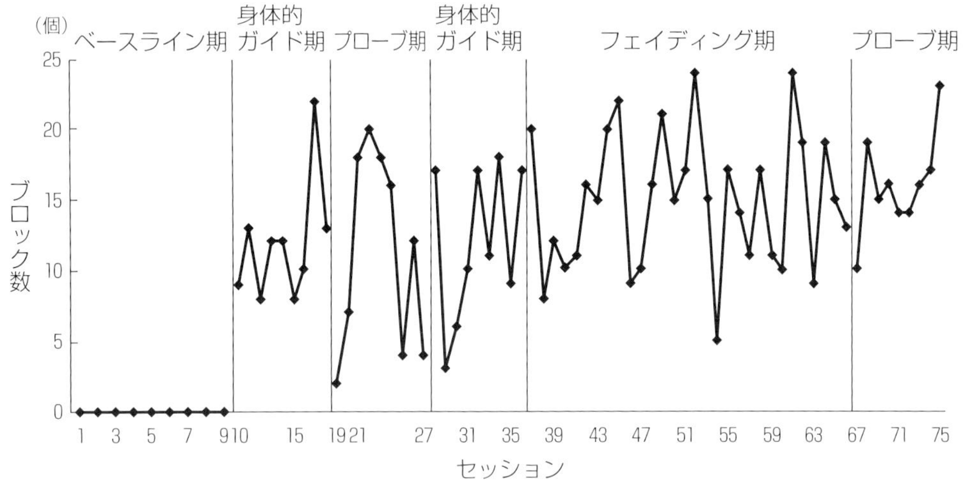

図４　箸操作で移動できたブロック数の推移

身体的ガイドによる箸操作訓練を前半に行い，その後，プロンプトを漸減させていったフェイディング期では，ブロック数は減少しなかった．また，フェイディング期の後に行ったプローブ期においては，ブロック数は減少せず，フェイディング期と同程度のパフォーマンスが維持された．右片麻痺，失語症は箸操作訓練期間中に改善を認めなかった．

【解説】

本症例では，まず身体的ガイドにより非利き手箸操作を可能とし，次にフェイディングを用いて身体的ガイドを漸減させていった．本症例の箸操作技能が介入に応じて向上したことから，言語的なコミュニケーションが困難な場合でも，身体的ガイドとフェイディングによる無誤学習が有効に機能したと考えられた．

非利き手による箸操作の学習は，コミュニケーションに問題のない片麻痺者においても難易度が高い．成功や上達という強化刺激が持つ，行動への影響力の大きさが感じられた症例である．

（鈴木　誠）

症例4：着衣動作時の座位保持が困難であった症例に対する介入[12)]

【症例紹介】

79 歳女性，診断名は右前頭頭頂葉皮質下出血による左片麻痺．第 30 病日より座位保持訓練が開始となったが，第 73 病日においても，麻痺側手を袖にとおす段階で体幹が麻痺側に傾き，着衣に介助を要していた．第 73 病日における左上下肢の Br. stage はⅡ，表在感覚と深部感覚はともに重度鈍麻であった．非麻痺側上下肢は MMT 5 であった．高次脳機能障害は，運動維持困難，左半側空間無視を認めた．

座位では，時間経過とともに徐々に体幹が麻痺側に傾き，自力で座位を保持できる時間は 20 秒以下であった．座位バランス障害は，左片麻痺，感覚障害，左半側空間無視に起因するものと考えられた．さらに，運動維持困難によって，体幹を正中位に保持させようとしても動作を持続できないことが影響していると考えられた．

ベースライン期（第 30～72 病日）では，臨床でよく実施されている鏡を用いた視覚代償による座位保持訓練，タオルサンディングや輪移動を用いた前方・側方へのリーチ訓練を行った．また，着衣動作を症例 1（行動レパートリーがない場合）の図 3（p156）と同様に 10 要素に分類し，各要素で適応的でない動作を行った場合，あるいは 10 秒間待っても動作を遂行しない場合は，対応する身体部位や衣服を軽くタッピングしながら正しい手順を口頭指示した．しかし，座位保持能力は一向に改善しなかった．

【行動分析】

通常の訓練における着衣動作時の座位保持行動について，ABC 分析を行った（図 1）．

先行刺激についてみると，体幹がどの程度傾斜しているかについての情報が提示されていなかった．後続刺激については，毎回の訓練において座位保持が困難となり，着衣動作に失敗していた．また，「体幹を正中位に保ちながら着衣する」という行動を数値として評価していなかったため，着衣動作中の座位保持がどの程度改善しているのかといった情報を対象者に提示できていなかった．そのため，毎回の訓練中に達成感を得ることは難しく，座位を保持する行動は強化されにくい状況にあったと考えられた．

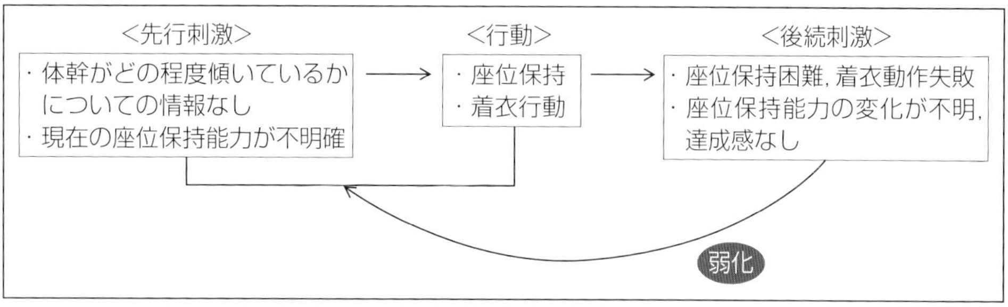

図１　着衣動作中の座位保持行動の ABC 分析

【介入】

1．介入手順

介入１では座位保持を可能にするため，ブザー音を先行刺激として体幹を正中位に戻す行動を定着させた．介入 2A では，このブザー音を減少させるために，遅延した強化刺激を利用した（ルールによる制御）．そして，このルールによる制御の有効性を検証するためにプローブ期を設け，その後再度ルールによる制御を用いた介入 2B を導入した．

2．介入１（図２）

１）ターゲット行動の明確化

ターゲット行動は「ブザー音を手がかりとして体幹を正中位に保ちながら着衣すること」である．

２）先行刺激整備

「生体傾斜角訓練装置」を対象者の左肩に貼りつけ，装置が 30 度以上麻痺側方向に傾いたときにブザー音が鳴るように設定した（図３）．毎回の訓練前に，ブザー音が鳴ったら体幹を正中位まで戻すように教示した．

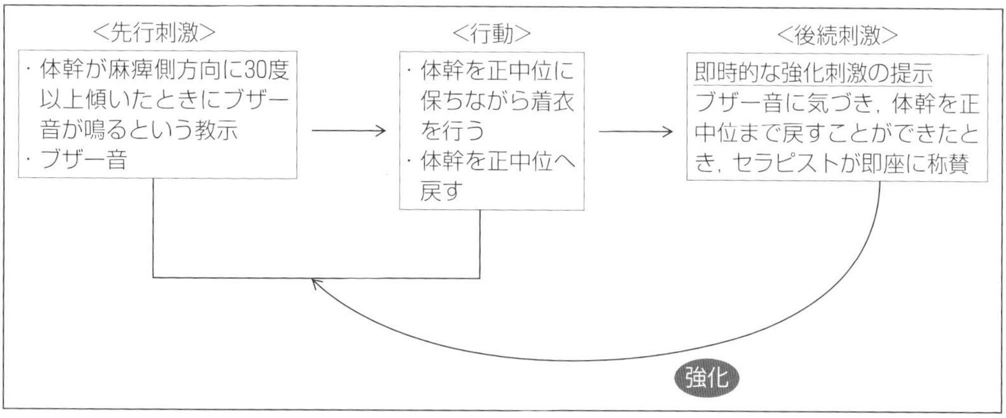

図２　介入１におけるターゲット行動の明確化と先行刺激・後続刺激の整備

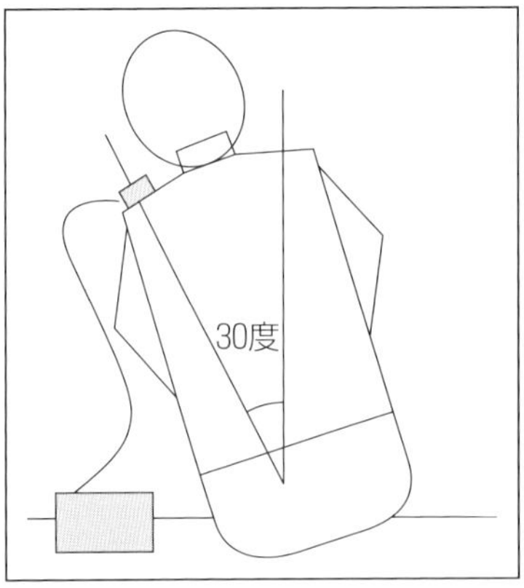

図３　生体傾斜角訓練装置を用いた座位訓練
装置が 30 度以上麻痺側方向に傾いたときにブザー音が鳴るように設定した.

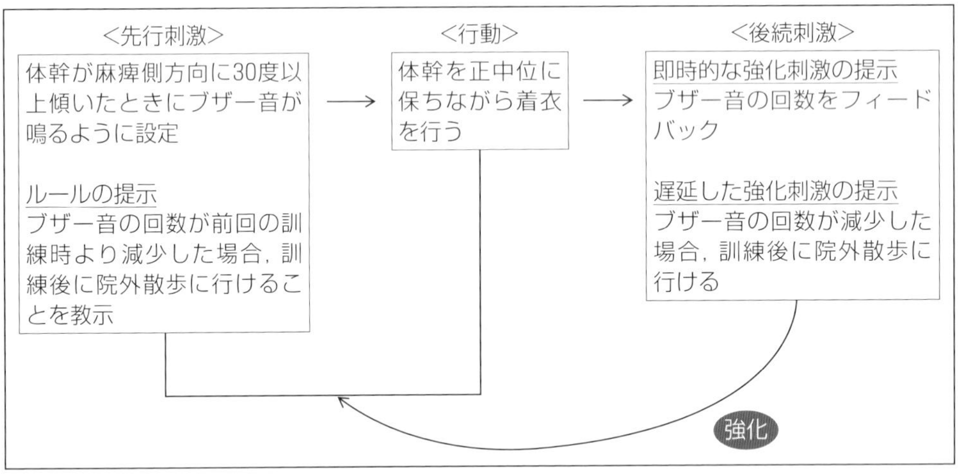

図４　介入 2A におけるターゲット行動の明確化と先行刺激・後続刺激の整備

３）後続刺激の整備

訓練中に対象者がブザー音に気づき体幹を正中位まで戻したら，「そうです，いいですね」と称賛した．また，どの程度着衣動作を遂行できたか明確にするため，毎回の訓練で遂行できた行動要素数を数えた．

３．介入２（図４）

１）ターゲット行動の明確化

ターゲット行動は「ブザー音がない状態で，体幹を正中位に保ちながら着衣すること」である．

２）先行刺激の整備

ルールとして訓練中のブザー音の回数が前回の訓練時より減少した場合，訓練後に院外散歩（対象者の好みの活動）に行けることを教示した．訓練前に，前回のブザー音の回数を伝え，ブザー音が鳴るたびに，その回数を対象者に聞こえるように数えた．

3）後続刺激の整備

訓練後，ブザー音の回数をこれまでのブザー音の回数と比較して対象者に伝えた．

前回の訓練時よりブザー音の回数が減少した場合，訓練後に院外を10分程度車いすで散歩した（活動性の強化）．

4．プローブ期

ルールの提示が座位バランス障害に対して有効であるか否かを検証するため，ルールを提示しない条件を4日間（第92～95病日）行った．この期間には，成績に関係なく訓練前に院外を10分程度車いすで散歩した．

【結果】

本症例が自力で遂行できた着衣動作に関する行動要素数の推移を**図5**に示す．ベースライン期では1段階しか遂行できなかったが，介入1開始時から急速に体幹の傾きは修正され，2日目には，すべての行動要素を自力で遂行することが可能となった．その後，獲得された着衣動作は介入2を通じて，訓練終了時の第108病日まで維持された．

体幹が麻痺側に30度以上傾いたときに鳴るブザー音の推移を**図6**に示す．介入1ではブザー音の回数が増加傾向を示したのに対し，介入2Aでは減少傾向を示した．プローブ期では再びブザー音の回数が増加傾向を示し，自ら体幹を正中位に保持する動作は減少した．プローブ期後の介入2Bでは再びブザー音の回数は減少し，最後の3セッションでは0になった．

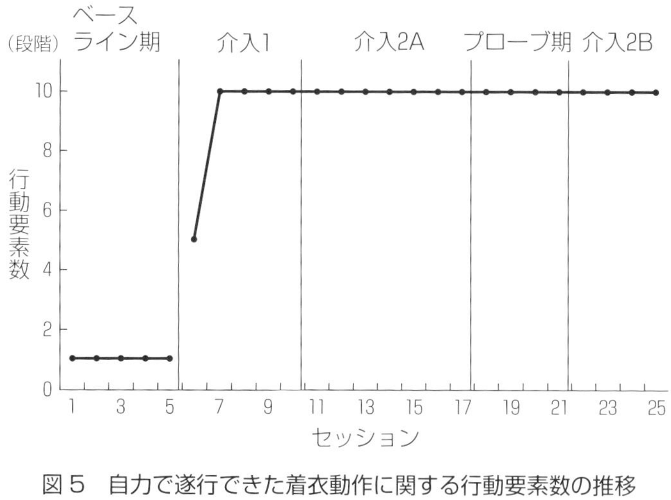

図5　自力で遂行できた着衣動作に関する行動要素数の推移
介入1から急速に行動要素数が増加した．

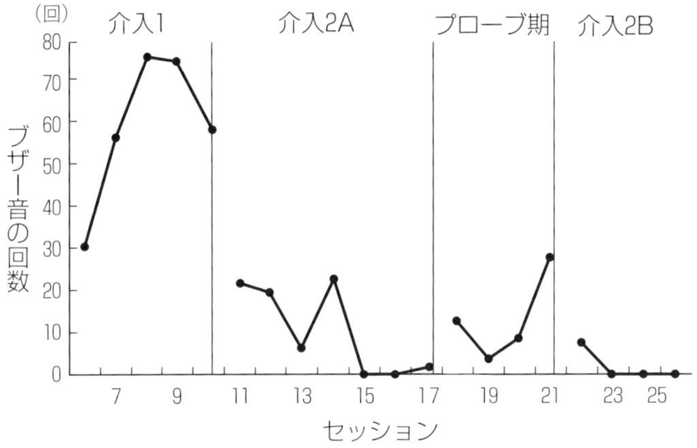

図６　ブザー音の回数の推移
介入 2A では体幹を正中位に保つ動作が増加し，プローブ期ではブザー音に依存した動作が増加した．

【解説】

本症例では，座位を保持する技術，すなわち，体幹を垂直位に保つ感覚を学習させている．称賛と着衣動作に関する行動要素数の推移を強化刺激として用いて，ブザー音を手がかりとして体幹を正中位まで戻すという行動がまず形成される．その後，「ブザー音の回数が前回の訓練時より減少した場合，散歩に行く」というルールが提示され，遅延した強化刺激として動作訓練を反復させている．その結果，運動機能・高次脳機能障害に回復がみられなかったにもかかわらず，短期間で自発的な体幹の修正が可能になった．本症例は第 73 病日の時点でも座位保持が困難な重症例であったことを考えると，驚異的な動作能力の改善といえる．

行動の成立には身体的問題だけでなく，技術や後続刺激の問題が関与することを強く感じさせられた症例である．

（鈴木　誠）

症例5：認知症患者に対する移乗動作訓練

【症例紹介】

70歳代女性，診断名は認知症，全身性エリテマトーデス，両変形性膝関節症．両足関節の背屈制限，両下肢・体幹筋力はMMTで3レベルであった．立位保持は10秒可能，立ち上がりは上肢の支持があれば可能，歩行は四点杖を使用し，軽介助で10〜20 m可能であった．この時点で改訂長谷川式簡易知能評価スケールは10点で，普段のコミュニケーションやリハビリに対する指示理解は可能であった．

車いすの自走によって院内移動が可能であった．移乗動作は「ブレーキをかけ忘れた状態で立ち上がる」「フットレストに足を乗せたままで立ち上がる」などの危険行動がみられた．担当セラピストが再三の口頭説明を行っても，動作獲得には至らない状態であった．また，動作を思ったように行えないことに対し，「いくらやってもだめだ」「うまく覚えられない」などと気落ちしてしまう場面がみられた．

身体機能や基本動作能力的には移乗動作は可能と思われ，行動分析学的介入を行うことになった．

【行動分析】

移乗動作の手順を誤る前に口頭で指示した場合は，動作を完了させることが可能であった．このことから適切な動作が行えない原因は技術的な問題ではなく，動作手順を記憶することができない知識の問題と考えられた．また，失敗を繰り返し，再三の注意を受けることにより，動作練習行動は弱化されているものと考えられた．

【介入】

1．ターゲット行動の明確化

ターゲット行動は「適切な手順を守った中での移乗動作の獲得」とした．

2．先行刺激の整備

1）文字による教示

移乗動作を6段階に分類し（図1〜3），紙面で教示した．教示は常に症例の見える位置に

①	車いすを近づけてください
②	ブレーキをかけてください
③	フットレストを上げてください
④	右手をベッドの上においてください
⑤	立ち上がってください
⑥	お尻を右にまわしてすわってください

図１　文字教示（6 段階）

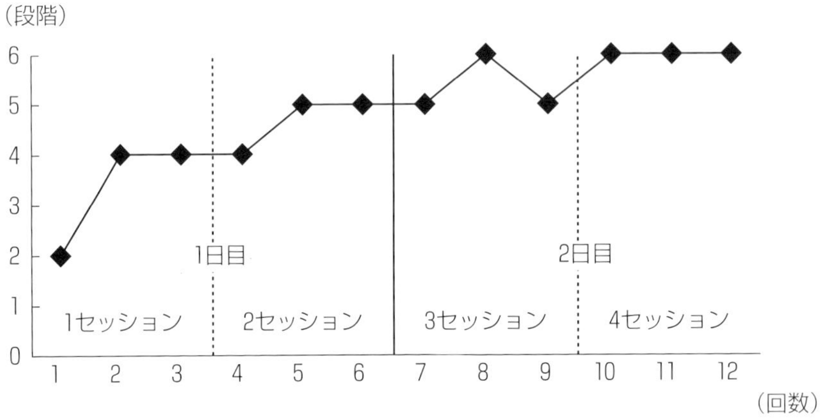

X 軸：介入回数（回数，セッション数，日数）
Y 軸：文字教示の段階（6 段階）

図２　文字教示による介入効果

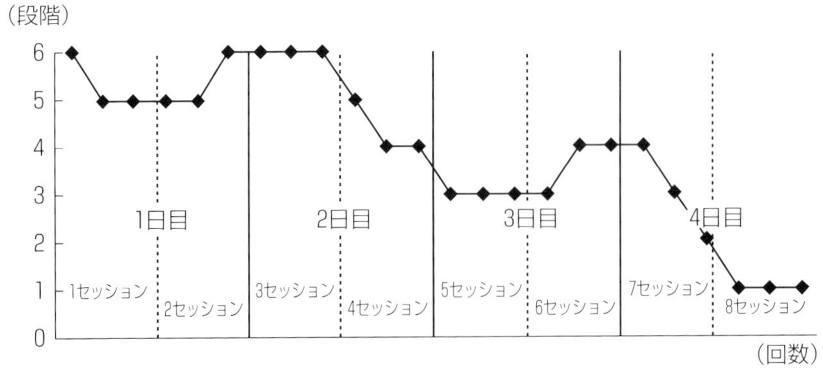

X 軸：介入回数（回数，セッション数，日数）
Y 軸：文字教示の段階（6 段階）

図３　フェイディングによる介入効果

表示し，声を出して読んでもらうようにした．介入は1セッションを3回とし，1日2セッションを行った．

2）教示のフェイディング

文字教示にて⑥の段階まで行うことができた時点から，教示のフェイディングを開始した．フェイディングは，文字教示を⑥→⑤→④…①の方向に段階的に消去していった．同一段階で4回のエラーがあった場合，前段階へ戻ることとした．

3．後続刺激の整備

1）嫌悪刺激の除去

動作を失敗したときに「そうじゃないでしょ」といった注意をやめた．手順を誤ったときは，文字教示を再度提示しながら適切な行動を口頭指示した．

2）強化刺激の整備

手順に失敗がなく，成功した場合「そうです，その調子でいいですよ」「うまくできていますよ」と称賛した．また，まわりのスタッフにも協力してもらい，周囲からの注目や称賛を多く取り入れた．

【結果】

先行刺激による文字教示開始後，2日間で動作は可能となった．文字教示による動作獲得後，4日間の文字教示のフェイディング介入で，最終的に先行刺激がなくても動作が可能となった．動作の失敗からくるネガティブな言動はほとんどみられなくなり，自ら訓練に取り組む姿勢がみられるようになった．

【解説】

知識の問題に対して，教示とフェイディングの介入が有効に機能した症例である．短期間の間に動作が獲得できており，その効果の大きさに驚かされる．逆に，口頭指示による動作指導の難しさが浮き彫りになっている．認知症患者に対する動作練習では，文字や図による教示が必須であろう．

（石井　亙）

症例6：認知症患者に対するトイレ誘導時のナースコール指導[13)]

【症例紹介】

87歳女性，診断名は右大腿骨頸部骨折．認知症（mini-mental state examination；9点）．

寝返りや立ち上がり動作は口頭指示と見守りで可能であった．尿意，便意はあるが，自ら訴えることがなく失禁を繰り返していた．失禁するたびに病棟スタッフに「トイレに行きたいときはこのボタンを押してください」との説明を受けていた．しかし，ナースコールを押す行動は出現しなかった．一方，トイレへの促しのタイミングがよかった場合（おそらく尿意，便意のタイミングと合ったとき）は，失禁することなくトイレで用をたすことができた．

【行動分析】

タイミングよくトイレへ促すと，失禁することなくトイレで用をたすことができたため，尿意，便意を感じてから排泄するまでの時間，我慢することは可能なものと考えられた．また，トイレ移動に対しての指示従事行動には問題がないものと考えられた．

以上のことから「トイレに行きたいときはこのボタンを押してください」という口頭指示が機能していないものと考えられた．ほとんどの場合，口頭指示と尿意，便意を感じるタイミングにはずれがあり，指示内容が記憶に残っていないものと推察された．

【介入】

1．介入手順

失禁が多い時間帯は，午前10～11時，および午後14～15時半の間であった．この時間帯に症例はリハビリ室で車いすに座っていることとし，目の前のテーブルの上にブザー付きナースコールを設置した．

ナースコールを押す行動を生じやすくするために，視覚・聴覚的手がかり刺激を付与した．ナースコールを押す行動ができるようになってからは，これらの刺激はフェイディングしていった（図1）．

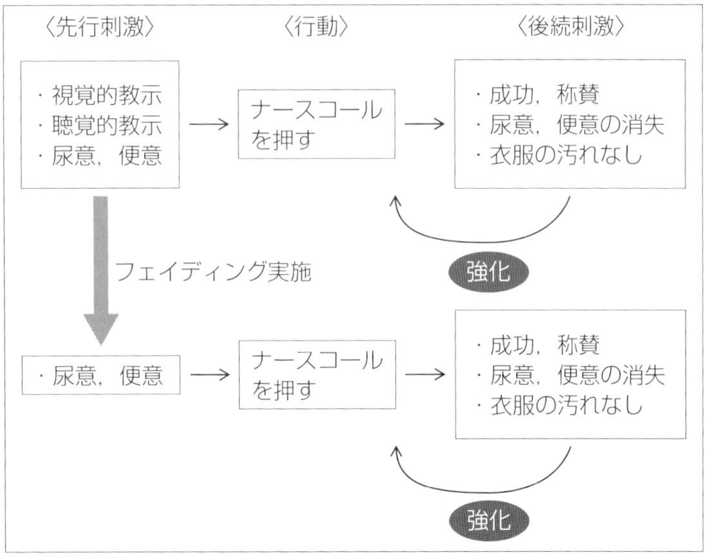

図１　介入の ABC 分析

2．ベースライン期

セラピストがリハビリ室にいる時間帯に「トイレに行きたいときはこのボタンを押してください」と口頭指示を行った．

3．介入期（図２）

1）ターゲット行動の明確化

リハビリ室にいる時間帯，トイレに行きたいときにブザー付きナースコールを押すこと．

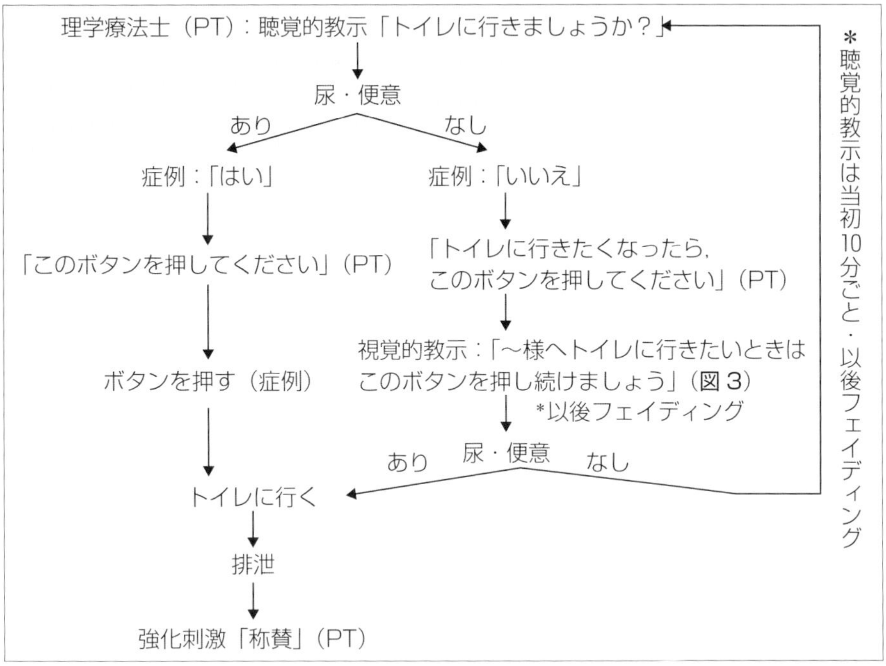

図２　介入の手順

2）先行刺激の整備

①プロンプトの付与

a. 聴覚的教示：10分ごとに「トイレに行きましょうか」と質問した．そして，「トイレに行く」と答えた場合には「このボタンを押してからトイレに行きましょう」と伝え，ブザー付きナースコールを押してもらいトイレへ行くこととした．また，「トイレに行かない」と答えた場合には「トイレに行きたいときはこのボタンを押してください」と伝えた．

b. 視覚的教示：目の前のテーブルの上にブザー付きナースコールを置き，さらに「トイレに行きたいときはこのボタンを押し続けましょう」と記載した立て札を提示した（図3）．

②プロンプトのフェイディング

a. 聴覚的教示：前日の介入において，失禁なく排泄ができた場合には，聴覚的教示を付与する間隔を広げて20分，30分，教示なしとフェイディングすることとした．

b. 視覚的教示：前日に失禁なく排泄ができた場合には，視覚的教示の文章から「行きたい」と「続けましょう」を削除して提示，さらに教示なしとフェイディングすることとした（図3）．

3）後続刺激の整備

強化刺激として，ブザー付きナースコールを押して失禁なく排泄ができた直後には，セラピストによる称賛を行った．

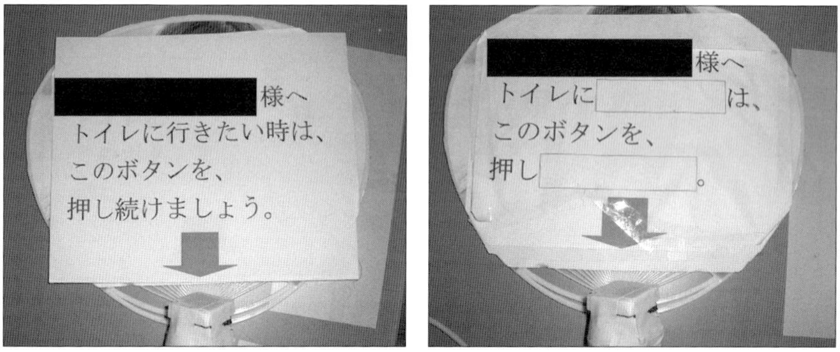

図3　文字教示が付いたブザー付きナースコール

【結果】（図4）

5日間のベースライン期は，ブザー付きナースコールを押す回数が0回，失禁回数6回でトイレでの排泄はなかった．

介入後，1日目は聴覚的教示10分ごとと視覚的教示（文字の立て札）により，ブザー付き

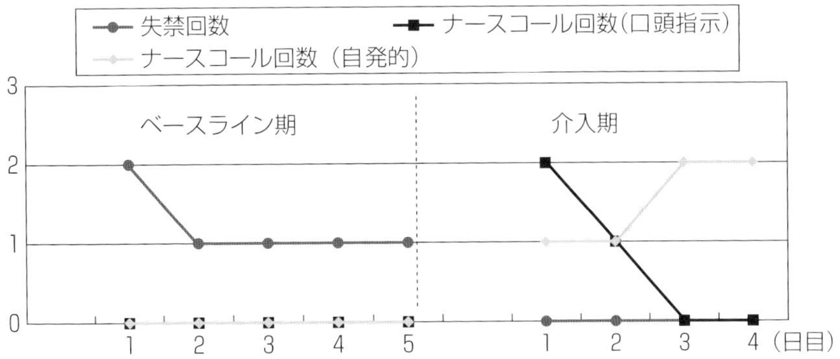

図４　介入前後の失禁回数，ナースコール回数の推移

ナースコールを押した回数が2回，自発的にブザー付きナースコールを押した回数が1回．2日目聴覚的教示は20分ごと，視覚的教示は「行きたい」と「続けましょう」を削除した．聴覚的教示直後にブザー付きナースコールを押した回数1回，自発的にブザー付きナースコールを押した回数が1回であった．3日目聴覚的教示は30分ごと，視覚的教示は変えず，自発的にブザー付きナースコールを押した回数が2回．4日目聴覚的教示，視覚的教示共にない状態で，自発的にブザー付きナースコールを押した回数が2回であった．いずれもトイレでの排泄に成功し，失禁はなかった（図４）．

介入中，トイレでの排泄が終了した後，職員に笑顔で「ありがとう」という言葉が聞けるようになった．

【解説】

尿意，便意の訴えさえもできなくなった重症認知症患者への介入である．ナースコールを押す行動を引き起こす機能を失っていた尿意，便意という先行刺激に，聴覚的手がかりと，視覚的手がかりを加えることでナースコールを押す行動を生じさせ，徐々に手がかり刺激をフェイディングしていく技法がとられている．知識の問題に対する介入の基本的戦略である．

失禁という問題行動に対して，注意を与える通常の解決方法をとった場合，失禁をなくすことは到底できなかったであろう．認知症患者に対する動作練習の可能性を感じさせてくれる症例である．

（中山直之）

行動レパートリーがない場合—ADL 訓練場面への介入—

症例7：重症片麻痺者に対する寝返り・起き上がり練習

【症例紹介】

84歳女性．診断名は脳梗塞による左片麻痺．介入前（第44〜56病日）の意識レベルは清明．左側 Br. stage は上肢Ⅱ，手指Ⅱ，下肢Ⅱであった．感覚障害は表在・深部感覚とも重度鈍麻であった．健側の MMT は上下肢3〜4レベル，体幹は2レベルであった．軽度の左半側空間無視，注意障害が疑われた．改訂長谷川式簡易知能評価スケールは18/30であり，簡単な指示理解は可能であったが，認知症が疑われた．

基本的動作は全介助レベルであり，FIM は40/126であった．第44〜50病日は，口頭指示，身体介助を加えた順方向の寝返り，起き上がり練習を実施した．寝返り動作では，口頭指示がなければ健側上肢で患側上肢を把持することができなかった．それ以降の動作には身体的介助を要した．起き上がり動作では，側臥位から on elbow に起き上がる動作に身体介助を要した．「疲れたので，もうやりたくない」など，動作練習に対して非積極的な発言が聞かれるようになった．

【行動分析】

これまでの寝返り，起き上がり動作練習では，常に失敗が随伴していた．この失敗が嫌悪刺激となって，動作練習行動を弱化しているものと考えられた．同時に，適切な感覚情報の学習を阻害しているものと考えられた．また，繰り返す失敗によって，動作練習やセラピストが嫌悪刺激化している可能性が考えられた．

失敗を回避し，寝返り，起き上がりに成功する動作練習プログラムが必要なものと考えられた．

【介入】

1．ターゲット行動の明確化

ターゲット行動は「寝返り動作の自立」「起き上がり動作の自立」である．

2．動作練習方法

動作中の失敗を回避するため，逆方向連鎖化の技法による寝返り，起き上がり動作練習を創出した．寝返り練習では，無誤学習を実現するため段階1，2では，下肢を台上に挙上させ，回転モーメントが得られやすいように，段階的難易度設定の技法を取り入れた．段階1は，患側上肢は把持させ，健側下肢は患側下肢の下にあらかじめ挿入させた．背中にクッション2個を挟んだ半側臥位，下肢を20 cm台上に挙上した状態から寝返りを実施させた．段階2では，20 cm台を10 cmに下げて，段階1と同条件から寝返りをさせた．段階3では，下肢を挙上しない状態から寝返りを実施させた．段階4では，背中のクッションを1個に減じて，下肢は20 cm台に挙上した状態から寝返りを実施させた．段階5では，20 cm台を10 cm台に下げて寝返りを実施させた．段階6では，下肢を挙上しない状態から寝返りを実施させた．段階7では，クッションを取り除き，下肢挙上のない状態から寝返りを実施させた．段階8では，患側上肢を健側で把持させ，健側下肢を患側下肢の下に挿入させて寝返りを実施させた．1日の反復回数は5回とし，2回連続して成功した場合，次の段階に進んだ（**図1**）．

起き上がり練習の段階1では，手支持座位から端座位まで起き上がらせた．段階2では，20 cm台上の肘立て位から実施させた．段階3では，10 cm台上の肘立て位から実施させた．段階4では，肘立て位から実施させた．段階5では，腋窩の下にクッション2個とバスタオルを敷いた状態から実施させた．段階6では，腋窩の下にクッション2個敷いた状態から実施させた．段階7では，腋窩の下にクッション1個敷いた状態から実施させた．段階8では，腋窩の下にバスタオルを敷いた状態から実施させた．段階9では，側臥位から両足をおろして起き上がらせた．1日の反復回数は5回とし，2回連続して成功した場合，次の段階に進んだ（**図2**）．寝返り・起き上がり練習とも，その日できた最大の段階数を記録し，グラフにしてフィードバックした．また課題が成功した場合は，即時的に注目・称賛を与えた．

【結果】

寝返り，起き上がり動作段階の推移を**図3**に示す．

寝返り動作は，介入1日目で2段階まで可能となり，9日間の介入で寝返り動作が可能となった．9日間中，7日間で段階の上昇が得られていた．起き上がり動作は介入1日目で1段階に成功した．14日間の介入で仰臥位から端座位までの起き上がりが可能となった．14日間中，9日間で段階の上昇が得られていた．

介入後，動作練習に対する非積極的な言動は消失した．第67病日の時点で，運動麻痺，感覚障害に変化は認められなかった．また，高次脳機能障害および認知機能にも著変がなかった．

【解説】

片麻痺者の寝返り動作は，健側上肢で患側上肢を把持する動作と寝返る方向への体幹・骨盤の回旋を一連の動作で実施するのが最も難しく，ここで介助が必要な症例を多く経験する．また起き上がり動作では，側臥位からon elbowに至る動作が最も難しく，この段階で失敗を繰り返す症例がほとんどである．繰り返す失敗は，動作練習中にいらいらなどの負の感情，やる

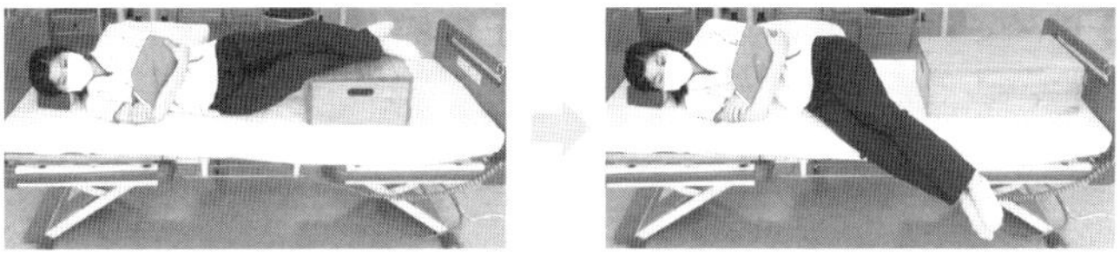

段階 1：背中にクッション 2 個，20 cm 台利用

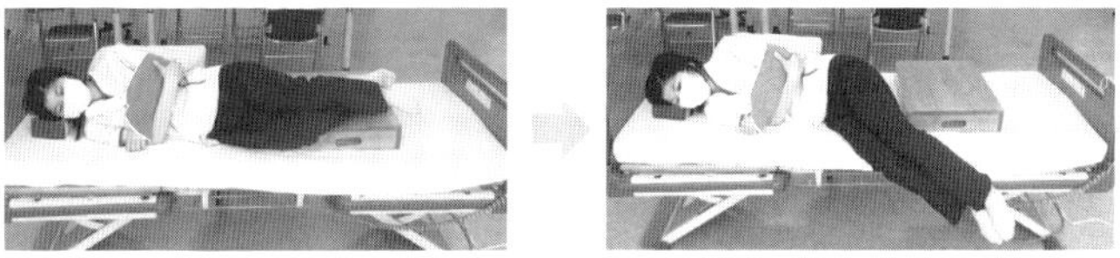

段階 2：背中にクッション 2 個，10 cm 台利用

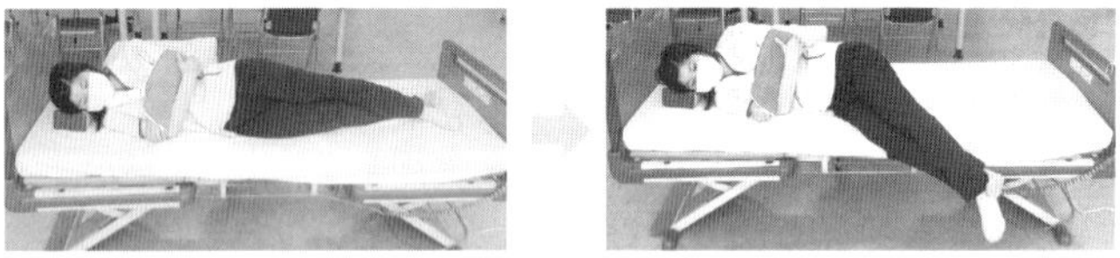

段階 3：背中にクッション 2 個，台なし

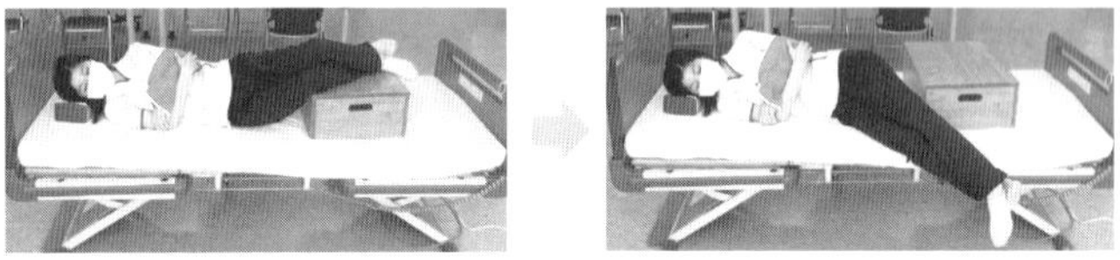

段階 4：背中にクッション 1 個，20 cm 台利用

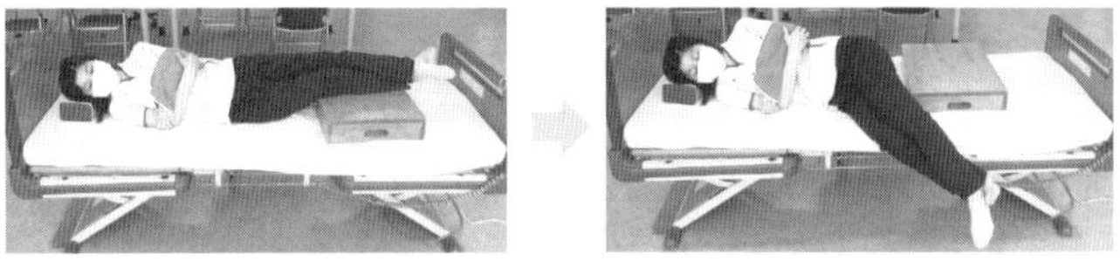

段階 5：背中にクッション 1 個，10 cm 台利用

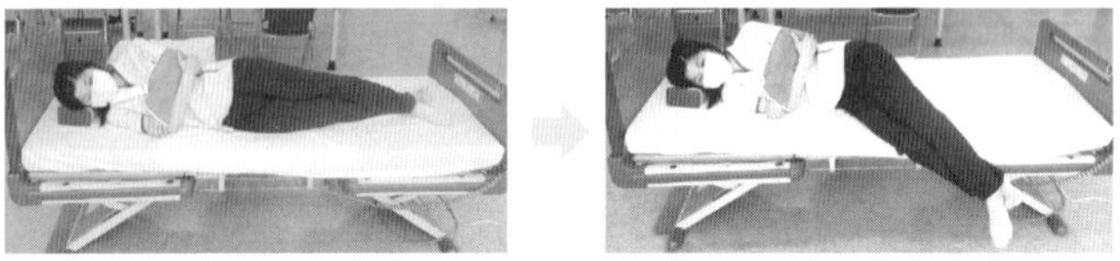

段階 6：背中にクッション 1 個，台なし

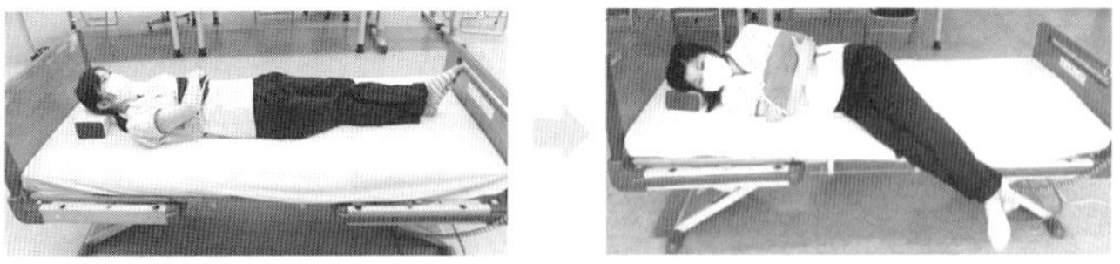

段階 7：クッションなし，台なし

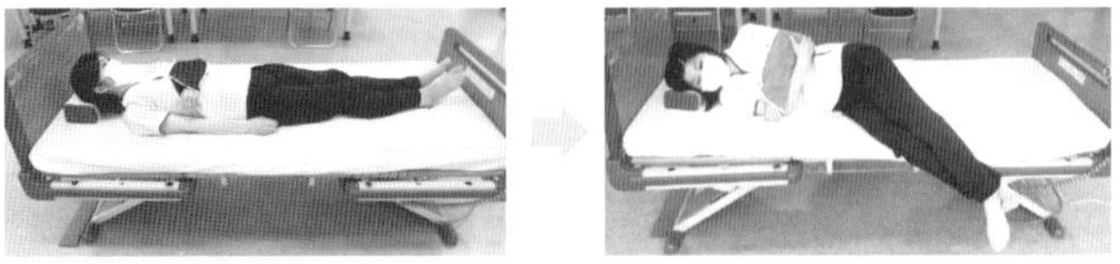

段階 8：クッションなし，台なし

図 1　逆方向連鎖化による寝返り練習

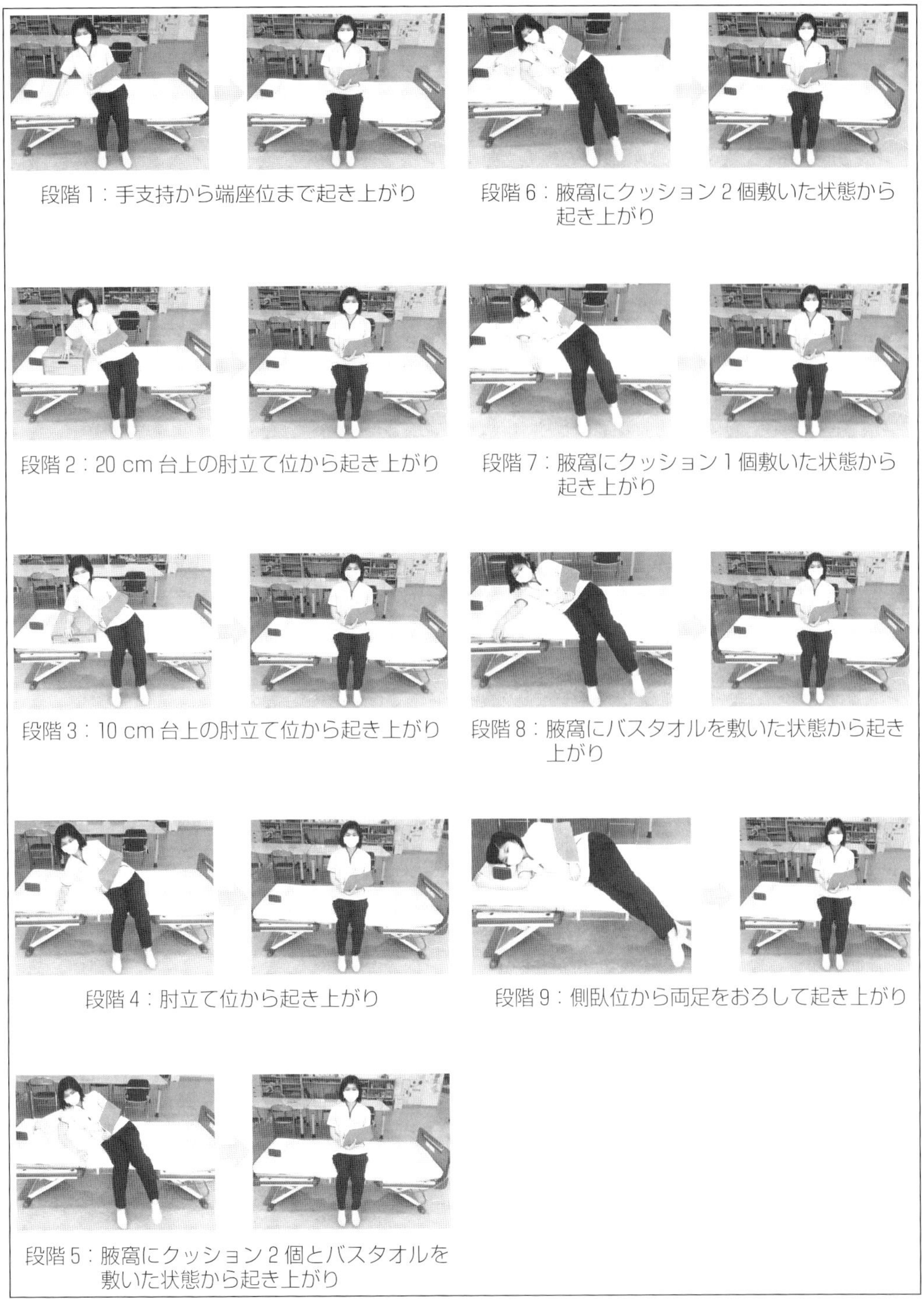
段階 1：手支持から端座位まで起き上がり
段階 2：20 cm 台上の肘立て位から起き上がり
段階 3：10 cm 台上の肘立て位から起き上がり
段階 4：肘立て位から起き上がり
段階 5：腋窩にクッション 2 個とバスタオルを敷いた状態から起き上がり
段階 6：腋窩にクッション 2 個敷いた状態から起き上がり
段階 7：腋窩にクッション 1 個敷いた状態から起き上がり
段階 8：腋窩にバスタオルを敷いた状態から起き上がり
段階 9：側臥位から両足をおろして起き上がり

図 2　逆方向連鎖化による起き上がり練習

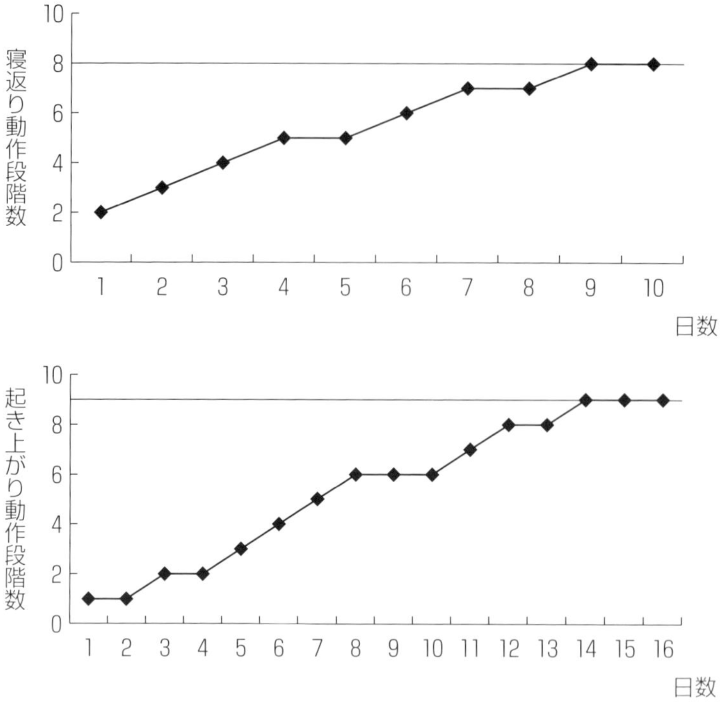

図３　寝返り・起き上がり動作段階の推移

気の低下などのネガティブな心的事象を生じさせ，学習効率が低下する．

今回の介入では，逆方向連鎖化の技法によってこれらの失敗を回避できたことが，短期間での動作獲得に寄与したものと推察された．

今後，寝返り・起き上がりの練習には，逆方向連鎖化の技法を用いた段階的な難易度設定が可能な練習方法を実施すべきであろう．

（岡田一馬・中田衛樹）

症例8：重症片麻痺者に対する移乗動作練習

【症例紹介】

76歳女性．診断名は脳梗塞による左片麻痺．介入前（第80～83病日）の意識レベルは清明．左側Br. stageは上肢Ⅰ～Ⅱ，手指Ⅰ，下肢Ⅱであった．表在・深部感覚は重度鈍麻であった．健側のMMTは上下肢4～5レベル，体幹は3レベル，右膝等尺性膝伸展筋力は0.40 kgf/kgであった．軽度の注意障害が疑われた．改訂長谷川式簡易知能評価スケールは18/30であり，認知症が疑われた．ADLには全般的に介助が必要であり，FIMは43/126であった．第84～94病日は，病棟にて車いすからベッドへの移乗動作練習を実施した．口頭指示があれば，健側上肢にてブレーキ操作やフットレストの操作は可能となった．しかし，車いすからベッド柵を把持し立ち上がる動作や立位保持には，介助を必要とした．また立ち上がってから，ベッドへの殿部の回旋には多大な介助を要した．

病棟スタッフからは，実施可能な動作も口頭指示がなければ行わないなど，移乗動作に対して依存傾向が強いことが報告されていた．また，練習中には，「練習してもできない」「難しい」などのネガティブな発言が聞かれるようになっていた．

【行動分析】

移乗動作では立ち上がり，立位保持，方向転換，着座などの動作が必要である．片麻痺者が40 cm台からの立ち上がりに必要な筋力の自立閾値は0.60 kgf/kgと報告されている[14)]．また，健常者の40 cm台からの片脚立ち上がりには，0.62 kgf/kg[15)]，0.67～0.68 kgf/kg[16)]程度の膝伸展筋力体重比が必要なことが報告されている．本症例の膝伸展筋力体重比はこれらの値を大きく下回っており，患側の支持性も期待できない状態であった．つまり，技術の問題以前に，下肢筋力低下という身体機能の問題に対する配慮が必要と考えられた．

本症例は移乗する際に，常に介助が必要であり，練習を繰り返しても失敗や上達がない状態が続いていた．移乗動作に嫌悪刺激が随伴しており，このことが症例のネガティブな発言や依存傾向に結びついているものと考えられた．成功・上達が得られ，動作練習プログラムが必要と考えられた．

【介入】

1．ターゲット行動の明確化

ターゲット行動は，「車いすからベッドへの移乗動作の自立」である．

2．介入方法

病棟ベッド周囲の環境整備として，移乗動作練習が実施しやすいよう，病棟ベッドの配置転換を実施した．またベッドでの端座位保持に不安定感を訴えていたため，硬めのマットレスへ変更および立ち上がりが実施しやすいように，L 字バーの設置を実施した．

第 95 病日より，段階的な難易度設定による移乗動作練習を開始した．立ち上がりの難易度を低減するために，第 1 段階の課題は，55 cm 台から縦手すりを用いて立ち上がることとした．これは座面高を上げることで，立ち上がりに必要な筋力を低下させるとともに，上肢による身体の引き上げを立ち上がりの動力として使用するためである．また，縦手すりに抱きつくように立位保持を行えるため，健側支持基底面内に重心線をコントロールしやすく，立位バランスの点でも有利である．

第 2 段階は，50 cm 台から縦手すりを用いた立ち上がり．第 3 段階は，45 cm 台から縦手すりを用いた立ち上がり．第 4 段階は，車いすから縦手すりを用いた立ち上がりとした．第 5 段階は，55 cm 台から L 字バーを用いた立ち上がり．第 6 段階は，50 cm 台から L 字バーを用いた立ち上がり．第 7 段階は，45 cm 台から L 字バーを用いた立ち上がり．第 8 段階は，車いすから L 字バーを用いた立ち上がりとした．第 9 段階からは立位での方向転換の要素を取り入れた．まず，L 字バーを把持した立位で健側のカーフレイズ．第 10 段階は，L 字バーを把持し立位で 30°のピボッドターン．第 11 段階は，L 字バーを把持し立位で 60°のピボッドターン．第 12 段階は，L 字バーを把持し立位で 90°のピボッドターン．第 13 段階は，車いすから L 字

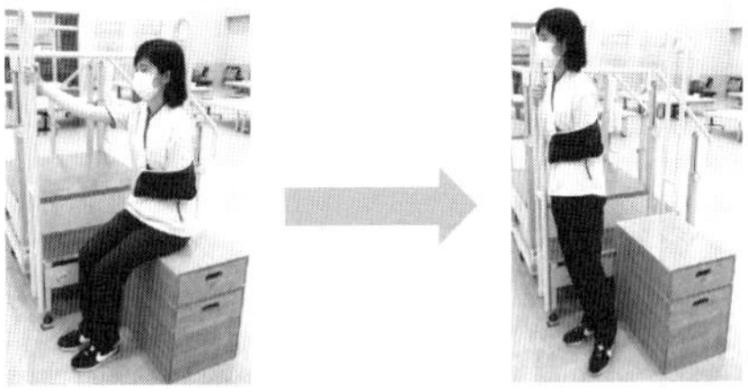

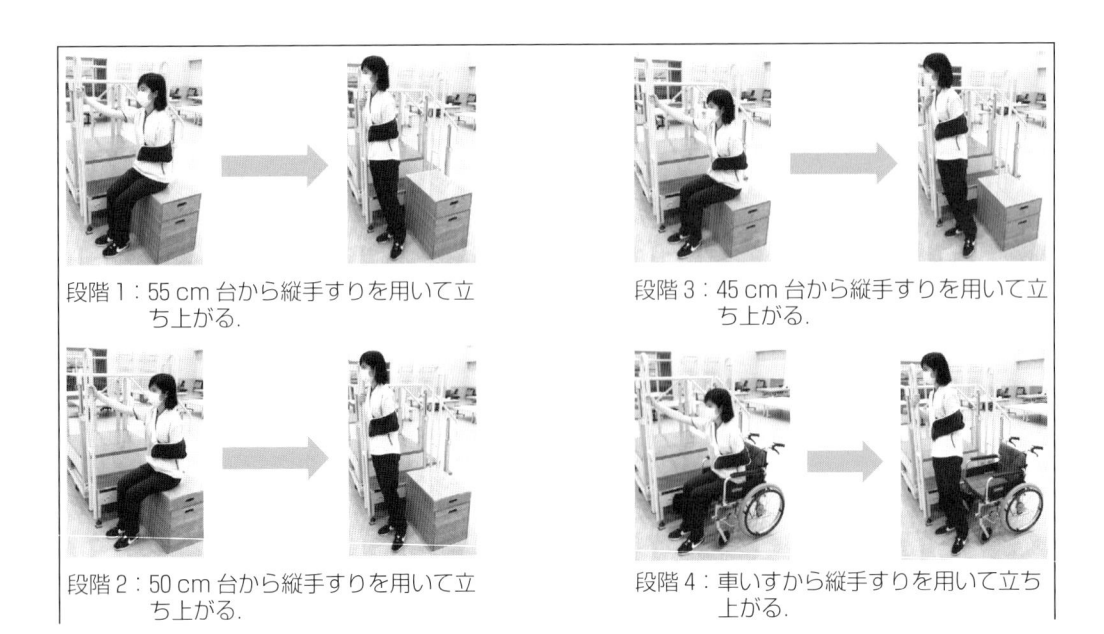

段階 1：55 cm 台から縦手すりを用いて立ち上がる．

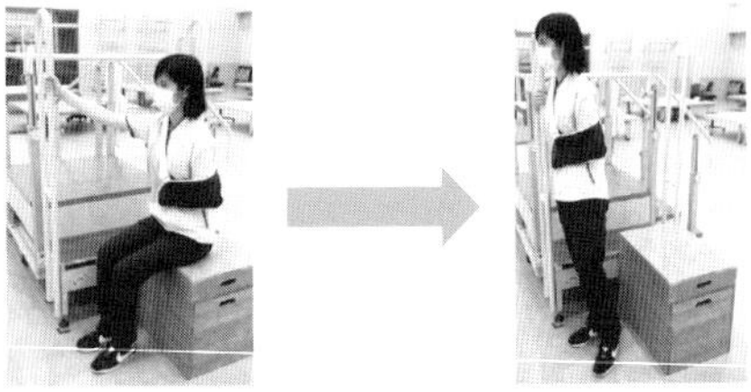

段階 2：50 cm 台から縦手すりを用いて立ち上がる．

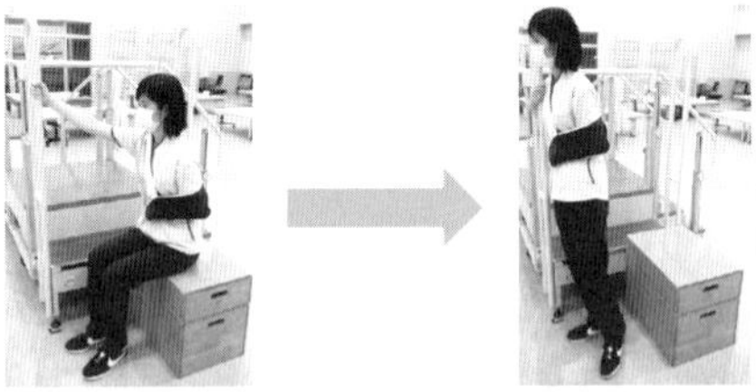

段階 3：45 cm 台から縦手すりを用いて立ち上がる．

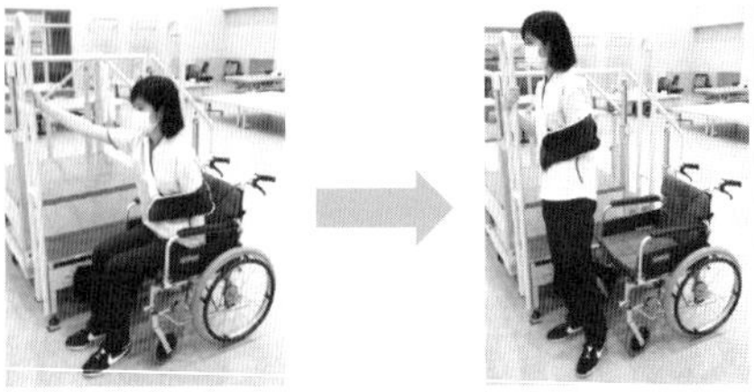

段階 4：車いすから縦手すりを用いて立ち上がる．

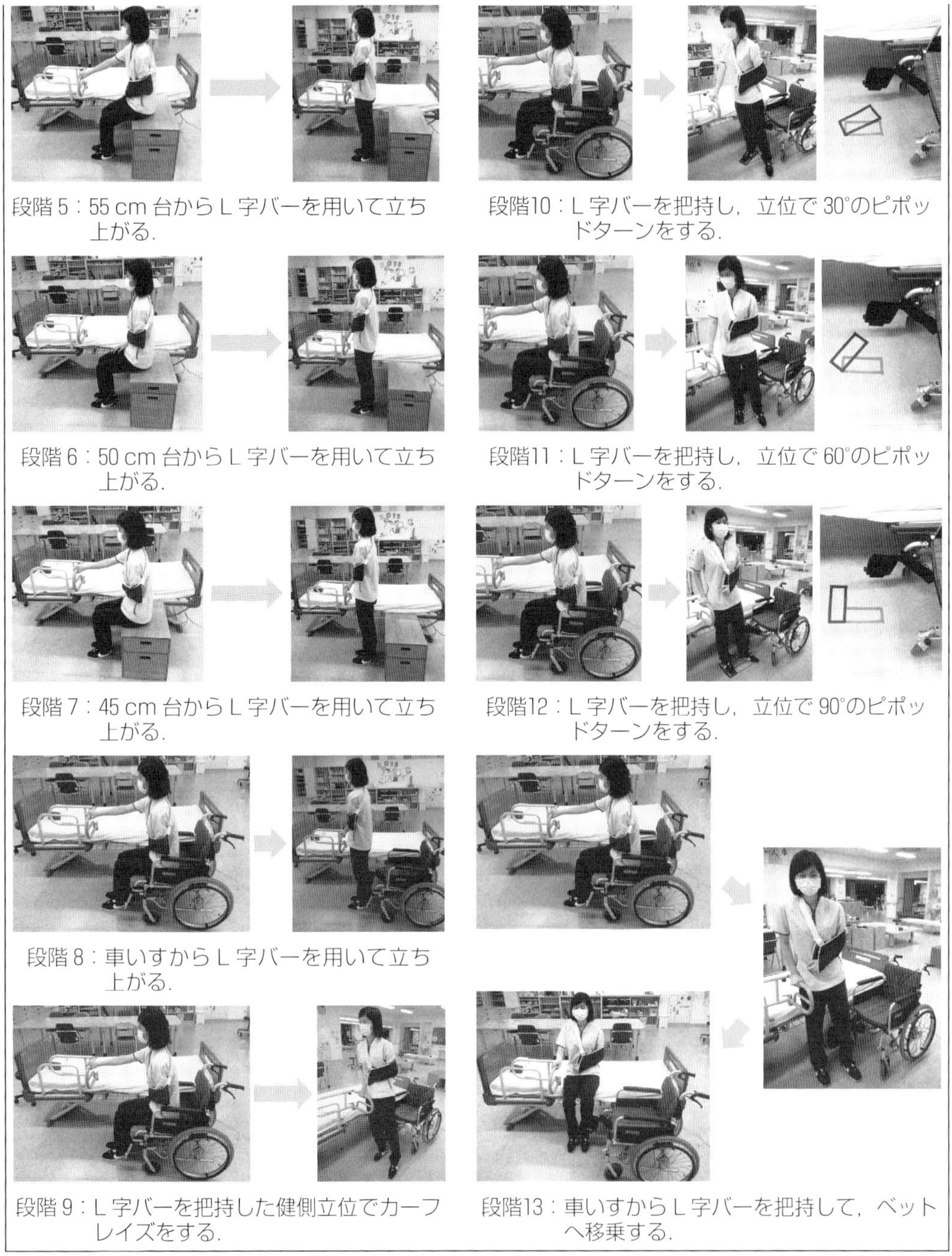
段階5：55 cm 台からL字バーを用いて立ち上がる.
段階6：50 cm 台からL字バーを用いて立ち上がる.
段階7：45 cm 台からL字バーを用いて立ち上がる.
段階8：車いすからL字バーを用いて立ち上がる.
段階9：L字バーを把持した健側立位でカーフレイズをする.
段階10：L字バーを把持し，立位で30°のピボットターンをする.
段階11：L字バーを把持し，立位で60°のピボットターンをする.
段階12：L字バーを把持し，立位で90°のピボットターンをする.
段階13：車いすからL字バーを把持して，ベットへ移乗する.

図1　移乗動作練習方法

バーを把持してベッドへの移乗である（**図1**）．1セッションの練習回数は5回とし，介助なしで段階に成功した際は，次の段階に取り組んだ．そして，その日できた最大の段階数を記録し，グラフにてフィードバックした．また課題が成功した場合は，即時的に注目・称賛を与えた．

【結果】

移乗動作練習の段階数の推移を**図2**に示す．第1日目で第1段階が可能となり，第8段階まで順調にクリアした．介入開始後，ネガティブな発言は聞かれなくなった．第9段階のピボッドターン練習も停滞も少なく実施可能であった．第18日目に，初めて車いすからベッドへの移乗動作が独力で可能となった．介入18日間中，12日間で段階の上昇が得られていた．

介入後，第120病日の時点で，運動麻痺，感覚障害，認知機能に変化は認められなかった．右膝等尺性膝伸展筋力は0.53 kgf/kgに改善していた．病棟でも，監視下での移乗が自立し，依存的な態度はみられなくなった．

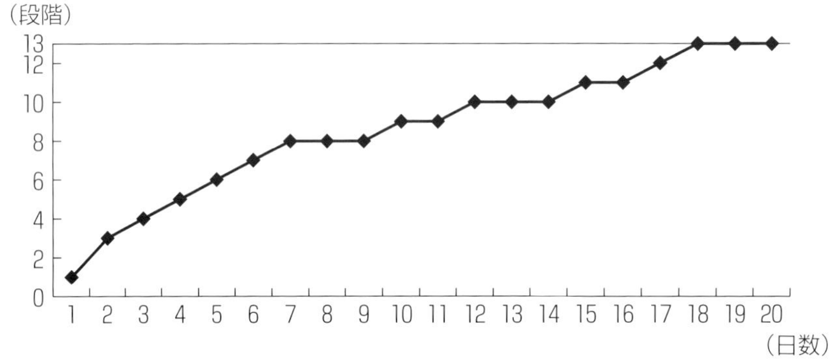

図2　移乗動作練習の段階数の推移

【解説】

重症片麻痺者では患側下肢の支持性が期待できないため，移動動作中の立ち上がりには大きな健側筋力が必要となる．70歳代高齢女性の膝伸展筋力は0.46 kgf/kgと報告されており[17]，片脚での立ち上がりに必要な筋力を容易に下回ってしまう．筋力トレーニングには，努力や継続が必要であり，認知症を合併した対象者では導入が容易ではない．よって動作練習の中での筋力増強が望まれる．

本介入では，段階的難易度設定による立ち上がり練習を導入したことで成功させながら，立ち上がり練習の反復が可能であった．これによって筋力増強が得られ，車いすからの立ち上がり獲得に結びついたものと考えられた．方向転換についても，回転角度を段階的に増加させることで無誤学習過程を創出することが可能であった．

移乗に対する介入では，立ち上がり，方向転換，着座など，それぞれの行動要素に対する段階的な難易度設定が有効なものと考えられた．

（岡田一馬・中田衛樹）

行動レパートリーがない場合—ADL 訓練場面への介入—

症例9：重症片麻痺者に対する座位保持訓練

【症例紹介】

80 歳代女性，診断名は心原性脳塞栓，右中大脳動脈領域に広範囲の梗塞巣が認められた．

端座位訓練開始時（発症から 19 病日）の意識レベルは清明であった．運動麻痺は，左側の Br. stage が上肢・手指・下肢 I レベルであった．非麻痺側の MMT は上下肢 4 レベル，麻痺側の表在・深部感覚は脱失していた．改定長谷川式簡易知能評価スケールは 9 点であった．重度注意障害と左半側空間無視，Pusher 現象を認めた．網本ら[18]による Pusher 評価チャートでは，座位 2，立位 2，歩行 2 であり計 6 点の最重症レベルであった．排泄，更衣，起居動作など ADL 全般に介助を要していた．

介入前の端座位は，右上下肢の著明な突っ張りを認め，台を使用した右前腕支持でも座位を保持することはできなかった．

【行動分析】

介入前の座位保持行動について，ABC 分析を行った（図 1）．先行刺激についてみると，セラピストの口頭指示や身体的ガイドが行われていたが，座位保持は全くできていなかった．このため，座位に成功するための適正な感覚が経験できていなかった．さらに，座位時は麻痺側に骨盤が傾斜し，脊柱が患側凸となっていた．左側の脊柱起立筋は麻痺しているため，患側凸

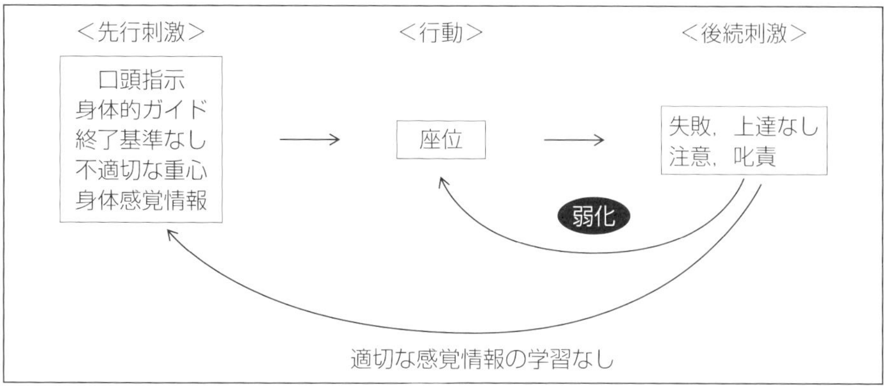

図 1　介入前の ABC 分析

の側彎を修正することはできなかった．右側の脊柱起立筋の活動は，患側凸の側彎を助長するように働くしかなかった．

後続刺激として，訓練中の失敗やセラピストからの注意を多く経験していた．また，動作の改善状況がわからず，どの程度の時間，座位保持できれば練習が終了するのかも提示されていなかった．座位保持の難易度は高く，練習行動は強化されにくい状況にあるものと考えられた．第20病日より，応用行動分析学に基づく端座位訓練を開始した．

【介入】

適切な固有受容感覚を学習させるため，段階的難易度設定の技法を用いた無誤学習プログラムを立案した．いずれの段階において，身体的ガイド回数が0になれば，次の段階へ移行した．

1．ターゲット行動の明確化

ターゲット行動は「3分間の端座位保持」とした．

2．無誤学習プログラム（図2〜図8）

第1段階として，背もたれ椅子に腰かけ，非麻痺側は壁に寄りかかり，さらに麻痺側殿部下

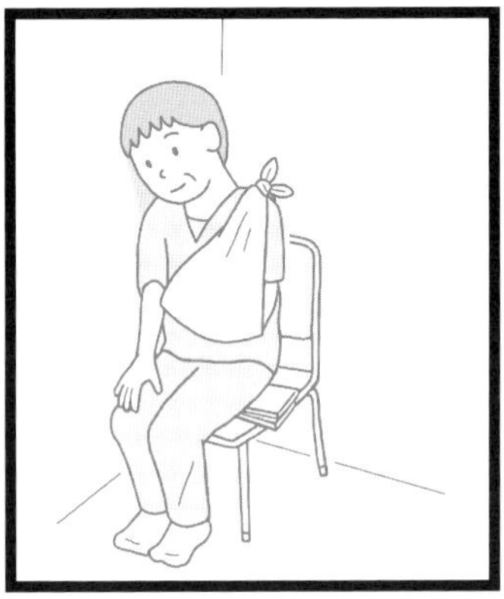

図2　第1段階

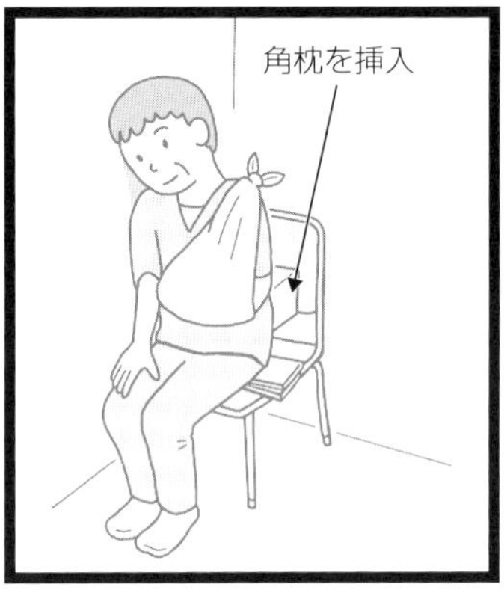

図3　第2段階

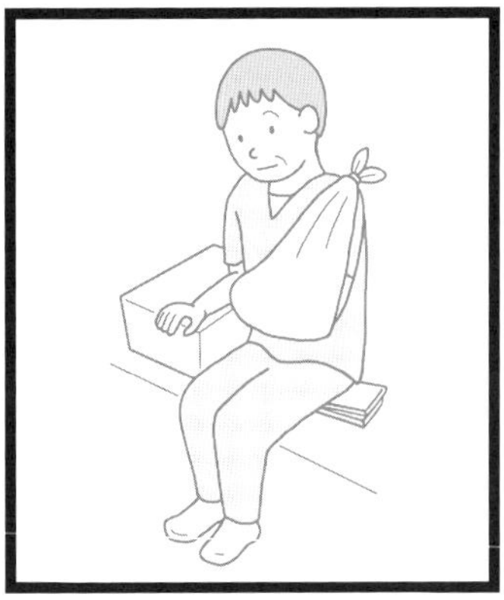

図4　第3段階

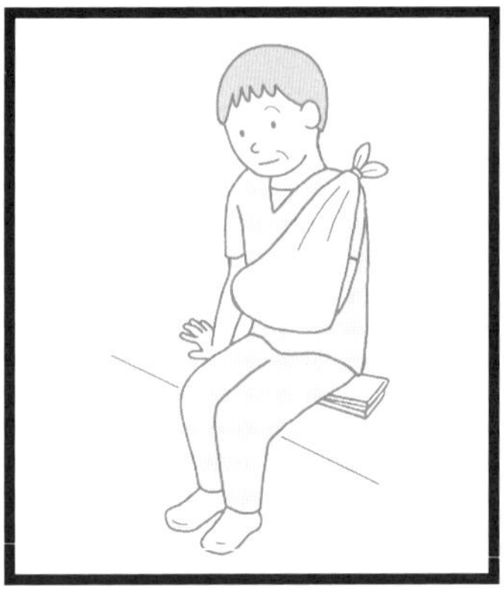

図5　第4段階

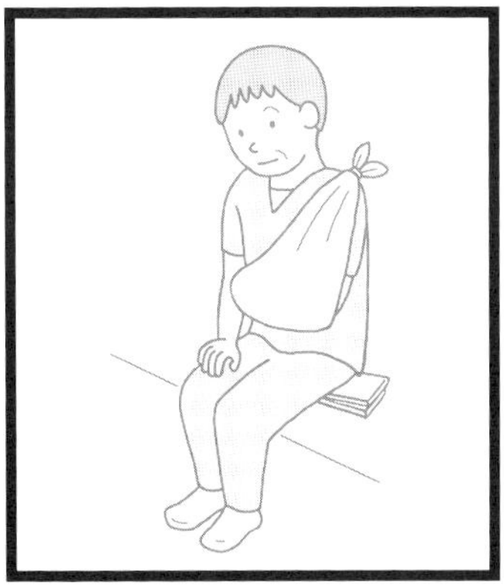

図６　第５段階

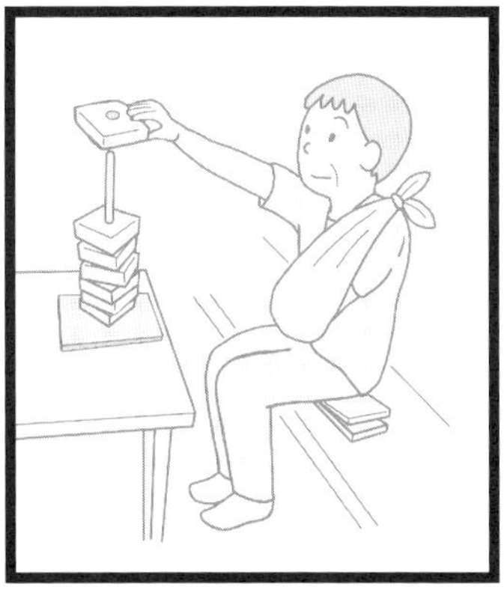

図７　第６段階

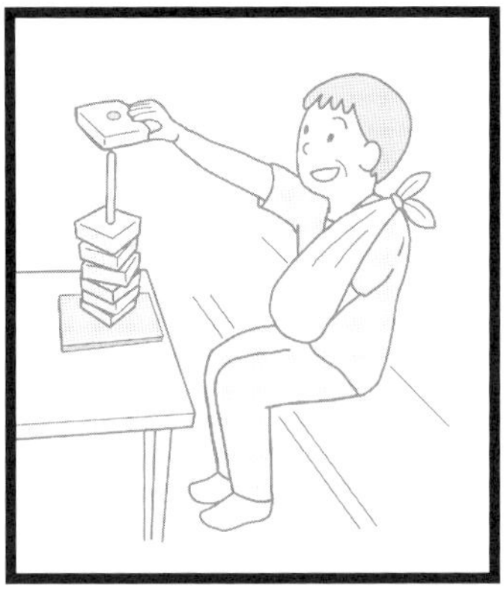

図８　第７段階

に5°の楔を挿入した座位訓練から開始した．第2段階では，背部を全面支持しないよう，角枕を挿入して支持面基底面を減少させた．第3段階では，非麻痺側の壁と背部の支持をなくし，プラットホーム上端座位で麻痺側殿部下に5°楔を挿入，25 cm 台上への前腕支持とした．第4段階では，5°楔ありの手支持（プラットフォーム上），第5段階では，5°楔ありの手支持（大腿前面）とした．第6段階では，5°楔ありの状態での上肢リーチ（棒刺し20回），第7段階では，5°楔なしの上肢リーチ（棒刺し20回）とした．

また，症例に目標への接近を視覚・聴覚的にフィードバックするため，デジタルタイマーを眼前にかざし，後方でセラピストがカウントダウンを行った．訓練中の身体的ガイド数を記録し，前日の身体的ガイド数と座位段階を症例に伝えてから訓練を開始した．

3．後続刺激の整備

3分間の座位保持に成功する，または前日より身体的ガイド数が減少していた場合，即時的に注目・称賛した．さらに身体的ガイド数をグラフ化してベッドサイドに提示し，改善がみられた場合には，看護師，家族などからも注目・称賛が与えられるよう配慮した．

【結果】

本症例の各段階における座位保持中の身体介助数を図９に示す．介入開始後，第1段階は，4日目に成功した．段階をクリアできない日にも，身体介助数の減少がみられた．そして，介入開始から18日間で，座位での前方上肢リーチが可能となった．

介入後の第38病日には，座位でのPusher現象は完全に消失し，Br. stageは上肢・手指はⅠ，下肢はⅡとなった．注意障害や半側空間無視などの高次脳機能障害，認知機能には変化がみられなかった．

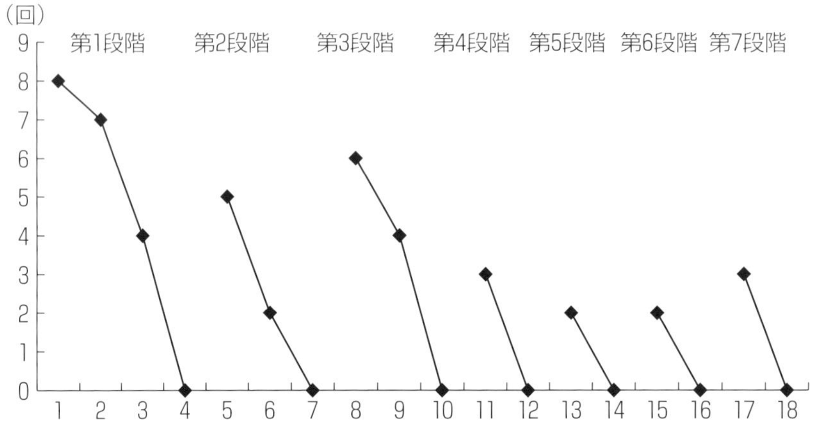

図９　座位保持中の身体介助数
同一段階内においても身体的介助数は減少した．

【解説】

典型的なPusher現象を呈した重症片麻痺者に対する，段階的難易度設定による座位保持訓練である．介入開始当初は，壁を利用して支持基底面を広げた．麻痺側殿部下に5°楔を挿入することで，非麻痺側凸の脊柱となるように座位姿勢を整えた．この姿勢において非麻痺側の右脊柱起立筋が収縮した場合，非麻痺側凸の弯曲は正中位に近づけるだけでなく，同時に脊柱伸展にも作用する．つまり，脊柱伸展方向への原動力を得ることが可能となる．

段階の進行に伴って支持基底面を徐々に減少させた．目標時間（3分）への接近を視覚・聴覚的にフィードバックし，身体的介助数をグラフ化したことで，段階が進展しない場合にも，強化刺激を随伴させることが可能となった．座位獲得に至ったメカニズムを図10に示す．

重症片麻痺者が座位保持を行うためには，非麻痺側凸の脊柱によって非麻痺側殿部の支持基底面内に重心をコントロールする必要がある．5°の楔を最終段階まで残し，徹底してこの姿勢

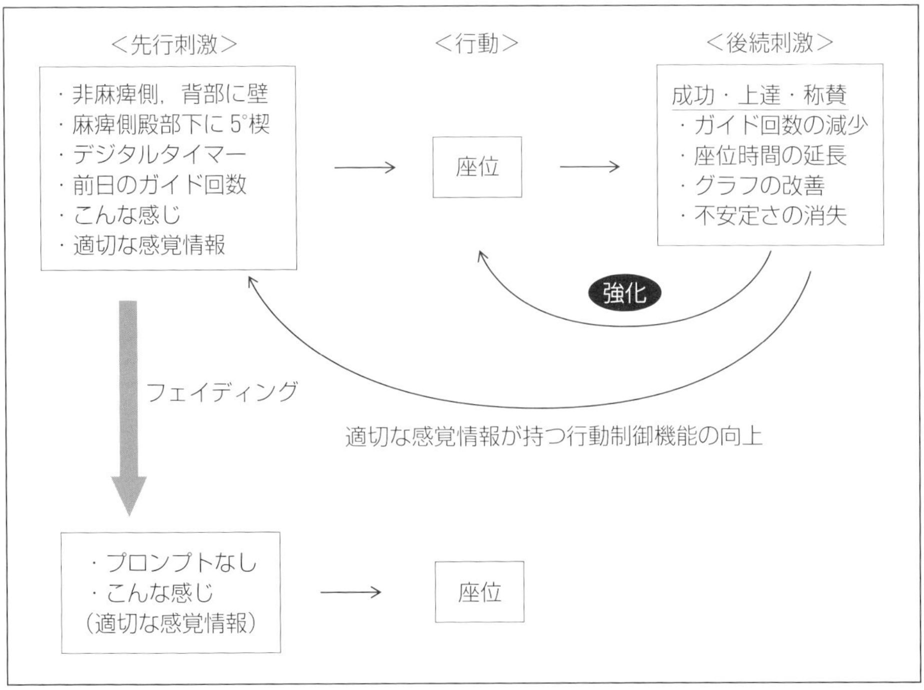

図 10　座位の学習メカニズム

を学習させたことが，18 日間という短期間での座位獲得に至った要因と考えられる．

（中山智晴）

症例10：転倒を繰り返す対象者に対する移乗動作訓練[19]

【症例紹介】

70歳代女性，診断名は右大腿骨遠位端骨折．第9病日，観血的整復固定術を施行．術後60日を経過しても，骨癒合が得られなかった．もともと右膝屈曲拘縮（伸展ROM−75°）があり，装具固定によって，今後も右下肢免荷の方針となった．さらに既往歴の両加齢黄斑変性症，帯状疱疹性脊髄炎によって著明な視力低下と進行性の右下肢痙性麻痺を呈していた．入院前の移動は車いすレベル，排泄はポータブルトイレを使用して自立していた．

術後63～65日の介入前評価では，MMT（右/左）は上肢3～4/3～4，下肢2/3～4であった．μTas―F1によって測定された左膝伸展筋力体重比は，0.32 kgf/kgであった．表在感覚は両側大腿・足底が中等度鈍麻，両下腿が軽度～中等度鈍麻であった．HDS-Rは26/30であった．Functional Independence Measure（以下，FIM）は64/126点であり，移乗動作項目はすべて4点であった．転倒アセスメントシート[20]では22/33点であり危険度Ⅲで，転倒をよく起こすレベルとされた．第12胸椎圧迫骨折で入院した際は，病棟で4回転倒しており，入院中に右大腿骨転子部骨折を受傷していた．退院後も自宅では月に1～4回転倒していた．転倒の経緯としては，端座位で居眠りをしてそのまま前方へ転倒，座る位置が浅く滑り落ちるように転倒するなどであった．転倒寸前であっても毎回「大丈夫です」との発言が聞かれ，危険性の認識欠如が疑われた．

介入前起き上がりは独力で可能であったが，起き上がった際の座る位置が浅く，前方へ転倒の危険性があった．介入前移乗動作では，方向転換が不十分なまま座る，遠回りの方向転換をする，車いすブレーキのかけ忘れなどが問題となっていた（図1）．

【行動分析】

これまで，度重なる注意によっても危険行動が修正されなかった（図2）．注意は不適切な行動（危険行動）を減少させるために用いられている．しかし，これでは適切な行動は教えられていない．おそらく注意する医療スタッフや介護者の言葉は嫌悪刺激となり，行動を制御する機能を失っていったものと考えられた．また，危険行動が生じる背景として，感覚鈍麻や視覚障害によって，適切な感覚情報の学習が困難になっていることが推察された．

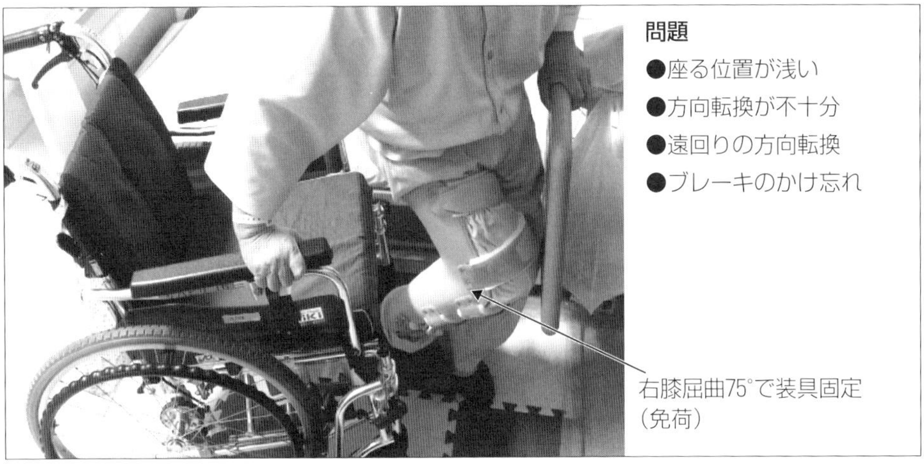

図１　介入前移乗動作

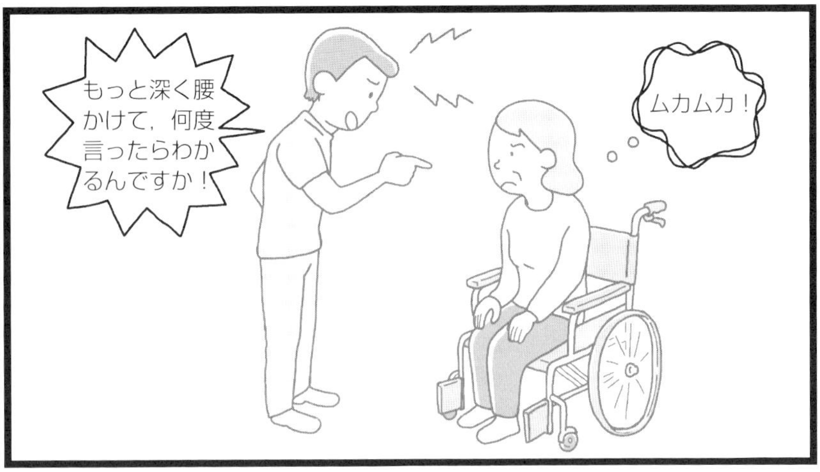

もっと深く腰かけて，何度言ったらわかるんですか！
ムカムカ！

図２　注意による行動制御
注意によって「ムカムカ」といった情動反応が誘発.
嫌悪刺激化した介護者の言葉が持つ行動制御機能は低下していく.

【介入】

1．ターゲット行動の明確化

ターゲット行動は「安全な移乗動作の獲得」とした．移乗動作について，8項目の危険行動をピックアップし，チェックシートを作成した（表1）．危険ありを1点，危険なしを0点とし，合計8点で得点化した．

2．先行刺激の整備

本人が移乗手順を理解できるよう拡大した写真と文章を教示し，それを確認させながら移乗動作訓練を実施した（図3〜図6）．また，ベッド端座位で座る位置が浅い原因として，起き

表１　危険行動チェックシート

	チェックポイント	点数
ベッド→車いす	①起き上がった後，座る位置が浅い（移乗前の危険な座位姿勢）	
	②遠回りの方向転換をしている	
	③十分転換し，着座できていない	
	④車いすの背もたれに背中が接触していない（深く座っていない）	
車いす→ベッド	①ブレーキのかけ忘れ	
	②遠回りの方向転換をしている	
	③十分転換し，着座できていない	
	④深く腰かけていない（下腿がベッドに接触していない）	
	合計	

危険あり：1点　危険なし：0点　（最大8点）

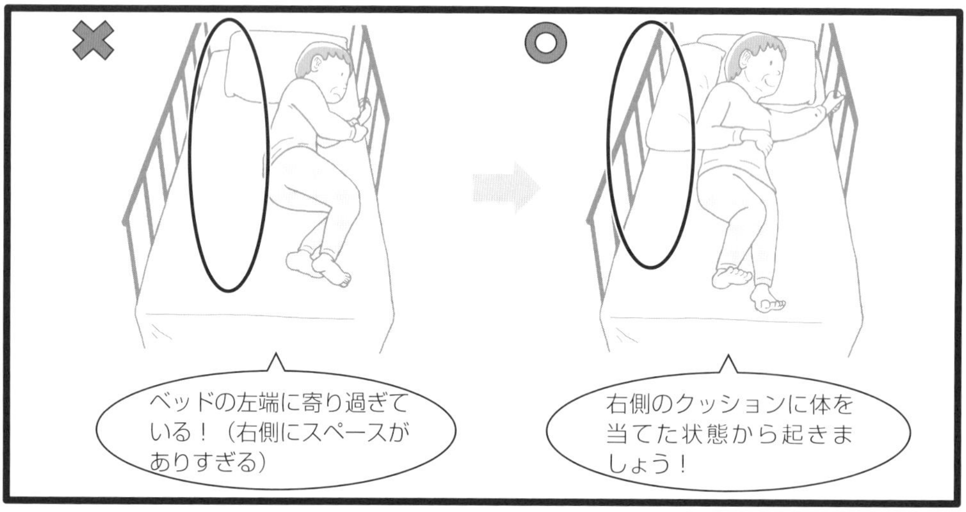

図３　起き上がり方法

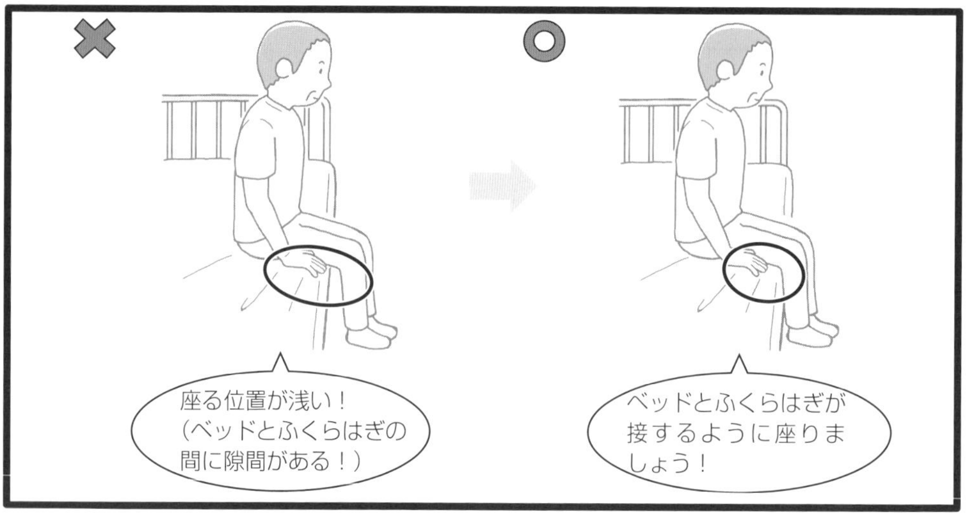

図４　ベッドでの座り方

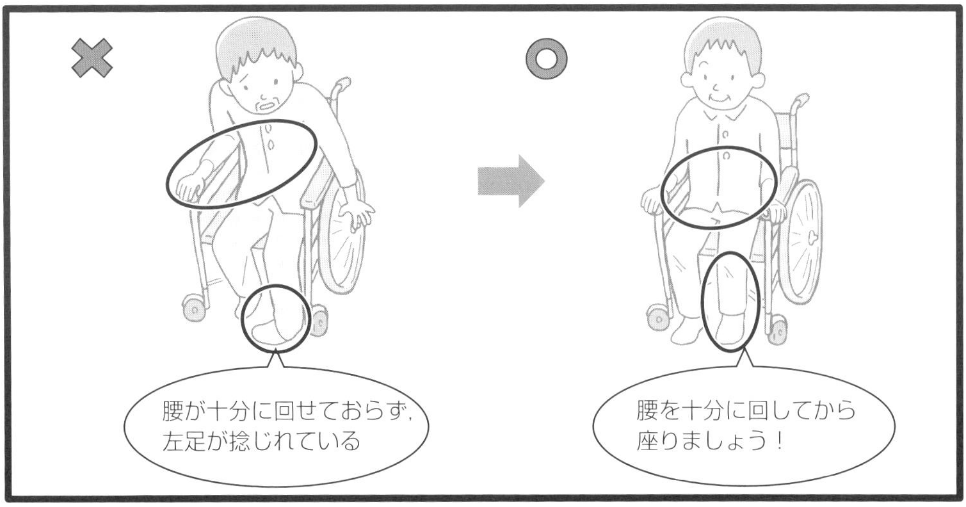

図５　車いすへの移り方

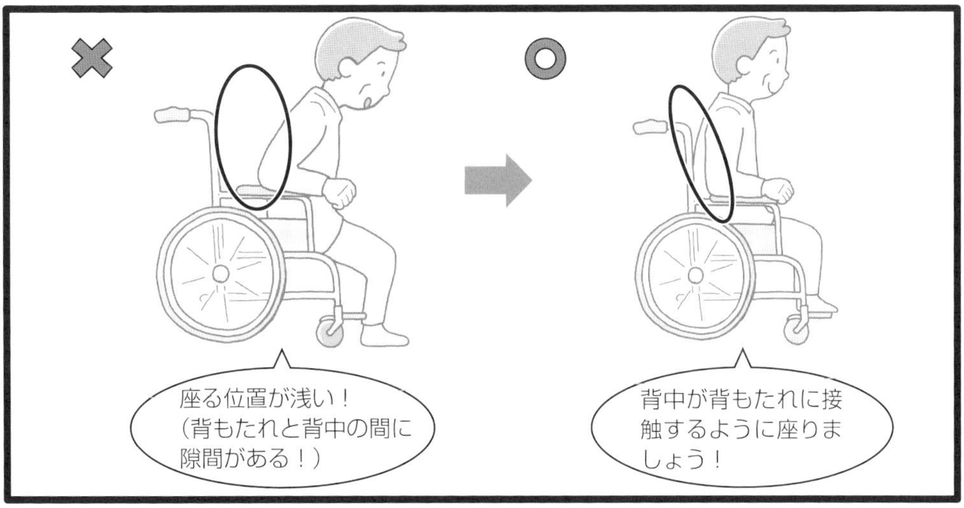

図６　車いすでの座り方

上がる側のベッド柵に寄り過ぎた状態で起き上がっていること，視覚障害，下肢感覚障害によって，座位位置の妥当性が判断できていない可能性が考えられた．よって，起き上がる側の反対側にクッションを置き，一度クッションに上腕を当ててから起き上がってもらった（図3）．加えて，端座位時に下腿後面がベッドに触れるよう指導した（図４）．

３．後続刺激の整備

チェックシートによって評価した得点はグラフ化してフィードバックし，改善を認めた場合は注目・称賛した．グラフは，本人，病棟スタッフがいつでも確認できるように病室に掲示した．

【結果】

危険行動得点の推移を**図7**に示す．ベースライン期では4～5点を推移していた．介入により得点は低下し，9日目以降は安定して0点で推移した．12日目以降のフェイディング期には，手順の視覚的教示をなくしたが0点で推移した．

介入後の移乗動作では，起き上がり後に深く座ることができており，十分かつ効率のよい方向転換が行え，ブレーキのかけ忘れもみられなくなった．また，車いすに浅く着座した際には，「ちょっと危ないので座り直します」との発言が聞かれ，自身で姿勢を修正することも可能となった．前回の入院中は，病棟で4回転倒していたが，今回の入院中は1回にとどまった．その1回は，車いす乗車中に，床に落ちたものを火バサミで拾おうとして転倒していた．

介入期間中，筋力，感覚障害は変化しなかった．FIMは介入前と同様，64/126点であり，転倒アセスメントシートも22/33点と変化がなかった．

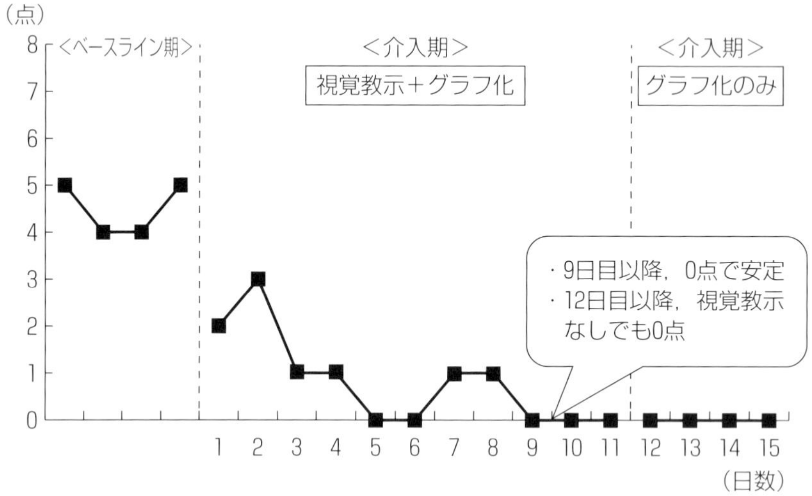

図7　移乗動作時の危険行動得点の推移

【解説】

介入では，症例が持つ学習の困難性に対して手順を示す視覚的プロンプトや触覚的プロンプトを用い，適切な行動を教示した．そして，危険行動を点数化することで動作の改善をフィードバック（社会的評価）し，適切な行動に強化刺激を随伴させた（**図8**）．これによって，動作訓練が強化されるとともに，適切な動作を引き出す移乗動作中の様々な固有受容感覚（深く座れていることを示す下腿後面への触覚刺激など）が弁別刺激として学習されたものと推察された．

転倒の要因は，生活環境などの外的要因と疾病や身体機能の内的要因に分類されるが，それ

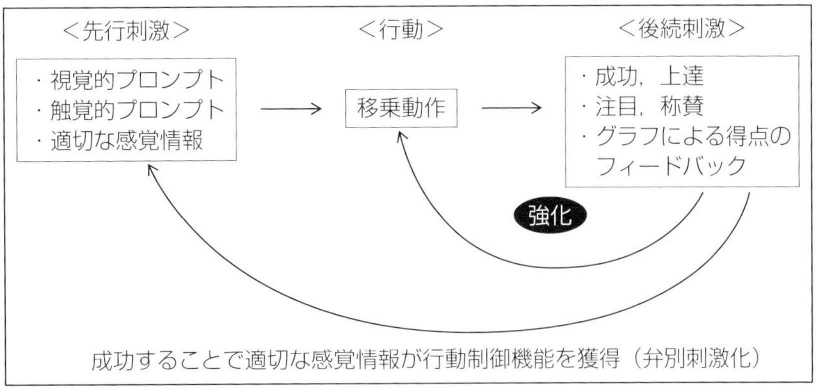

図８　介入後の ABC 分析

らを変化させても転倒につながる危険な行動がなくならなければ，転倒を防ぐことはできない．つまり，転倒を減少させるためには行動の要因に対する解決策が必要である．

（中山智晴）

症例11：

全失語により指示理解不可能な対象者に対するトイレ動作練習—時間遅延法を併用した行動連鎖化による介入—[21)]

【症例紹介】

40歳代女性．くも膜下出血発症，右中大脳動脈のクリッピング手術後，血管攣縮により左右の大脳梗塞を発症．21病日より理学療法開始．29病日時点において，右片麻痺は軽度であったが，指示理解と言語表出が不可能であった．感情の起伏が激しく，突然泣き出す，床頭台の小型テレビを投げつけるなどの問題行動が認められた．危険行動と転落防止のために抑制が行われていた．寝返り，起き上がり，座位保持は可能であった．失行のため食事，排泄，整容は全介助．食事には時間を要した．尿・便意を訴えることはなく，オムツを使用していた．

理学療法場面における運動や動作の指示は全くといっていいほど従えず，抑制をはずした状態で対象が動こうとするのに合わせ，セラピストや学生が見守ることが中心であり，1日5時間程度それが行われた．しかし，トイレ動作だけは他に比べてやろうとする動きが目立っていた．そのような状態が55病日まで続いていた．

	下位行動の分析	第１段階	第２段階	第３段階	第４段階
Ⅰ．トイレ入室	①ドアの開閉		↓	↓	↓
	②便器へ移動	↓	↓	↓	↓
Ⅱ．脱衣	③ズボンの脱衣	↓	↓	↓	↓
	④下着の脱衣	↓	↓	↓	↓
Ⅲ．着座	⑤便座への着座	↓	↓	↓	↓
Ⅳ．後始末	⑥トイレットペーパーを用いた後始末		↓	↓	↓
Ⅴ．起立動作	⑦便座からの起立動作	↓	↓	↓	↓
Ⅵ．立位保持	⑧立位保持	↓	↓	↓	↓
Ⅶ．着衣	⑨下着の着衣	↓	↓	↓	↓
	⑩ズボンの着衣	↓	↓	↓	↓
Ⅷ．トイレ内移動	⑪方向転換			↓	↓
	⑫トイレの水を流す			↓	↓
	⑬方向転換			↓	↓
Ⅸ．手を洗う動作	⑭蛇口操作				↓
	⑮手洗い				↓
	⑯手を拭く				↓
Ⅹ．トイレ退室	①ドアの開閉				↓

表１　課題分析および順方向性連鎖化様の進行過程

【介入1】

本人が理解しやすく，また必要性も高かったトイレ動作に対して介入した．

「トイレ動作」を課題分析により16の行動要素に分割（**表1**）した．動作練習では，時間遅延法を用いた．具体的には，5秒の間に適切な行動が生じないあるいは不適切な行動が生じた場合にプロンプトを与えた．プロンプトの付与は指示なしから始め，口頭指示とモデリング，タッピング，身体的カイド，全介助の順に介助を増加させた（**図1**）．適切な行動が生じた場合には，セラピストが笑顔で褒めた．適切な行動が出現しない場合や不適切な行動が出現した場合にも，注意や叱責をしないことを徹底した．適切な行動がプロンプトなしでできた場合5点，口頭指示とモデリングは4点，口頭指示とタッピングは3点，口頭指示と身体的ガイドは2点，全介助は1点，全介助してもできなかった場合は0点として，16行動要素における合計

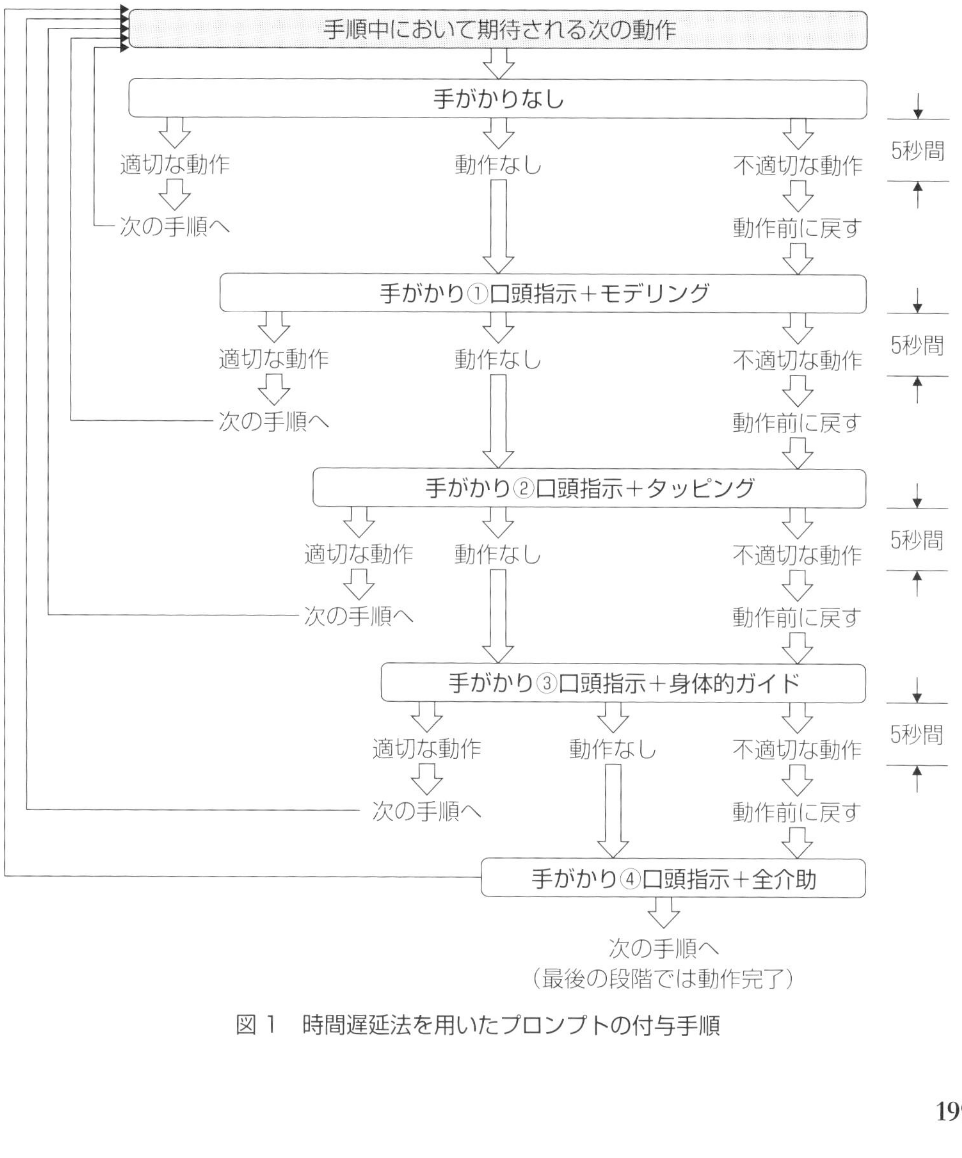

図1　時間遅延法を用いたプロンプトの付与手順

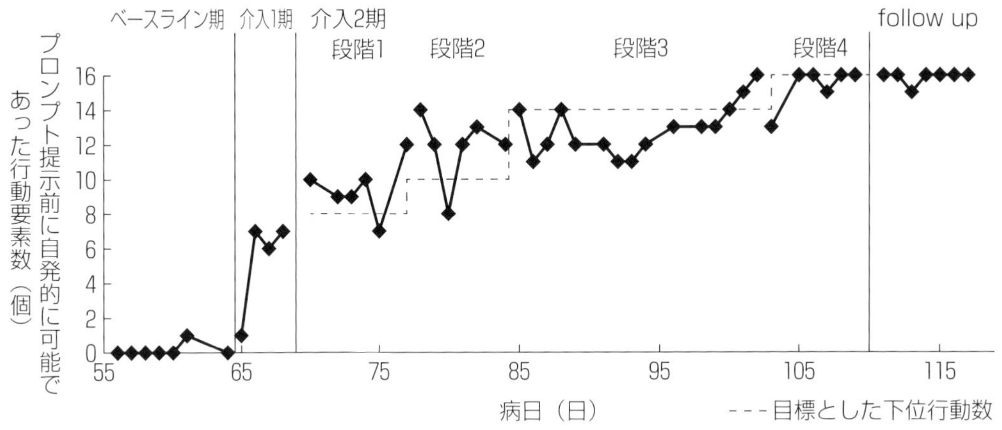

図２　プロンプト提示前に自発的に可能であった行動要素数

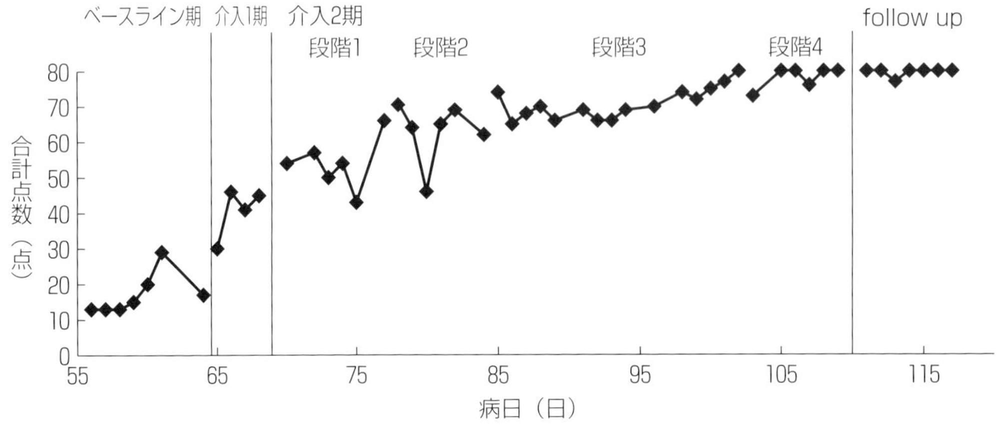

図３　プロンプト合計点数

点を記録した．介入を始める前（56～64 病日）の状況は 13～29 点であった．介入を開始した 65 病日に，症例が指示なしでできた行動要素は着座のみで，点数は 30 点（80 点中）であった．その後の 3 セッションは，可能な行動要素は 6～7 個へ，点数は 41～46 点へ改善した（図２，図３）．しかし，トイレに誘導しようとすると顔をしかめ，意味不明な発語をしながら立ち止まり，練習を拒否するようになった．

70 病日において標準失語症検査は 0 点．グー，チョキ，パーといった簡単な模倣もできず，スプーン，歯ブラシや櫛の使用も不可能であった．FIM による ADL 評価では，歩行が 3 点，それ以外は，食事，排泄，整容は全介助状態であった（FIM 運動項目 15 点，認知項目 5 点）．あいかわらず危険行動が激しいため，ベッド上では抑制が続いていた．

【行動分析】

失語によって言語理解ができず，失行によって妥当な行動もできない状態であった．言語指

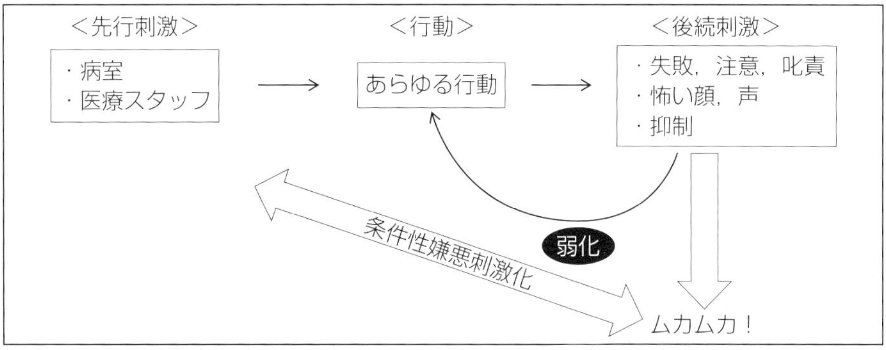

図４　介入前日常生活のABC分析

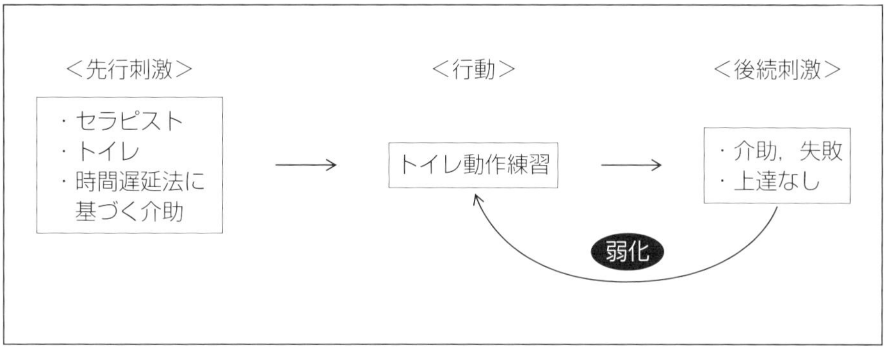

図５　介入前トイレ練習のABC分析

示によって行動をコントロールすることならびに学習することは不可能な状態と考えられた．さらに，不適切な行動に対して注意や叱責，介助者の怖い顔，怒った声，抑制などが行われており，医療スタッフはレスポンデント条件づけによって嫌悪刺激化しているものと推察された（**図４**）．時間遅延法を用いたトイレ動作練習では，ほとんどの動作を介助されており，上達がないことがトイレ動作練習を嫌悪刺激化し，拒否を生じ始めたものと推察された（**図５**）．より成功が体験できるトイレ動作練習の創出が必要なものと考えられた．

【介入2】

69病日からは，難易度の低い行動要素から順に練習した（**表１**）．第１段階では，行動要素2〜5と7〜10の８つの行動要素を対象として，時間遅延法による介入を行った．第２段階では，ドアの開閉と排泄後の後始末を加えた10個を対象とした．第３段階では下衣を上げたのちに身体の向きを変えて水を流し，さらに洗面台のほうに身体の向きを変える３つを加えた13個を対象とした．最終の第４段階では，洗面および洗面後に手を拭く最終行動までの全16行動要素とした．

目標とした行動要素のすべてを口頭指示，あるいは指示なしでできた場合，段階を引き上げた．第4段階達成後は，介助者がトイレ扉の外で待機する follow up 期を設けた．

【結果】

77病日に段階1の8つの行動が可能となった（図2）．段階2は84病日，段階3は102病日に達成した．段階4では103病日からの6日間中の4日間において，全16行動要素が自発的に実施できた．7日間の follow up 期においては，1度排泄後に水を流すことを忘れただけであった．117病日以後は，日常生活においてトイレ動作は症例が一人で実施した．

プロンプトの点数は，介入変更後の初日（70病日）は54点，102病日に最高点の80点に達した（図3）．

117病日において失語症には変化がなかった．ADL は，FIM45点（運動項目38点，認知項目7点）であり，トイレ内の動作が自立して7点となった．しかし，尿・便意はなく，トイレは時間誘導が必要であった．食事は，箸の使用は困難であったが，スプーンの使用が可能であった．失行症状により，整容，更衣，入浴は1点であった．ベッドから椅子間の移乗，入浴時の移乗，歩行にはわずかの介助が必要であった．

【解説】

すべての行動要素を対象として時間遅延法を用いた場合，ほとんどの動作で手伝ってもらうため，上達や成功を体感することは難しい．言語理解ができない本症例では，なおさらである．介入2期では，難易度の低い行動要素から練習を進め，徐々に連鎖化していくことで複雑なトイレ動作を1カ月ほどで自立させた．重度の失語と失行があったことを考えると驚異的な効果といってよいであろう．また，介入方法を変更した70病日以降は拒否もみられなかった．失語症によって言語理解ができない症例であっても，成功・上達といった後続刺激が，いかに重要かを再認識させてくれる症例である．

複雑なトイレ動作が自立した半面，更衣や整容，入浴などのセルフケア点数は改善していない．トイレ動作の学習だけが成功したというのは解せない．セラピストはあらゆる日常生活動作に対して，有効な動作練習方法を開発していかねばならない．

（加藤宗規・松井　剛）

症例12：進行性核上性麻痺者に対する起き上がり訓練[22)]

【症例紹介】

80歳男性，診断名は進行性核上性麻痺．動作緩慢，姿勢反射障害，歩行障害にて発症．発症から4年後に，薬剤の調整とリハビリを目的に入院した．

入院時の評価では，下方の注視障害，筋固縮，姿勢反射障害を認め，Hoehn & Yahr 重症度分類は最重度の5度だった．また，MMSE は9点で認知症を合併していた．

FIM の運動項目得点は32点で，食事，移乗，トイレ動作以外の項目はすべて1点であった．特に，臥位から起き上がる際の介助量が多く，食事，リハビリ，レクリエーションの時間以外はベッド上で寝たきりの状態だった．ベッド脇には動作時につかまることのできる柵が設置されていたが，下方の注視障害のために柵を探索することが困難であった．尿意・便意はあったが，ベッドから起き上がることが困難だったために，失禁してしまうことが頻回にあった．本人からは，「まわりのスタッフに迷惑をかけていて自分は何もできない」「手伝ってもらってばかりだ」「いつもすまない」という悲観的な発言や，「トイレへ行けるようになるために，まずは起きられるようになりたい」という要望が聞かれた．しかし，反復練習を主体とする通常の起き上がり動作練習を実施したベースライン期では，行動の改善を認めなかった．

【行動分析】

本症例は身体機能障害に加えて認知症を合併しており，試行錯誤や失敗経験をもとに自ら課題の解決方法を見い出すことが難しい状況にあった．また，「まわりのスタッフに迷惑をかけていて自分は何もできない」「いつも手伝ってもらってばかりだ」といった悲観的な発言が頻回に聞かれた．本症例が現在の身体能力に応じた効率的な動作手順を円滑に学習するためには，1）練習中の失敗経験を少なくすること，2）適応的な行動に強化刺激を随伴させること，3）毎回の練習において起き上がりの成功を経験できること，の3点を満たすような練習が有効であると考えた．

【介入】

1．ターゲット行動の明確化

介入期では，下方の注視障害を有する本症例が柵を探索することを容易にするために，ベッド柵に赤色の印をつけた．また，今回の練習で標的とした臥位から起き上がって座位になるまでの一連の行動連鎖を，表1のように14段階の要素に分割した．

2．練習課題の整備

練習課題には逆方向連鎖法を用いた（表2）．つまり，端座位の練習から開始し，端座位を

表1　起き上がり動作の行動要素

行動要素
1. 背臥位
2. ベッド柵の赤色の印を見る
3. 左手でベッド柵の下部を把持する
4. 右手でベッド柵の上部を把持する
5. 両肩甲帯をベッドに対して垂直にする
6. 骨盤をベッド柵の赤色の印につける
7. 両上肢でベッド柵を把持する
8. 左下肢をベッドからおろす
9. 右下肢をベッドからおろす
10. 臍を見る
11. 肘をベッドに着いて両手で柵を把持する
12. 手をベッドに着いて右手で柵を把持する
13. 右手をベッド端につける
14. 端座位になる

表2　起き上がり動作練習

行動要素	得点
1. 端座位になる	1　2　3　4　5
2. 右手をベッド端につける	1　2　3　4　5
3. 手をベッドに着いて右手で柵を把持する	1　2　3　4　5
4. 肘をベッドに着いて両手で柵を把持する	1　2　3　4　5
5. 臍を見る	1　2　3　4　5
6. 右下肢をベッドからおろす	1　2　3　4　5
7. 左下肢をベッドからおろす	1　2　3　4　5
8. 両上肢でベッド柵を把持する	1　2　3　4　5
9. 骨盤をベッド柵の赤色の印につける	1　2　3　4　5
10. 両肩甲帯をベッドに対して垂直にする	1　2　3　4　5
11. 右手でベッド柵の上部を把持する	1　2　3　4　5
12. 左手でベッド柵の下部を把持する	1　2　3　4　5
13. ベッド柵の赤色の印を見る	1　2　3　4　5
14. 背臥位	1　2　3　4　5
合計得点	／70点

習得したら，右手をベッド端につけた状態から端座位になる動作を練習するというように，症例の習得度に応じて行動連鎖の後半から課題を追加していった．これにより，毎回の練習において，起き上がることができたという成功体験が得られるように配慮した．また，ベッドのギャッジアップ角度も，症例の習得度に応じて55°から20°へと漸減させていった．

3．先行刺激の整備

練習に際しては，各行動要素に対して，介助（1点），指さし（2点），模倣（3点），声かけ（4点），指示なし（5点）の5段階のプロンプトを症例の能力に合わせて提示し（**表2**），練習中の失敗経験が生じる確率を減らすように配慮した．また，起き上がり動作に必要な各行動要素を遂行するために必要としたプロンプトの合計点を算出した．

4．後続刺激の整備

症例が各行動要素を適切に遂行できた場合には，即座に注目・称賛を提示すると同時に，どの動作がうまくできていたのかに関する具体的なフィードバックを行った．また，毎日の練習前には，その日の練習内容と習得すべき行動要素を症例に説明し，練習に対する目標と見通しを明確化した．これにより，適応的な行動に強化刺激が随伴するように配慮した．

【結果】

本症例の起き上がり動作得点の推移を**図1**に示す．リハビリにおいて一般的に用いられる反復練習を用いたベースライン期では，ほとんどの行動要素に介助を必要としていた．練習課題，先行刺激，後続刺激を整備した練習の開始後，起き上がり動作得点は増加し，18セッション目にはすべての行動要素を口頭指示または指示なしで遂行できるようになった．

介入前には，「自分は何もできなくて，迷惑かけて申しわけない」といった悲観的な発言が聞かれていたが，できる動作が増えていくごとに，「起き上がれた」「できるようになったの

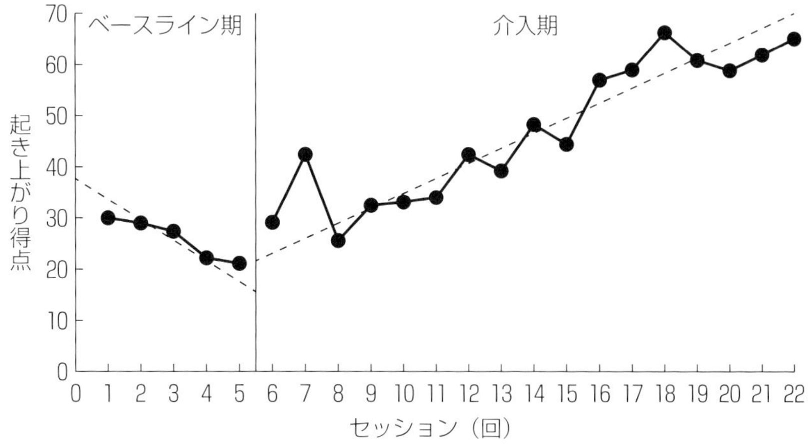

図1　起き上がり動作得点の推移
図の破線はceleration lineを示す．

は，みんなのおかげだ」「ありがとう」といった発言や笑顔がみられるようになった．また，最終的には担当セラピスト以外からの口頭指示であっても，行動が生起されるようになった．

【解説】

本症例は，進行性核上性麻痺によって筋固縮，下方の注視障害，姿勢反射障害，認知症を有し，起き上がり動作に多くの介助を必要としていた．逆方向連鎖化の技法を用いた練習の結果，起き上がり動作を遂行するために必要としたプロンプト量は減少した．以上のことから，今回の練習は本症例の起き上がり動作障害に対して有効であったと考えられた．進行性疾患においても，無誤学習による動作練習が有効に機能した例である．

（鈴木　誠・遠藤有紗）

症例13：Pusher 症状を伴った重症片麻痺者に対する立位・歩行練習[23)]

【症例紹介】

80歳代男性．左視床出血による右片麻痺．出血は脳室内穿破を伴い，被殻にも及んでいた．19病日の意識は清明，麻痺側下肢に随意性を認めず見当識障害と構成失行を認めた．改訂長谷川式簡易知能評価スケールは15/30点であった．寝返り，起き上がり，端座位，立ち上がり，立位保持いずれも全介助状態であった．26病日における Pusher 重症度分類は最重症の6点，contraversive pushing 臨床評価スケールは最重症の3点であった（図1）．練習中は，セラピストによる「押さないでください」「右に倒れてきましたよ」などの注意・言語指示が繰り返されていた．

FIM は44点（運動項目16点，認知項目28点）であった．なお，発症前は屋外歩行も含め ADL はすべて自立していた．

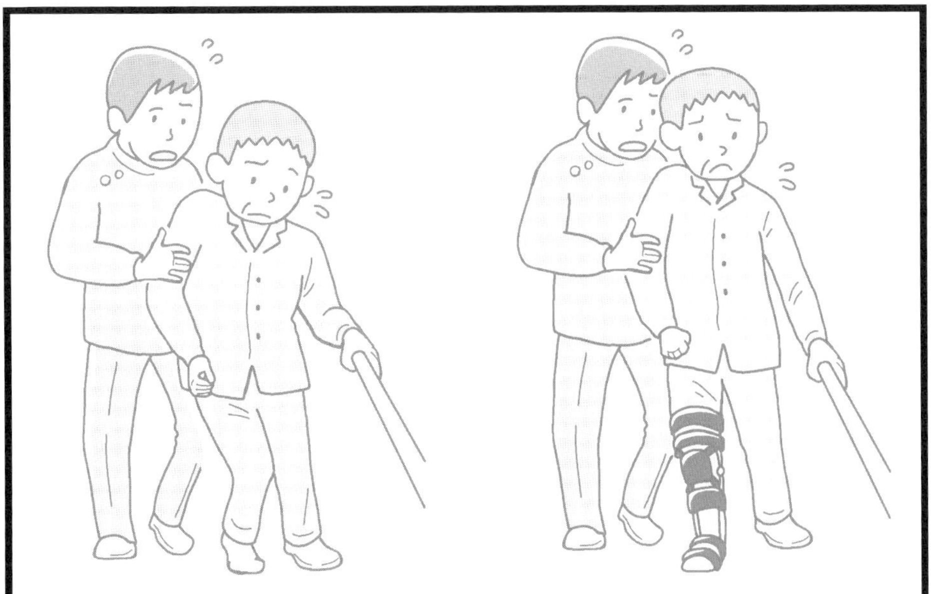

図1　介入前における平行棒での立位状況

【行動分析】

平行棒での立位練習は本症例にとって難易度が高すぎ，練習中は常に失敗を繰り返していた．本症例の立位練習は，後方からセラピストに抱きかかえられ，かつ麻痺側に倒れる体を力ずくで非麻痺側に戻す介助がなされていた．症例は自分で立つことができた実感は全くなかったものと推察される．また練習中は，セラピストによる指示が繰り返し与えられており，症例が立位練習を行う行動は強化されにくい環境であった（図2）．

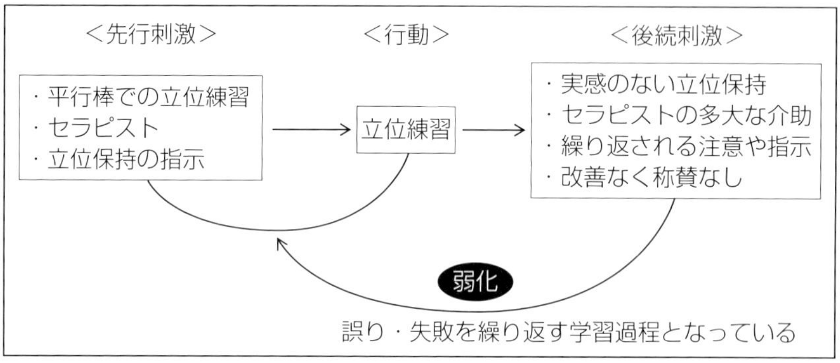

図2　介入前における立位練習のABC分析

【立位への介入】

症例が立位保持の上達を実感できるように，段階的難易度調整を用いた無誤学習プログラムを立案した．

段階1の立位練習は，非麻痺側前腕を出窓の床板（出窓下の台状になった部分）にのせて支持し，背中を後方の壁につけた状態で，麻痺側膝は膝装具で固定した．また，非麻痺側下肢が突っ張らないよう外転防止用の台（これにより側面の壁に非麻痺側骨盤をつけると非麻痺側下肢に荷重しやすくなる）を使用した．段階2では腰と壁の間に角枕を挿入し，支持基底面を減少させた．段階3では，垂直棒を把持した状態での立位保持．段階4では平行棒把持．段階5では，テーブル上での手掌支持での立位保持練習とした．いずれの段階も3分間の立位保持を3回行うことおよび途中でその間に姿勢が崩れて，口頭指示や介助（身体的ガイド）により修正した回数を数えることを説明した．2日目からは前回の記録を立位練習実施前に伝えた．身体的ガイドなく，3回の立位保持に成功した場合，次の段階に引き上げることとした（表1，図3）．

練習の様子はビデオにて撮影し，練習後に画像を見ながら言語指示回数，身体的ガイド回数を口頭でフィードバックするとともに，前回よりも改善を認めた場合には称賛した．さらに，週1回はグラフを用いながら成績をフィードバックし，改善を認めた場合には称賛した（図4）．

表 1　Pusher 症状を有した症例に対する段階的難易度調整による立位練習

目的	麻痺側下肢の支持	非麻痺側足部荷重	背部の支持		非麻痺側上肢による支持			
内容	麻痺側膝装具	外転防止の台	壁に背をつける	腰と壁の間に角枕	出窓の床板	垂直棒	平行棒	テーブル
段階 1	○	○	○		○			
段階 2	○			○	○			
段階 3	○					○		
段階 4	○						○	
段階 5	○							○

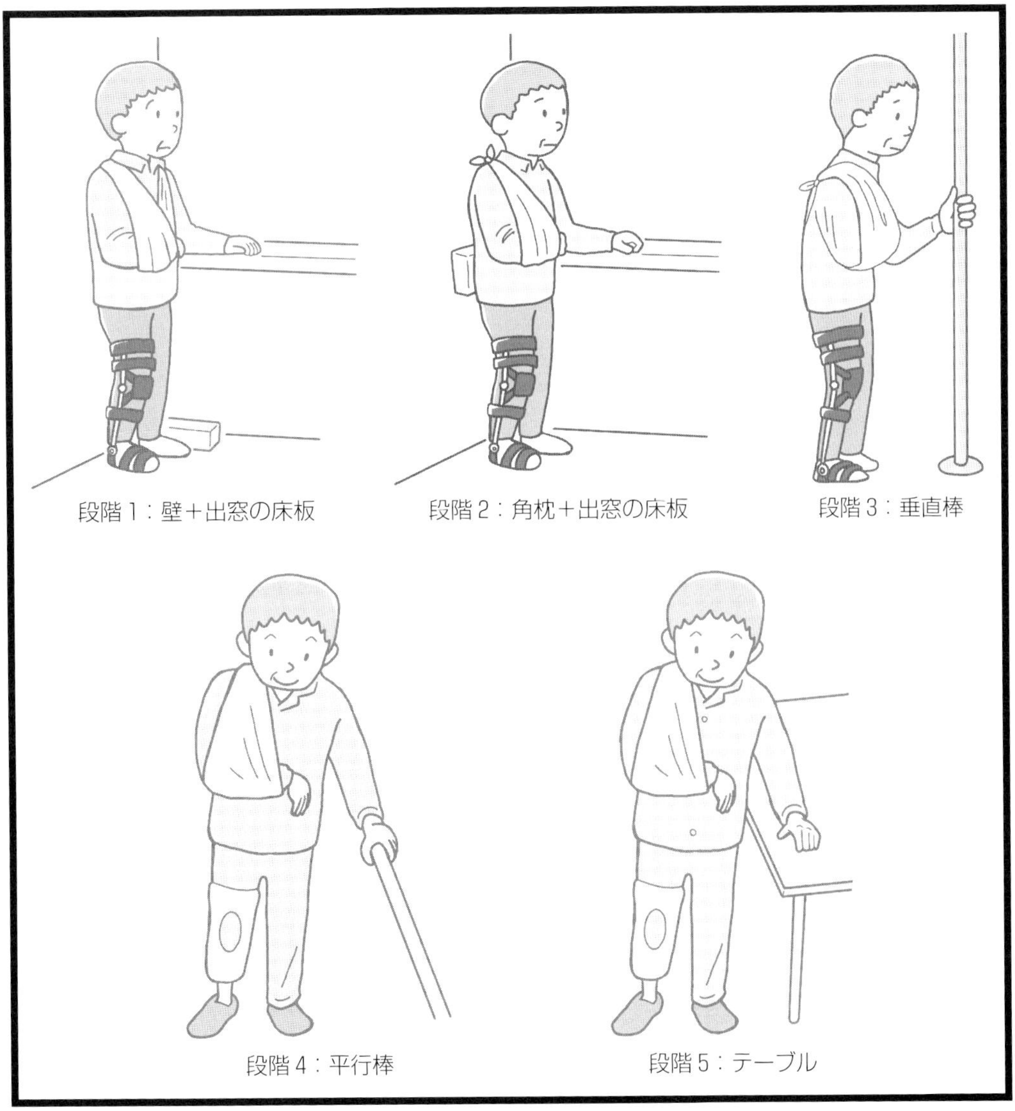

図 3　Pusher 症状を有した症例に対する段落的難易度調整による立位訓練

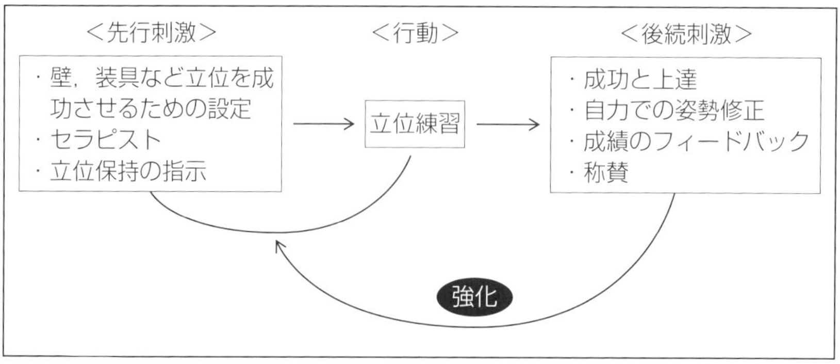

図４　介入後における立位練習の ABC 分析

【結果 1】

26 病日から行った立位練習における身体的ガイド回数を**図５**に示した．各段階で身体的ガイド回数が 0 回となるために要した日数は，段階 1〜5 の順に，5 日，4 日，6 日，7 日，6 日，合計 28 日で目標に到達した．身体的ガイド回数が前日よりも増加したケースは段階 1 の 1 回，段階 3 の 1 回，段階 4 の 1 回，段階 5 の 1 回であり，前日よりも改善した日数の割合は 85%（23 日/(28−1) 日）であった．

なお，この間の身体機能，認知機能の変化は認めなかった．

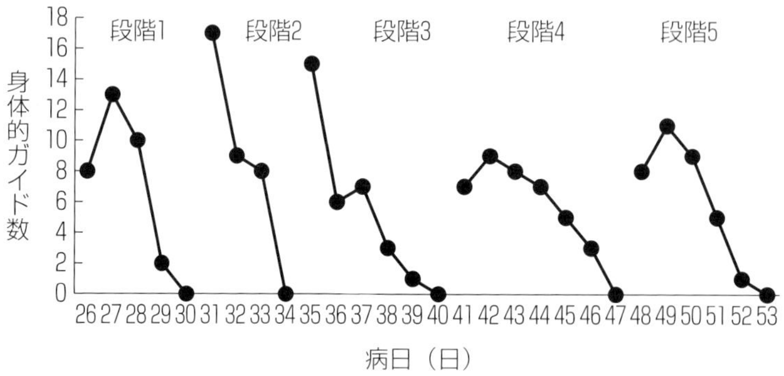

図５　３分間の立位保持を３回実施中における身体的ガイド回数

【歩行への介入】

非麻痺側を主体とした立位バランスが獲得できたため，54 病日に歩行自立のための介入を開始した．下肢の随意性がないため平行棒内で長下肢装具を装着して，非麻痺側下肢から踏み出す歩行形態を採用した．また，非麻痺側靴内には 1 cm の補高を挿入した．そして，歩行前

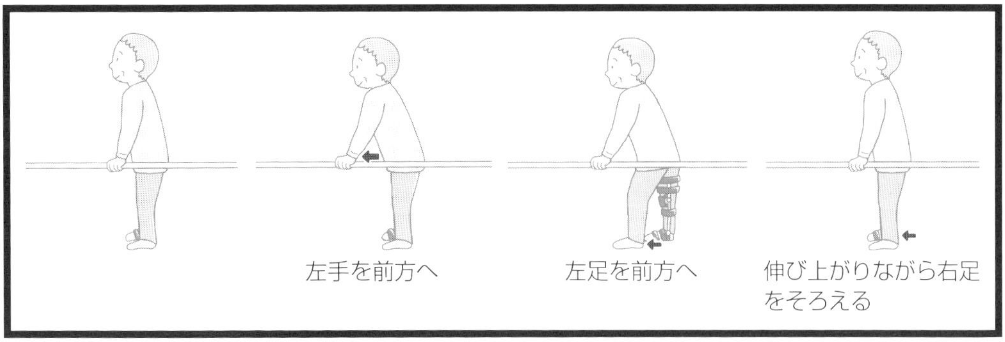

図６　歩行訓練の段階１

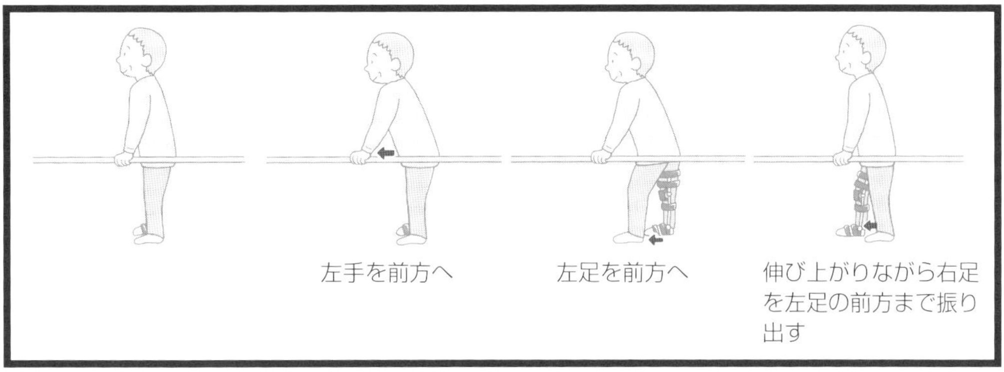

図７　歩行訓練の段階２

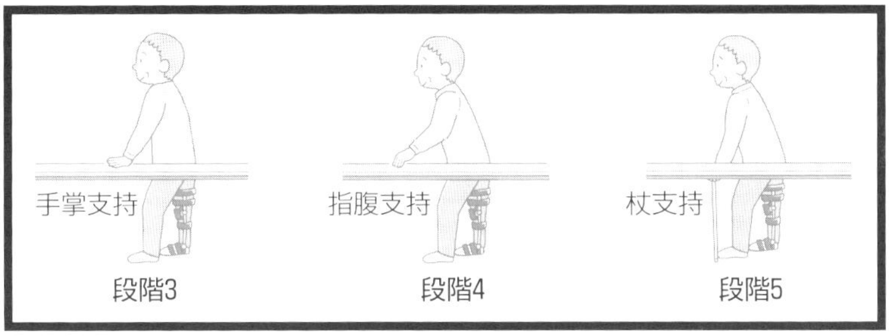

図８　歩行訓練の段階３～５

には，平行棒を把持した状態で，非麻痺側での片足立ち練習と骨盤と体幹を前傾位置から後傾（非麻痺側股関節屈曲位からの伸展）させることによる麻痺側下肢の振り出し練習を，セラピストの介助下で実施した．

段階１は平行棒を把持した状態で行い，①非麻痺側の手を前に出す，②麻痺側に重心移動して，非麻痺側下肢を踏み出す，③非麻痺側に重心移動して伸び上がり，③麻痺側下肢を踏み出し，両足先の位置をそろえる手順（非麻痺側先行，３動作そろえ型）とした（図６）．このとき，出す手足の距離は，バランスを崩さないように小さい距離から開始した．段階２も平行棒を把持した状態で行い，麻痺側下肢を踏み出し際に，非麻痺側足先を越えるようにした（図７）（非麻痺側先行，３動作前型）．段階３では，平行棒把持から平行支持台の手掌支持に変更した（図８）．これによって前後左右へのバランス保持の難易度を向上させた．段階４の平行支持台では，手掌支持から３本指（第２〜４指）での指腹支持に変更した．これによって非麻痺側上肢の支持力を低下させ，難易度を向上させた．段階５では，平行棒内杖歩行に移行した．歩行は，症例の疲労を考慮して３〜５往復実施した．そして平行棒内，１往復中の身体的ガイド回数を記録した（方向転換時は除く）．練習中，身体的ガイドなく１往復できた場合，次の日に段階を進めた．

練習の様子はビデオにて撮影し，練習後に画像を見ながら身体的ガイド回数を口頭でフィードバックするとともに，前回よりも改善を認めた場合には称賛した．さらに，週１回はグラフを用いながら成績をフィードバックし，改善を認めた場合には称賛した．

【結果２】

歩行練習の段階と身体的ガイド回数の推移を図９に示した．身体的ガイド回数が０回となるために要した日数は，段階１〜５の順に５日，３日，６日，５日，７日であった．そして，開始から27日目に平行棒外での杖歩行練習に移行できた．

身体的ガイド回数が前日よりも増加したケースは段階1の１回，段階３の１回，段階５の１回であり，前日よりも改善した日数の割合は88％（23日/26日）であった．

なお，この間の身体機能，認知機能の変化は認めなかった．

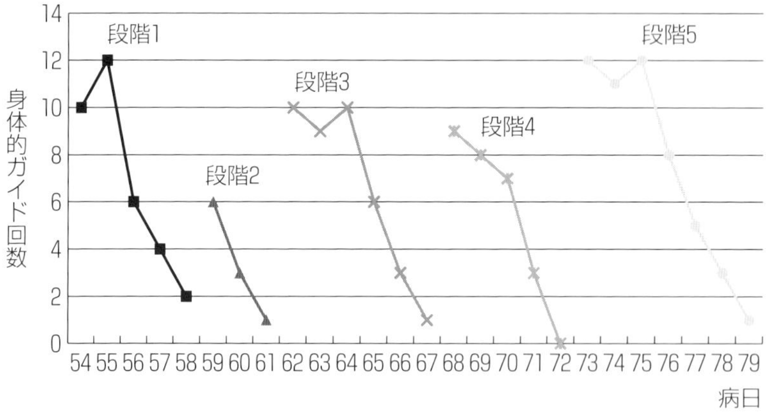

図９　歩行練習中の平均身体的ガイド回数の推移

【解説】

立位保持練習では，各段階の通過日数は最大７日であり，前日よりも身体的ガイド回数が減少した日数は全体の85％に相当した．同様に，歩行練習では，各段階の通過日数は最大７日であり，前日よりも身体的ガイド回数が減少した日数は全体の88％に相当した．以上のことは，今回の段階的難易度設定が成功や上達を体感できるプログラムになっていたことを示している.

15～26 病日まで行った平行棒での立位練習では，症例にとっては他動的な立位保持といえる状況であった．段階的難易度設定による無誤学習を取り入れた結果，急速に立位保持能力は改善していった．このことは，症例自身の行動によって，重心線のコントロールを学習していくことの重要性を示している.

麻痺側の随意性には変化がなく，症例は麻痺側からの振り出しが困難であった．今回，非麻痺側主体の歩行練習を実施することで監視下での屋内歩行が可能となった．重症片麻痺者では，高度な非麻痺側下肢での片脚立位バランスを獲得させること．そのうえで，非麻痺側股関節の運動による骨盤のコントロールを学習させ，麻痺側下肢の振り出しを可能にすること．そして，段階的難易度設定による歩行練習によって，新たな歩行動作の学習ができるものと考えられた.

（加藤宗規・松井　剛）

第 V 章

今後の展望

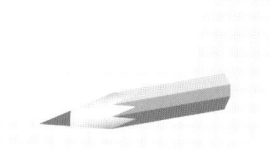

1　強化の理論を支持する事実

1．神経生理学的背景[1~3)]

最近になって，行動分析の理論を支持する神経生理学的背景が明らかになってきた．その主役は，中脳ドーパミンニューロンの活動である．その活動に影響を与えるのは報酬で，特に予測報酬誤差（思いがけない良いこと）が生じると，中脳ドーパミンニューロンが活動する．ドーパミンは皮質線条体に放出され，シナプス可塑性を変化させ，予測報酬誤差が得られた際の皮質線条体シナプス伝達を長期増強する．さらにこれが繰り返された場合，報酬が期待される周囲の環境を手がかりとして中脳ドーパミンニューロンが活動し，ドーパミンが線条体に放出される．このときドーパミンは，その直後の行動発現に対してゲートコントロール作用を有し，行動の発現を促すと考えられている．

サルの実験を紹介しよう[4)]．図1は中脳ドーパミンニューロンの活動を記録したものであ

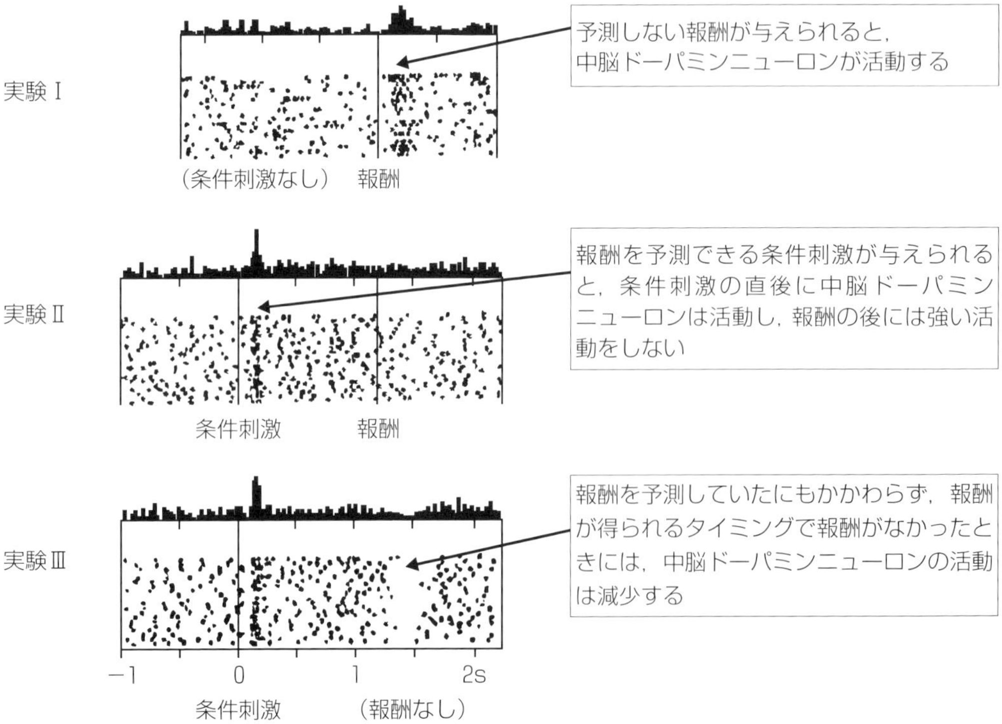

図1　予測・報酬と中脳ドーパミンニューロンの活動（文献4）より）

る．予測しない報酬（この実験ではジュース）が得られると，中脳ドーパミンニューロンの活動は増加する（実験Ⅰ）．次に，報酬に先立つ予測信号（条件刺激，この実験ではブザー音）を付随させながら同じことを繰り返すと，中脳ドーパミンニューロンの活動は予測信号の直後に生じるようになり（実験Ⅱ），報酬を得た直後には強い活動をしなくなる．すなわち，報酬を期待させる刺激のもとで活動するようになる．

つまり，行動した結果，良いことが生じた場合に，その行動は繰り返されやすくなる．そして，行動の繰り返しによって周囲に存在した刺激が学習される．最終的には，良いことを期待させる刺激を手がかりとして，自動的に行動が生じるようになるというものである．これはまさに，強化刺激の出現によって行動が強化されることである．またそれが繰り返されることによって，周囲に存在した先行刺激が行動を制御する機能を持つようになっていくという三項随伴性そのものである．

誤解を恐れず具体例を挙げてみよう．例えば，移乗動作において，自分ではいくら頑張っても車いすから腰を浮かせられない（報酬なし）重症片麻痺者がいたとしよう．セラピストの指示と身体的ガイドを受けたところ，腰を浮かせることができるようになった（思いがけない報酬）．すると，腰を浮かせる練習頻度が向上した（強化）．さらに継続していると，ある刺激（例えば，適切な位置に浅く腰かける，適切な位置に手や足を置く，適切な方向に重心移動する）のもとで腰を浮かせる行動を行うと，成功の確率が高い状態が続いた（**図2**，**図3**）．すると，これらの刺激を手がかりとして，腰を浮かせる行動が徐々に自動的に生じるようになっていった．

実験Ⅲでは，行動の後に期待される報酬が与えられない場合の中脳ドーパミンニューロンの活動が示されている（**図1**）．予測されるタイミングで報酬がなければ活動は停止する．実験によって，ドーパミン受容体をブロックすると，一度学習された行動さえも生じなくなってしまうことが明らかとなっている．臨床実習などで繰り返し失敗を経験した学生は，できて当たり前のような課題でさえ，行えないことがある（例えば，「ここからここまでの文章をレポートに転記してください」というような課題）．ヒトにおける失敗や上達がない状態は，報酬がない状態である．ドーパミンの枯渇が関与しているかもしれない．

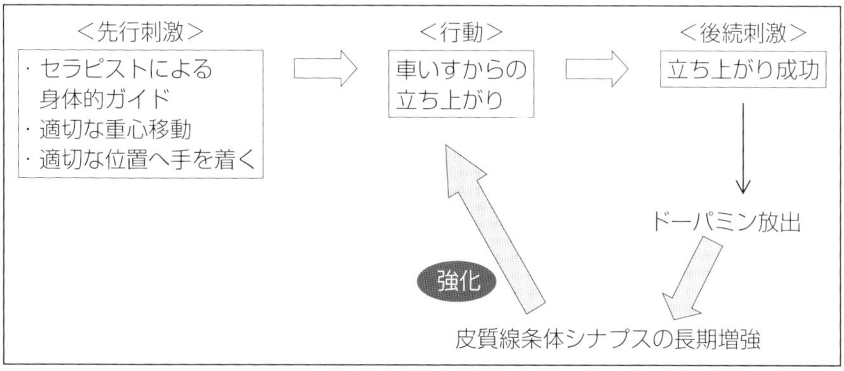

図２　重症片麻痺者の立ち上がり練習の過程①
ある環境のもとで，思いがけない良いこと（立ち上がれた）が生じる．

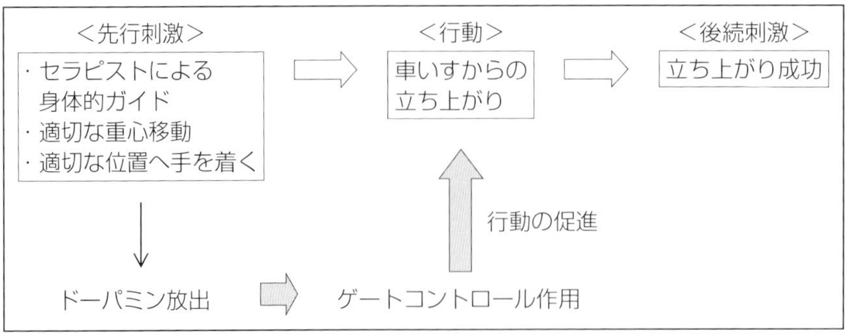

図３　重症片麻痺者の立ち上がり練習の過程②
①の過程（図２）が繰り返される結果，先行刺激によって行動の発現が促進されるようになる．

逆に，中脳ドーパミンニューロンが賦活された中での学習は，大きな脳の可塑性を導き出すことが示されている[5]．

応用行動分析学に基づく介入は，神経生理学に裏づけられた治療である[6]．

２．脳血管障害片麻痺者に対する歩行訓練の検証[7]

発症後，30日前後経過した脳血管障害片麻痺者が無作為に2群に分けられ，約40日間の歩行訓練が実施された．対照群（84名）は，歩行練習中に歩行スピードを測定せず終了した．介入群（78名）では，10 m 歩行時間が毎日測定され，歩行スピードがフィードバックされた．そして，歩行スピードが改善している場合には，「前回よりも○秒早くなりましたよ」と称賛が与えられた．歩行スピードが伸びていない場合でも，歩行スピードが維持できていることに注目した．その他の理学療法の内容，歩行訓練の時間は両群とも同じになるように調節された（**図４**）．

トレーニングによる歩行スピードの改善率は，対照群の57％（0.46 m/秒から0.72 m/秒）に比較し，介入群は102％（0.45 m/秒から0.91 m/秒）と有意に大きかった．

この研究成果は，多施設間で行われた無作為化臨床比較試験によって得られた．研究手法として，いずれの歩行訓練を行ったのかを評価者に知らせない盲検法が用いられた．さらに，研究を実施したカリフォルニア大学ロサンゼルス校のドブキン博士は行動分析家ではなく，このような結果が出ることを予測していなかった．つまり，この研究成果は，称賛や社会的評価という強化刺激の効果を知らない研究者によって導き出された．強化刺激の重要性を示す極めて信頼性の高い証拠といえるであろう．

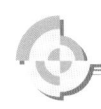

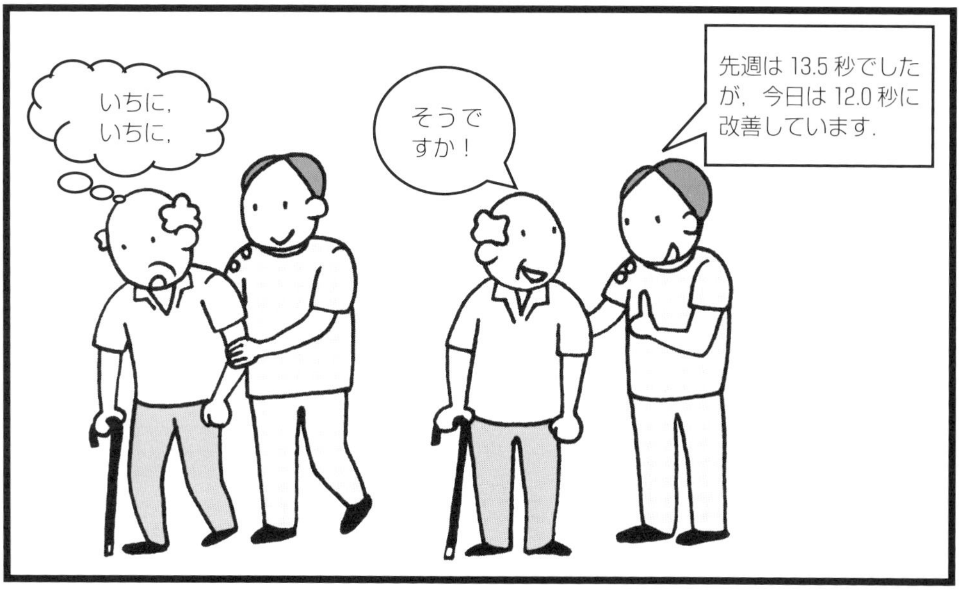
いちに，
いちに，
そうで
すか！
先週は 13.5 秒でしたが，今日は 12.0 秒に改善しています．

図４　歩行訓練における強化刺激の効果

３．その他の事実

近年，脳血管障害片麻痺者の麻痺側手のトレーニングとして注目されている Constraint Induced Movement Therapy（CI 療法）の特徴は，非麻痺側肢の抑制である．しかし，そのプログラムで重要な点は，失敗が少なく練習できるように，段階的に訓練の難易度を設定することであるといわれている[8]．

Kawashima ら[9]は，計算や音読課題を用いた学習療法が認知症患者の前頭葉機能の維持・改善に有効であることを報告した．この学習療法の原則として強調されているのは「失敗しない，楽にスラスラできる課題を選ぶ」「できたときには注目・称賛する」ということである[10]．無誤学習の重要性については，高次脳機能障害に対するリハビリテーションにおいても報告されている[11]．現在，注目されているこれらの治療方法が，いずれも失敗を極力回避し，成功させることにポイントを置いていることは興味深い事実である．

2　行動分析と理学療法・作業療法の発展

1．動作訓練方法の確立

1）最強の動作訓練の確立

筆者の師匠の山本淳一先生から「最強の治療方法はシングルケースの積み重ねによって生まれる」と教えていただいたのは，今から15年以上昔の話である．最近，ようやくそれが理解できた．

例えば，最初の事例報告①の対象は，70歳の下肢Br. Stage Ⅱの重症片麻痺者である．重症片麻痺者でも成功できる寝返り練習を考案し，動作が自立した．事例報告②の対象は，同様の重症度であったが半側空間無視と注意障害を合併していた．これに対する介入を加えた練習を実施して動作を自立させた．事例報告③の対象は，同様の重症度であったが認知症を合併していた．認知症に対する介入を加えた動作練習を考案して動作を自立させた．事例報告④の対象は，80歳の高齢で，病前から下肢筋力水準が低かった．筋力低下例でも実施可能な動作練習を考案し，寝返り動作を自立させた．このように異なる阻害要因に対して有効に機能する介入を考案していけば，阻害要因が重複した最重症例にも通用する動作練習プログラムが創出できるようになる．

また，こういったケースも考えられる．同程度の重症度の対象者に対する寝返り動作練習である（**図5**）．ケース1では9日間で動作が自立した．ケース2では，ケース1の練習を参考にして，新たな工夫を追加して介入した．その結果，6日間で動作が自立した．ケース3では，ケース2の治療を参考にして，新たな練習を実施した．その結果，4日間で動作が自立した．このように同程度の重症度の対象者の寝返り動作を，より短期間で自立させられるように動作練習を改良することによっても，動作訓練は洗練されていく．

2）片麻痺者の座位訓練の確立

重症片麻痺者に対する最強の座位保持訓練は以下のようにして確立された．西村[12]は，片麻痺者に対する座位保持訓練の文献探索を実施し，有効な座位保持訓練について検討している．1991～2016年4月までの期間で，シングルケースデザインの手法を用いて座位保持練習の効果を検討した論文は，わずか7本であった．対象者はいずれも重症片麻痺者でPusher現象や半側空間失認，注意障害，認知症，意識障害などを合併していた．7つの介入いずれも，11～28回の介入によって座位保持が可能となっていた．フィードバック装置が使用されていた2つの論文を除く，5つの論文では，それぞれ以下のような介入の有用性が報告されていた．

中山ら[13]は，目標時間の設定，時間のカウントダウンの有用性を報告した．富田ら[14]は，

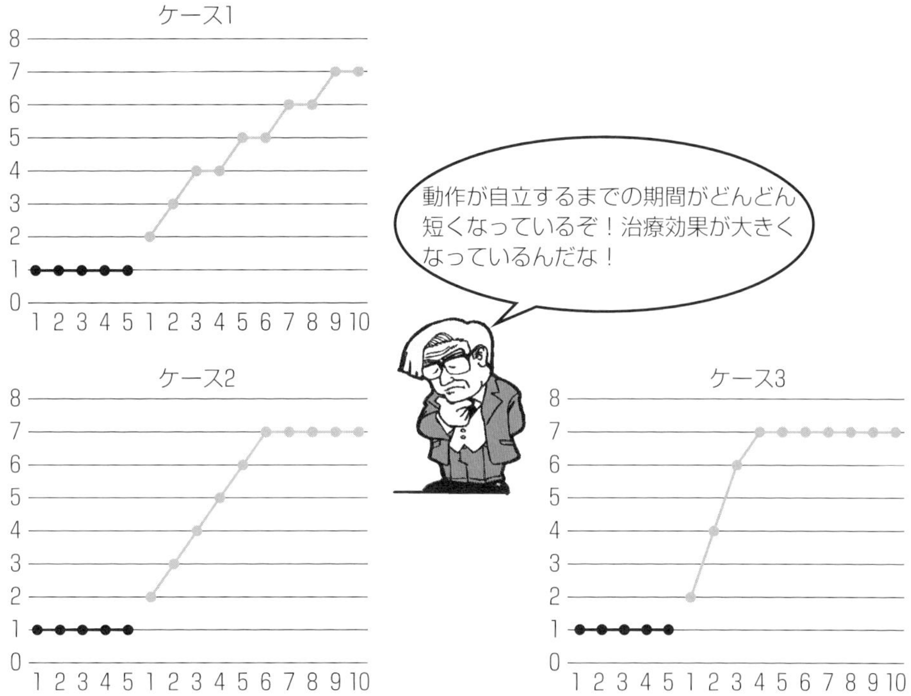

図５　シングルケーススタディによる最強の動作練習プログラムの創出
寝返り動作評価：満点７点，最低点０点
70 歳代，片麻痺，下肢 Br. Stage Ⅱ

支持基底面を変化させることで段階的な難易度設定を行うこと，目標時間内の身体介助数を記録することの重要性を報告した．隆杉ら[15]は，座位保持能力の変化を示し，それを強化刺激として利用することの重要性を報告した．さらに松井ら[16]は，これらの先行研究の良い部分をすべて取り入れた介入を実施した．市川ら[17]は，５度の楔を患側座面に敷くことで，健側凸の脊柱彎曲を形成することの有用性を報告した．富田以降の研究者は，それまでの研究の良いところを利用し，さらに自身で工夫を加えている．最強の座位保持訓練は，これらの要素をすべて包含することで完成する（症例９を参照）．

3）基本動作別事例研究

片麻痺者の基本動作に対する事例研究を表１にまとめた．いずれもシングルケースデザインの方法によって介入の有効性を検証した研究である．認知症，失語，意識障害，注意障害，半側空間失認，虚弱など，様々な阻害要因が存在することを考慮すると，まだまだ事例研究は不足している．現時点では，これらの事例研究の良い部分をミックスすることで，最良の基本動作訓練を編み出すことになる．

4）応用行動分析学に基づく基本動作訓練の効果―東船橋病院の治療成績―

上記の応用行動分析学に基づく基本動作訓練を適応した場合の治療成績を紹介しよう．対象は，発症前の ADL が自立していた初発の脳血管障害片麻痺者である．指示動作に全く従えな

表 1　片麻痺者の基本動作障害に対する介入

基本動作	年齢	麻痺の程度*	認知症	高次脳機能障害**	その他	介入開始
1）座位上衣着衣	70 歳代	Ⅱ，Ⅱ		半側無視・注意障害	Pusher 症状	64 病日
2）座位スプーン操作	60 歳代	Ⅱ，Ⅱ	（+）	半側無視・注意障害		7 年目
3）座位保持	70 歳代	Ⅱ，Ⅱ		半側無視・注意障害	両側片麻痺	50 病日
4）座位保持	70 歳代	Ⅱ，Ⅱ		注意障害	Pusher 症状	8 病日
5）座位保持	70 歳代	Ⅱ，Ⅱ－Ⅲ		半側無視・注意障害	Pusher 症状	15 病日
6）座位保持	80 歳代	Ⅱ，Ⅱ	（+）	半側無視・注意障害	Pusher 症状	26 病日
7）座位保持	40 歳代	Ⅰ，Ⅰ		失語症（意思疎通困難）	意識障害	40 病日
8）寝返り 起き上がり	70 歳代	Ⅱ，Ⅱ	（+）	半側無視・注意障害	Pusher 症状	48 病日 61 病日
9）寝返り 起き上がり	80 歳代	Ⅱ，Ⅱ－Ⅲ	（+）	注意障害・遂行機能障害		63 病日 63 病日
10）寝返り 起き上がり	80 歳代	Ⅲ，Ⅳ		半側無視・失語症***	意識障害	18 病日 18 病日
11）寝返り	70 歳代	Ⅱ，Ⅱ		半側無視・注意障害		23 病日
12）寝返り	70 歳代	Ⅰ，Ⅰ		失語症***・半側無視		12 病日
13）起き上がり	80 歳代	Ⅱ，Ⅱ		半側無視・注意障害		67 病日
14）起き上がり	80 歳代	Ⅱ，Ⅲ		失語症***	両変形性膝関節症	16 病日
15）起き上がり	80 歳代	Ⅱ，Ⅲ		半側無視・注意障害	意識障害	124 病日
16）寝返り 起き上がり	70 歳代	Ⅰ，Ⅱ		失語症		13 病日 18 病日
17）車いすーベッド	80 歳代	Ⅱ，Ⅲ		失語症***	両変形性膝関節症	16 病日
18）車いすーベッド	80 歳代	Ⅲ，Ⅳ		半側無視・失語症	意識障害	18 病日
19）車いすーベッド，トイレ	50 歳代	Ⅱ，Ⅱ	（+）	注意障害		9 週目
20）車いすーベッド	70 歳代	Ⅱ，Ⅱ	（+）	注意障害	Pusher 症状	93 病日
21）車いすーベッド，トイレ	60 歳代	Ⅲ，Ⅲ		注意障害		17 病日
22）車いすーベッド	89 歳	Ⅳ，Ⅴ	（+）	注意障害	Pusher 症状	18 病日
23）車いすーベッド	50 歳代	Ⅰ，Ⅱ		失語症・半側無視		58 病日
24）立位・歩行	70 歳代 60 歳代	Ⅰ，Ⅲ#1 Ⅰ，Ⅰ#1			Pusher 症状 Pusher 症状	6 病日 8 病日
25）立位	70 歳代	Ⅱ，Ⅱ		半側無視・注意障害	Pusher 症状	12 病日
26）立位	80 歳代	Ⅱ，Ⅱ	（+）	半側無視・注意障害	Pusher 症状	25 病日
27）歩行	60 歳代	Ⅱ，Ⅲ#1		半側無視・注意障害	Pusher 症状	12 病日
28）立位	90 歳代	Ⅳ，Ⅲ	（+）	失語症	Pusher 症状，意識障害	22 病日
29）立位	80 歳代	Ⅱ，Ⅱ		失語症	Pusher 症状	99 病日
30）立位	80 歳代 80 歳代	Ⅰ，Ⅰ Ⅱ，Ⅱ		半側無視・注意障害 半側無視・注意障害・失語症		105 病日 51 病日

介入期間	文献
20日	鈴木 誠，他：ルール制御理論に基づく座位バランス訓練の有効性．総合リハ 29：651-654，2001
12日	田辺 尚，他：傾斜計を用いた重度片麻痺患者様に対する端座位練習の効果．リハと応用行動分析 4：1-5，2014
28日	富田 駿，他：Pusher 症状を呈する片麻痺患者に対する座位保持練習．高知リハ紀要 15：39-43，2014
15日	隆杉亮太，他：Pusher，注意障害を呈する重度片麻痺患者に対する座位訓練．高知リハ紀要 16：21-24，2015
13日	中山智晴，他：応用行動分析的技法を使用した座位訓練の効果．高知リハ紀要 11：41-46，2010
20日	松井 剛，他：Pusher 現象を呈した重症片麻痺患者に対する段階的難易度設定による座位・立位練習．高知リハ紀要 17：1-8，2016
11日	市川祐生，他：意識障害を有する重症片麻痺患者に対する座位訓練．高知リハ紀要 17：21-26，2016
11日 18日	岡田一馬，他：逆方向連鎖化の技法を用いた起居動作練習の効果．行動リハ 3：37-42，2014
1日 8日	中田衛樹，他：重症片麻痺患者に対する逆方向連鎖化を用いた起き上り，寝返り練習の効果．高知リハ紀要 16：13-16，2015
8日 7日	最上谷拓磨，他：発症早期の動作練習に応用行動分析学的手法を取り入れた脳卒中患者の起居移乗動作能力．技術と研究 43：53-58，2015
6日	富田 駿，他：重度片麻痺患者における下肢の挙上を用いた寝返り動作練習．高知リハ紀要 16：17-20，2015
2日	富田 駿，他：失語症を有する重度片麻痺患者に対する寝返り動作練習．行動リハ 5：2-5，2016
15日	中山智晴，他：逆方向連鎖化の技法を用いた片麻痺者の起き上がり訓練．リハと応用行動分析学 2：12-15，2012
5日	富田 駿，他：失語を有する片麻痺患者に対する応用行動分析学的技法を用いた起居・移乗動作練習．行動リハ 4：26-31，2015
4日	市川祐生，他：遷延性の意識障害を伴った片麻痺者に対する起き上がり動作練習．行動リハ 6：13-17，2017
4日 3日	長井梨香，他：重症片麻痺患者に対する寝返り・起き上がり練習．高知リハ紀要 19：31-35，2017
13日	富田 駿，他：失語を有する片麻痺患者に対する応用行動分析学的技法を用いた起居・移乗動作練習．行動リハ 4：26-31，2015
10日	最上谷拓磨，他：発症早期の動作練習に応用行動分析学的手法を取り入れた脳卒中患者の起居移乗動作能力．技術と研究 43：53-58，2015
23日	野口秀一郎，他：移乗動作の自立に向けた応用行動分析学的アプローチの有用性．石川県理学療法雑誌 11：28-32，2011
16日	岡田一馬，他：重症片麻痺者に対する応用行動分析学的技法を用いた移乗動作練習の効果．高知リハ紀要 18：17-22，2017
6日	川口沙織，他：重度片麻痺患者に対する段階的難易度調整を用いた方向転換練習の効果．高知リハ紀要 17：9-13，2016
9日	中山智晴，他：Pusher 現象と重度認知症を呈した片麻痺患者への移乗動作練習．高知リハ紀要 18：23-26，2017
12日	南 裕貴，他：高次脳機能障害を合併した重度片麻痺患者に対する移乗動作練習．行動リハ 7：21-25，2018
20病日#2 17病日#2	岡庭千恵，他：Pusher 症状を有する片麻痺患者に対する立位歩行訓練．高知リハ紀要 7：55-60，2006
39病日#3	川口沙織，他：Pusher 症状を呈した重症右片麻痺患者に対する立位練習．行動リハ 4：21-25，2015
40病日#3	松井 剛，他：Pusher 現象を呈した重症片麻痺患者に対する段階的難易度設定による座位・立位練習．高知リハ紀要 17：1-8，2016
37病日#4	中島秀太，他：半側空間無視を合併した重度片麻痺症例に対する段階的難易度調整による歩行訓練効果．行動リハ 5：13-20，2016
19日平行棒把持	中山智晴，他：重度認知症と Pusher 現象を呈した右片麻痺患者に対する立位練習．高知リハ紀要 18：33-38，2017
16日#3	宇佐美太一，他：全失語を呈した重度片麻痺患者に対する立位保持練習．高知リハ紀要 19：41-44，2017
16日#3 3日#3	一本柳千春，他：半側空間無視・注意障害を呈した重度片麻痺患者に対する立位保持練習．高知リハ紀要 19：93-97，2018

＊介入終了時点での上肢，下肢の B. Stage
＊＊認知症を除く，高次脳機能障害
＊＊＊単語レベルの理解が可能

＃1 介入開始時の上肢，下肢の B. Stage
＃2 非麻痺側前腕支持での立位保持が可能となる
＃3 垂直棒把持での立位保持が可能となる
＃4 T 字杖での監視下室内歩行が可能となる

表２　対象者基本属性

	重症群	軽症群
対象数	11	52
年齢（歳）	73.13	73.95
性別（男/女）	7/4	27/25
診断名（脳梗塞/脳出血）	8/3	23/29
在院日数	120	52.217
初期評価 FIM	54.5	94.32
退院時 FIM	90.5	109.5
FIM 利得	29.5	21.9
認知症の有無（有/無）	8/3	17/35

い対象者は除外されている．回復期リハビリ終了時点での下肢Br. Stageによって重症群（Ⅱ，Ⅲ）と軽症群（Ⅳ～Ⅵ）に分けている．監視下で動作が可能な場合を自立と判断した．重症群と軽症群の対象者背景は表２に示した．

軽症群の動作自立度は，寝返り100%，起き上がり100%，端座位保持100%，立位保持100%，立ち上がりと歩行も95%を超えていた．重症群は，歩行以外の基本動作は100%自立した．歩行自立度も80%を超えていた．ステージⅡの症例が少なく，先行研究〈第Ⅰ章：文献4，5)〉と単純に比較することはできないが，重症群における基本動作自立度は極めて良好といってよいであろう．

2．コンプライアンス・アドヒアレンスの改善

1）見通しの提示

対象者の反応が強化刺激となり，セラピストの行動が強化されることが繰り返されると，「筋力低下の程度」「移動動作自立に必要な筋力」「トレーニングの効果」などの知識による行動制御機能は高まる．その結果，不足している情報を補うための研究や調査への関心も高まる．虚弱高齢者，片麻痺者，大腿骨頸部骨折者において筋力，バランス能力と移動動作能力の関連について報告した先行研究を表３，表４に網羅した．

ADL訓練においても，筋力トレーニングと同じように見通しを与える先行刺激が必要である．もしその情報がなければ，調査研究を行ったり，評価方法を考案したりすることで対応していかなければならない．それらの研究データは，多くのセラピストが活用でき，理学療法・作業療法サービスの向上につながるはずである．

2）事例研究

筆者が知るリハビリ分野におけるコンプライアンス・アドヒアレンスの問題に対して介入した事例研究を表５に示した．訓練を拒否し，暴言，暴力をふるう対象者に対する介入も紹介されているので，ぜひ一読していただきたい．

表３　筋力と動作能力の関連（健常者，高齢対象者での検討）

『高齢患者の膝伸展筋力と歩行速度，独歩自立との関連』（総合リハ　26：689-692, 1998）
『膝伸展筋力と歩行自立度の関連』（総合リハ　30：61-65，2002）
『立ち上がりの可否と下肢筋力の関連』（総合リハ　30：167-171，2002）
『階段昇り動作と膝伸展筋力の関連」（総合リハ　30：641-645，2002）
『等尺性膝伸展筋力と移動動作の関連』（総合リハ　30：747-752，2002）
『高齢患者における等尺性膝伸展筋力と立ち上がり能力の関連』（理学療法学　31：106-112，2004）
『健常者の等尺性膝伸展筋力』（PT ジャーナル　38：330-333，2004）
『高齢患者における等尺性膝伸展筋力と歩行能力の関係』（理学療法科学　19：95-99, 2004）
『健常者の等尺性膝伸展筋力』（PT ジャーナル　38：330-333，2004）
『虚弱高齢患者における昇段能力と等尺性膝伸展筋力の関係』（高知リハ学院紀要　5：1-6，2004）
『道路横断に必要な等尺性膝伸展筋力の目標値』（総合リハ　33：1141-1144，2005）
『膝伸展筋力と移動動作自立の関連』（高知リハ学院紀要　7：47-54，2006）
『片脚起立動作と脚筋力の関連』（高知県理学療法　17：33-37，2010）
『サルコペニアの基礎と臨床　日常生活活動に必要な筋力の基準値』（真興交易，pp90-97，2011）
『歩行自立度と下肢荷重率，等尺性膝伸展筋力との関連』（総合リハ　40：61-65, 2012）
『片脚での立ち上がりに必要な膝伸展筋力』（高知リハ学院紀要　14：31-34，2013）
『下肢筋力が Timed up and go test 結果に及ぼす影響』（高知リハ学院紀要　15：7-10，2014）

表４　筋力と動作能力の関連（片麻痺対象者，大腿骨頸部骨折対象者での検討）

『大腿骨頸部骨折患者の歩行能力と膝伸展筋力の関連』（理学療法学　25：82-85，1998）
『慢性期片麻痺患者における麻痺側膝伸展筋力と歩行速度の関連』（神奈川県士会会報/理学療法　30：15-18，2002）
『脳血管障害患者における歩行自立のための麻痺側下肢荷重率』（高知リハ学院紀要　8：27-32，2007）
『脳血管障害片麻痺患者の麻痺側下肢荷重率と階段昇降能力の関連』（理学療法科学　23：301-305，2008）
『脳血管片麻痺患者における６分間歩行距離と麻痺側下肢荷重率の関連』（理学療法科学　24：41-44，2009）
『脳卒中片麻痺者の非麻痺側膝伸展筋力と移動動作の関連』（高知リハ学院紀要　12：29-33，2011）
『高齢大腿骨近位部骨折患者の等尺性膝伸展筋力と歩行自立度との関係』（運動・物理療法　23：252-258，2012）

表５　コンプライアンス不良例，拒否例に対する介入

対象	介入場所	標的行動	文献
<コンプライアンス不良例>			
1）腹部術後肺炎，起立性低血圧	入院	座位時間の延長，起立性低血圧の改善	山﨑裕司，他：座位時間延長を目的とした応用行動分析学的介入．高知リハ紀要　4：19-24，2003
2）腹部術後肺炎，筋力低下	入院	理学療法への参加，下肢筋力・歩行能力の改善	山﨑裕司，他：理学療法への参加行動促進のための応用行動分析学的介入．高知リハ紀要　5：7-12，2004
3）胸部術後，人工呼吸器依存	入院	歩行距離の増加，人工呼吸器からの離脱	山﨑裕司，他：呼吸苦に起因する不安によって離床が困難となった症例に対するアプローチ．高知リハ紀要　6：35-40，2005
4）虚弱高齢者	入院	理学療法への参加，筋力トレーニングの実施	山本哲生，他：筋力トレーニングの導入が困難であった虚弱高齢患者に対する応用行動分析学的介入．総合リハ　33：277-281，2005
5）大腿切断患者	外来	歩行量の増加	大森圭貢，他：生活習慣病予防のための行動変容への取り組み．理学療法　23：792-797，2006
6）慢性腎不全	入院	運動療法への参加	中田裕士，他：高齢透析患者における身体活動量向上を目的とした運動療法効果．四国理学療法士会学会誌　29：73-74，2007
7）虚弱高齢者	通所施設	筋力トレーニング，負荷量の増加	大西康平，他：高齢者マシーントレーニングの負荷設定における応用行動分析学的介入．四国理学療法士会学会誌　29：75-76，2007
8）認知症	入院	身体活動量の増加	下田志摩，他：認知症患者の身体活動量におけるグラフによる目標提示の試み．神奈川県士会会報理学療法　35：38-40，2007
9）整形外科疾患患者２例	外来	自主トレーニング回数の増加	山本哲生，他：外来におけるフィードバック頻度が自主トレーニング回数に及ぼす影響．高知県理学療法　14：39-43，2007
10）足先の引きずりがみられる高齢患者６名	入院	歩行中の足先の引きずり回数の減少	桂下直也，他：光フィードバック装置を用いた歩行器歩行練習の効果．高知リハ紀要　9：23-27，2008
11）変形性膝関節症	外来	歩行距離の延長	斉藤崇志，他：高齢変形性膝関節症患者の歩数増加を目標とした応用行動分析学的介入．神奈川県士会会報理学療法　36：45-49，2008
12）心臓外科手術後（44例の群間比較研究）	入院	術後の離床，活動範囲の拡大を促進	宮澤寛子，他：心臓外科手術後の離床に対する応用行動分析学的アプローチ．心臓リハ　13：100-104，2008
13）腹部術後患者	入院	歩行距離の延長，筋力トレーニングの実施	加嶋憲作，他：腹部術後患者における訓練量の増加を目的とした応用行動分析的介入．高知県理学療法　16：29-34，2009
14）認知症	入院	歩行距離の延長	明崎禎輝，他：軽度脳血管性認知症患者の歩行距離の増加を目的とした応用行動分析学的介入．PTジャーナル　43：1017-1021，2009
15）両変形性股関節症患者	外来	歩行距離の延長	中屋雄太，他：活動量増加目的に外来にて行動分析学的介入を行った症例．理学療法えひめ　23：133-136，2009
16）両変形性股関節症患者	外来	適正な歩行量の順守	榊原僚子，他：変形性股関節症患者に対して応用行動分析学を用いた介入の有効性に関する検討．理学療法科学　25：473-479，2010
17）糖尿病患者	入院	間食行動の制御	石井　亙，他：間食行動に対する応用行動分析学的介入．リハと応用行動分析学　1：16-20，2010
18）統合失調症	入院	理学療法への参加，活動範囲の拡大	新　智子，他：理学療法拒否が見られた統合失調症患者に対する応用行動分析学的介入．高知リハ紀要　14：27-30，2013
19）片麻痺患者	入院	歩行中の足先の引きずり回数の減少	隆杉亮太，他：片麻痺患者の足先引きずりに対する介入．高知リハ紀要　15：29-32，2014
20）パーキンソン病患者	外来	歩行距離の延長	多田実加，他：外来パーキンソン病患者の歩行距離延長に対するフィードバックの効果．行動リハ　3：74-78，2014

21）統合失調症	入院	歩行中の足先の引きずり回数の減少	上園紗英，他：統合失調症を有する脊髄不全損傷患者に対するトークンを用いた歩行訓練．行動リハ　3：53-57，2014
22）胸椎圧迫骨折	入院	離床時間・歩行距離の延長，理学療法への参加	岡田一馬，他：腰背部疼痛によって身体活動が制限された患者に対する応用行動分析学的介入．高知リハ紀要　16：25-28，2015
23）認知症	入院	立位保持時間の延長	中島秀太，他：段階的難易度調整と称賛を用いた介入が重度認知症患者の立位保持時間に及ぼす影響．リハと応用行動分析学　5：34-38，2015
24）肩関節疾患患者 5 例	外来	自主トレーニング回数の増加	上村　賢，他：身体機能評価結果のフィードバックがホームエクササイズ実施回数に及ぼす効果．行動リハ　5：18-25，2016
25）皮膚筋炎患者	入院	車いす駆動量・飲水量の増加	最上谷拓磨，他：頻脈と運動制限を呈した飲水量不足症例に対する飲水行動に対する介入の効果．リハと応用行動分析学　6：27-30，2016
26）認知症，脳血管障害	通所施設	活動量の増加	田辺　尚，他：デイケア利用者の QOL 向上に向けた試み．リハと応用行動分析学　6：6-13，2016
27）虚弱高齢者 2 名	訪問	活動量の増加・自主トレーニングの実施	熊切博美，他：訪問型介護予防事業における理学療法．行動リハ　7：6-13，2018
<拒否例への介入>			
1）失語症，脳血管障害	入院	理学療法への参加，トイレ動作練習	松井　剛，他：全失語によって指示理解不可能でコンプライアンスが著しく低い症例に対するトイレ動作練習．行動リハ　2：18-24，2013
2）脳血管障害	入院	理学療法への参加，起立・歩行練習量の増加	松井　剛，他：拒否的な患者に対する起立歩行訓練ー喫煙を強化刺激とした介入ー．行動リハ　3：43-48，2014
3）認知症	入院	理学療法への参加，起立・歩行練習の増加	岡庭千恵，他：起立・歩行練習のコンプライアンスが著しく低下していた認知症患者に対する介入．行動リハ　3：67-73，2014
4）失語症，脳血管障害（4 例歴史的対照群 2 例）	入院	理学療法への参加	中島秀太，他：賞賛方法の違いが理学療法参加率に与える影響．高知リハ紀要　16：29-34，2015
5）認知症	入院	関節可動域練習への参加	釣　洋介，他：認知症者の問題行動への機能的アセスメントの試み．リハと応用行動分析学　5：17-21，2015
6）脳血管障害，老年期精神病	入院	理学療法への参加，食事量の増加	上村朋美，他：理学療法拒否を続けていた患者に対する介入．行動リハ　4：14-20，2015
7）認知症患者 2 名	入院・訪問	理学療法への参加，歩行距離の増加	松井　剛，他：拒否的な認知症患者に対する介入．行動リハ　4：2-7，2015
8）失語症，脳血管障害	入院	理学療法への参加	上村朋美，他：運動療法を拒否していた失語症患者に対する応用行動分析学的介入効果．高知リハ紀要　17：27-30，2016
9）認知症	入院	理学療法への参加	松井　剛，他：リハビリテーション拒否を続ける認知症患者に対するアイスを報酬とした介入．行動リハ　6：23-27，2017
10）認知症	入院	摂食・言語聴覚療法への参加	山﨑正啓，他：重度認知症患者の暴言・拒食行動に対する応用行動分析学的介入．行動リハ　7：26-28，2018

3．認知症患者への応用

厚生労働省によれば，平成22年時点で介護保険制度を利用している認知症高齢者は280万人，要介護認定を受けていない認知症患者は160万人と推計している．脳血管疾患の総患者数は推計で134万人（平成20年 患者調査の概況；厚生労働省発表）といわれており，認知症患者の多さは際立っている．これからの高齢者の日常生活動作訓練の対象疾患として，認知症を避けて通ることはできない．しかし，「何度注意しても適切な行動が覚えられない」「運動療法に協力してもらえない」など，認知症患者に対する治療の限界はセラピストの誰もが感じている．治療というよりも介護，ケアという言葉が自然である．

このような限界は，言葉や文字によって対象者の行動をコントロールしようとすることで生じる．首を傾げたくなるだろうが，基本に立ち返ってみよう．私たちが赤ちゃんの頃，もともと言葉や文字には行動を制御する機能はなかった．それが，強化随伴性の中で行動をコントロールする機能を得たのである（第Ⅱ章，p21，p22）．認知症患者であっても，言葉や文字を，もう一度行動を制御する機能を持つ先行刺激に変えていけばよい．無発語の幼児に言葉を形成することは応用行動分析学の得意分野であり（Ⅱ章，p28），そう考えると限界はない．

実際に筆者が見た場面である．若くてきれいな女性セラピストが，言葉に全く従ってくれない重度の認知症の男性対象者に車いすのブレーキ操作を教えている[18]．

セラピストが，「ブレーキを握ってください」と先行刺激を出す．行動は生じない（**図6**）．セラピストが，すかさず身体的ガイドによってブレーキまで手を誘導し，対象者にノブを把持させる（**図7**）．「そうです．よくできました」と身体接触を交えた強化刺激を与える（**図8**）．対象者は，ブレーキを見ようともしない．

この練習を繰り返す．「ブレーキを締めましょう」と先行刺激を出す．行動は生じないが，すかさず身体的ガイドによってブレーキを締めさせ，同様に強化刺激を与える．

次の練習では，「ブレーキを握ってください」の指示によって，ブレーキに手を運ぶ動作がわずかにみられる（**図9**）．すかさず身体的ガイドによって動作を完成させ（**図10**），同様の強化刺激を与える（**図11**）．

次の日も「ブレーキを締めましょう」と先行刺激を出す．ブレーキを締めようとする行動がはっきりとあらわれ，身体的ガイドによってブレーキを締める行動を完了させる．そして強化刺激を与える．次には，「ブレーキを握ってください」の指示によってブレーキに手を運び，把持し，自ら締める動作が出現する（**図10**）．今までで最大の強化刺激を与える（**図11**）．

なぜ，言葉に従えるようになったのであろう（**図12**）．行動を制御する機能を持たなかった言語指示に対提示して，身体的ガイドによる誘導（その裏には運動感覚）を行う．そして，ブレーキに手を伸ばし，把持する行動に強化刺激を与える．ある先行刺激のもとで行動したとき強化刺激が与えられると，その先行刺激は行動をコントロールする機能を持つ弁別刺激となる（第Ⅱ章，p21，p22）．言語指示，運動感覚（先行刺激）が行動を制御する機能を獲得していくのである．このような経過の中で，対象者は言語指示によるブレーキ操作が可能となった．その期間はわずかに数日．信じられないほどの効果であった．

応用行動分析学に基づく有効な介入方法が数多く報告されている[19]．応用行動分析学は，

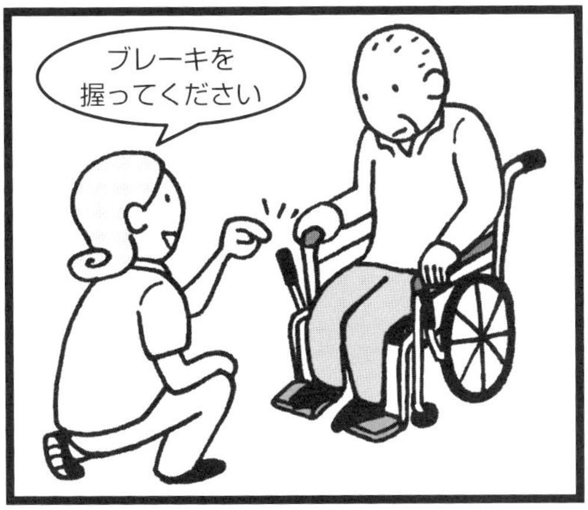

図６　言語指示

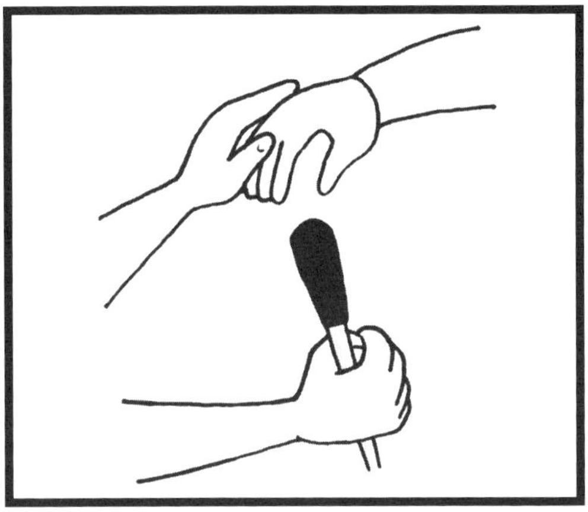

図７　身体的ガイド

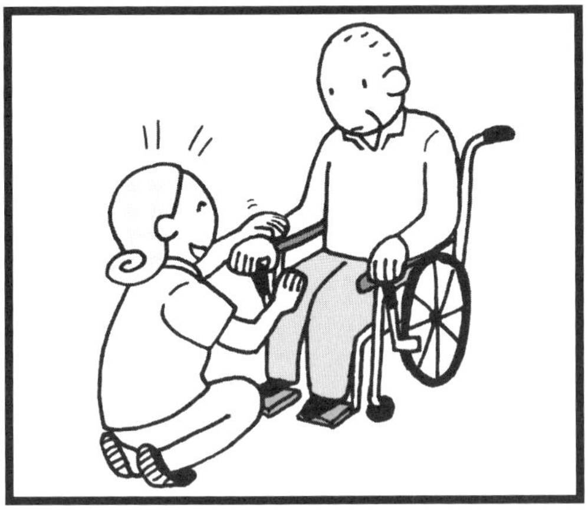

図８　強化刺激

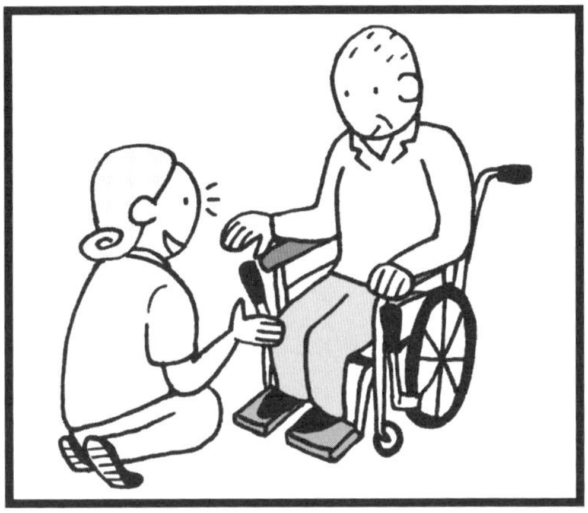

図９　手の動きに注目

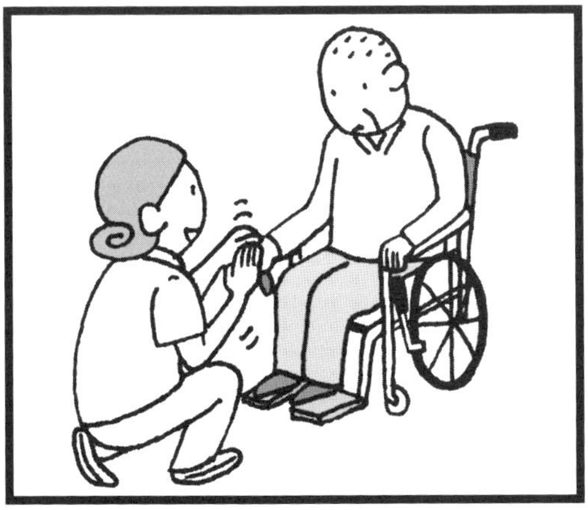

図 10　ブレーキを締めさせる

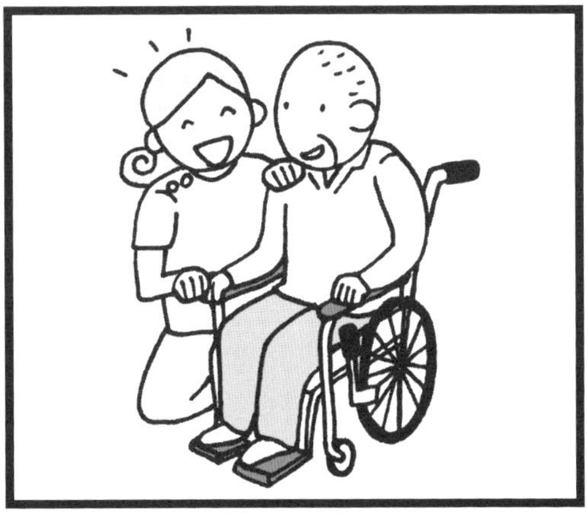

図 11　強化刺激
接近して笑顔で褒め，肩から肘にかけて
身体接触している．

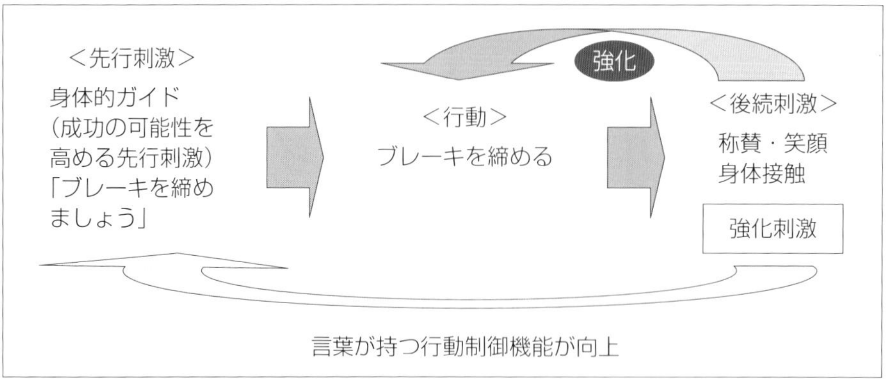

図 12　指示に従う行動の再獲得メカニズム

認知症患者に対する介入方法を確立していくであろう.

4. 行動分析と医学的知識の関係

以前，歩行訓練に対してやる気の出ない対象者について，セラピストから相談を受けたことがある．対象者は，臥位ではコンプライアンスはさほど悪くなかった．しかし，歩行訓練に立ち会ってみると，確かに促されて立ち上がるのだが歩こうとはしない．実は対象者は起立性低血圧だった．立位時の収縮期血圧は 80 mmHg 程度まで低下しており，指示動作に従うことができない状態であった．もともと自発語が少なく，立位時にめまいなどの訴えはなく，これが医学的な判断を困難にしていた．

第Ⅳ章の事例集にもあったが，不安で行動できないのか，あるいは呼吸機能の問題（息切れ）によって行動できないのかを判断することは容易ではない．日常生活で必要な呼吸機能，吸気筋力，立位保持に必要な筋力などの知識があることで，医学的問題か行動の問題なのかを判断できる（図 13）．

行動レパートリーにない動作を学習させるには，複雑な行動を課題分析して細かい行動要素に分ける．うまくいかない場合には，動作分析，運動学的分析によって動作をさらに細かくみていく．第Ⅲ章 4．の 1），2）の「動作訓練」（p109～p111）の項で非利き手での箸操作に関する研究を紹介した．ここで用いられた身体的ガイドは，筆者が箸操作の運動学的分析を行った結果得た知見，すなわち母指と第Ⅳ，Ⅴ指の対立位保持の困難性，第Ⅳ，Ⅴ指の適度な屈曲位保持の困難性という現象に対して考案したものである．セラピストは，このように動作の構成要素を運動学的分析によってさらに掘り下げ，運動学的用語によって再現可能な形で記述する能力を持っている．当然であるが，これは動作を学習させるうえで強力なアドバンテージとなる．

このように医学的知識や理学療法・作業療法の知識・技術があってこそ，応用行動分析の機能は最大限に発揮される．

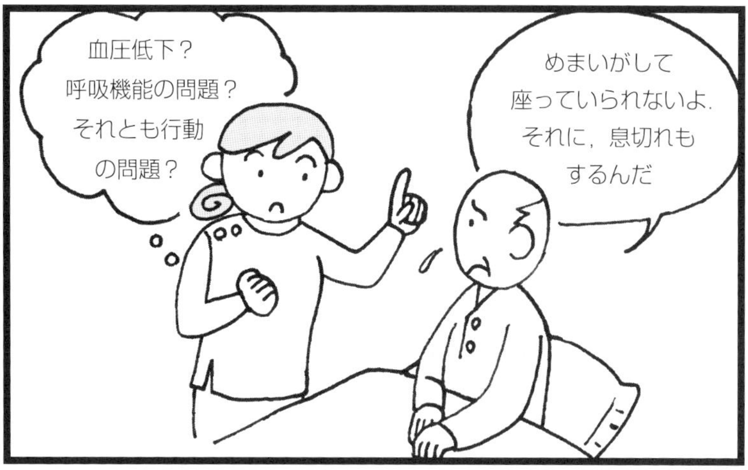
血圧低下？
呼吸機能の問題？
それとも行動
の問題？
めまいがして
座っていられないよ.
それに，息切れも
するんだ

図 13　これは医学的問題？　行動の問題？

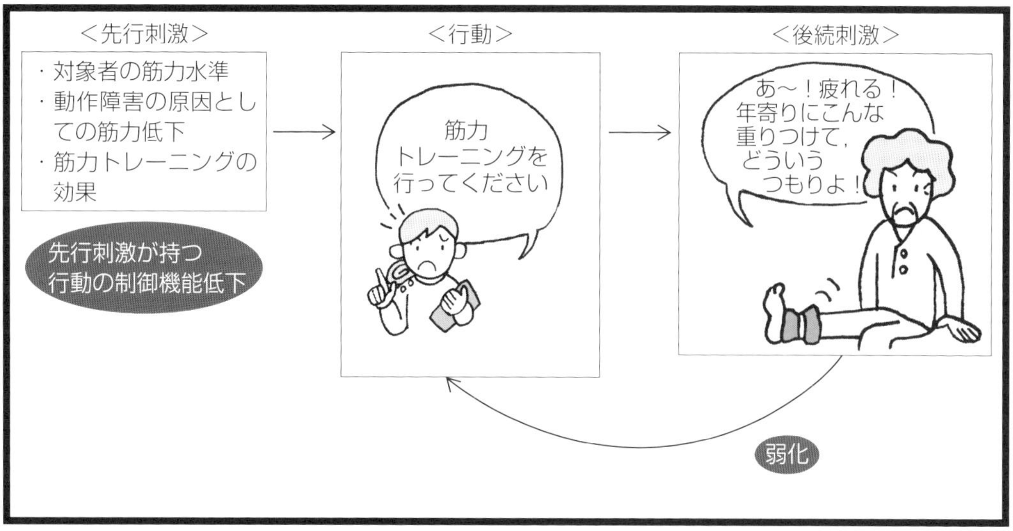

図 14　筋力トレーニングを処方する行動の ABC 分析 —よくない関係—

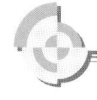

5．セラピストの行動分析

セラピストの行動も，対象者の反応を刺激とした行動随伴性によって影響を受ける．図 14 はセラピストが高齢者に筋力トレーニングを処方する行動を ABC 分析したものである．筋力トレーニングを処方しても，筋力増強効果はすぐには得られない．逆に，対象者の疲れた表情，不満の言葉などは明白な嫌悪刺激であり，トレーニングを処方する行動を弱化する．

セラピストは筋力トレーニングの処方を，「筋力低下の程度」「移動動作自立に必要な筋力」「トレーニングの効果」などの知識に従って行う．しかし，「対象者がトレーニングを嫌がる」などの嫌悪刺激がセラピストに与え続けられた場合，これらの知識の行動制御機能は低下し，セラピストの適切な行動は徐々に弱化される．具体的には，負荷を徒手抵抗に切り替える，負荷を軽くする，反復回数を減らす，訓練を取りやめるなどの行動が生じやすくなるであろう．

本書で述べてきたように，明確な見通しを与え，適切な強化刺激を配置することによって，対象者の行動を変化させることができる．つまり，セラピストが筋力トレーニングを処方すると，熱心にトレーニングに励んでいる対象者の姿が現れる．そのうち，筋力増強効果が認められ，動作能力も改善してくる．つらいトレーニングであるが，対象者の笑顔や感謝の言葉が聞かれるようになるかもしれない．これらはセラピストにとって強化刺激となり，セラピストは楽しく積極的に仕事に取り組めるようになるであろう．

治療成績を紹介した東船橋病院の若手セラピストの行動は，まさにこの法則に当てはまっている．指導者は，彼らに考えさせたりしない．適切な動作訓練方法と評価方法を教える．そして，彼らはそれを実行する．その結果，重症患者は次々と基本動作を獲得していく．対象者やその家族の方からは，感謝される．病棟の看護師さんやヘルパーさんからは一目置かれる．彼らは自信をつけ，もっと勉強したくなる．そんな彼らが担当したがるのは，重症患者である．できれば認知症が合併していたほうがよい．そして，訓練拒否があれば最高である．応用行動分析学に基づく介入を継続することで，やる気に満ちた最強のセラピストが出現する．

（山﨑裕司）

第 VI 章

見通しを与える基準値

筋力，関節可動域，バランス能力，全身持久力，歩行量，歩行スピードなどの基準値を紹介しよう．これらの基準値は，第Ⅲ章 1–4.「身体機能の問題か，行動の問題か」(p55) において，動作障害の原因が身体機能の問題なのか，行動の問題なのかに迷った際の考察に役立つ．また，筋力と関節可動域に関するトレーニング効果を紹介する．基準値とトレーニング効果の提示は，第Ⅲ章 2「運動療法」への介入の際に，行動を安定して生じさせる機能を持つ先行刺激として活用できる．

1　筋力の基準値

1．筋力の基準値—健常者の平均値—（表 1，表 2）

健常者の等尺性膝伸展筋力[1]の平均値を**表 1** に示す．高齢者の筋力は，後述する動作自立に必要な筋力値に近似しており，予備力が乏しいことに注目してほしい．

その他，健常者の筋力の平均値を載せた文献を**表 2** に示す．

表 1　健常者の等尺性膝伸展筋力の平均値[1]

対象者	方法	結果				
				等尺性膝伸展筋力値（kgf）	等尺性膝伸展筋力体重比*1(kgf/kg)	等尺性膝伸展トルク体重比*2(N·m/kg)
健常者	20～80 歳代の健常者の等尺性膝伸展筋力(kgf) を徒手筋力測定器を用いて測定	20歳代	男性　50 名	60.4±8.1	0.96±0.13	2.82±0.38
			女性　50 名	37.1±8.9	0.74±0.14	2.18±0.41
		30歳代	男性　41 名	56.1±12.7	0.84±0.14	2.47±0.41
			女性　44 名	33.4±6.8	0.65±0.12	1.91±0.35
		40歳代	男性　40 名	49.4±10.0	0.78±0.12	2.29±0.35
			女性　42 名	33.3±5.7	0.63±0.12	1.85±0.35
		50歳代	男性　41 名	50.8±8.7	0.76±0.16	2.23±0.47
			女性　44 名	30.2±5.6	0.59±0.12	1.73±0.35
		60歳代	男性　58 名	40.0±8.5	0.64±0.12	1.88±0.35
			女性　56 名	26.2±5.6	0.50±0.10	1.47±0.29
		70歳代	男性　33 名	31.3±6.0	0.56±0.09	1.65±0.26
			女性　54 名	23.2±6.1	0.46±0.10	1.35±0.29
		80歳代	男性　21 名	24.7±4.7	0.49±0.06	1.44±0.18
			女性　36 名	18.8±3.2	0.39±0.05	1.15±0.15

*1 等尺性膝伸展筋力を体重（kg）で除した値
*2 下腿長を 30 cm とした場合の等尺性膝伸展筋力体重比から換算したトルク体重比

表2　健常者の筋力の平均値

対象者	方法	結果			
			20～39歳	40～59歳	60歳以上
20～71歳の健常女性51名の97脚	重錘を用いて各筋群の1回反復最大重量（1RM）および等速性運動機器を用いた60度/secの膝伸展ピークトルクを測定[2]	膝伸展筋群1RM（kg）	11.4±2.1	7.8±2.5	6.2±1.7
		体重比	0.22±0.04	0.15±0.05	0.13±0.04
		股伸展筋群1RM（kg）	12.6±2.8	8.5±3.6	5.9±1.9
		体重比	0.25±0.06	0.16±0.07	0.13±0.04
		股外転筋群1RM（kg）	10.1±2.3	7.0±2.3	5.6±1.4
		体重比	0.20±0.05	0.13±0.04	0.12±0.03
		膝伸展ピークトルク（N・m）	99.4±13.8	77.1±17.5	63.7±8.8
		体重比	1.94±0.26	1.46±0.29	1.38±0.25
			20歳代女性	20歳代男性	
20歳代の健常成人女性20名20脚	重錘を用いて各筋群の1回反復最大重量（1RM）を測定[3]	膝伸展1RM（kg）*	12.6±3.7		
		膝伸展1RM体重比（kg/kg）*	0.24±0.07		
		股伸展1RM（kg）*	12.7±3.6		
		股伸展1RM体重比（kg/kg）*	0.24±0.06		
		股外転1RM（kg）*	8.7±2.6		
		股外転1RM体重比（kg/kg）*	0.16±0.05		
		股屈曲1RM（kg）*	12.1±3.4		
		股屈曲1RM体重比（kg/kg）	0.23±0.06		
20歳代の健常成人女性20名，男性20名	等尺性筋力（kgf）を徒手筋力測定器を用いて測定[4]	等尺性膝伸展筋力体重比（kg/kgf）	0.70±0.23	0.95±0.31	
		等尺性膝屈曲筋力体重比（kg/kgf）	0.32±0.08	0.41±0.09	
		等尺性股伸展筋力体重比（kg/kgf）	0.46±0.18	0.58±0.10	
		等尺性股外転筋力体重比（kg/kgf）	0.33±0.07	0.46±0.13	
		等尺性股屈曲筋力体重比（kg/kgf）	0.51±0.16	0.62±0.17	

下肢筋力に関する先行研究[17]	膝関節筋力	7～18歳の健常者258名（男子131名，女子127名）	等速性運動機器により膝伸展筋力と膝屈曲筋力を測定[5]
		18～83歳の健常男性150名	張力計により膝屈曲90度での膝伸展最大等尺性張力を測定[6]
		60～89歳の健常高齢女性338名	テンションケーブルメーターを用いて膝屈曲90度での膝伸展筋力を測定[7]
		高齢者1,028名（男性420名，女性608名）	脚（膝）伸展筋力測定装置を用いて膝屈曲90度での膝伸展筋力を測定[8]
		10～69歳の健常男性89名	等速性運動機器を用いて等尺性・等速性膝伸展筋力を測定[9]
		11～70歳の健常男性114名	等速性運動機器を用いて等尺性・等速性膝伸展筋力を測定[10]
	膝関節筋力以外	標準体格者626名（男性319名，女性307名）	バネ式用手力量計を用いて股関節外転，下肢伸展挙上（SLR）および両側同時SLRの最大等尺性筋力を測定[11]
		118名の健常男女高齢者	改良型血圧計を用いて上下肢筋力を測定[12]
		20～81歳の健常者72名（男性35名，女性37名）	股関節筋力を等運動性機器を用いて測定（等速性・等尺性）[13]
		健常者1,094名（男性630名，女性464名）	歪ゲージを用いて，椅子座位，膝屈曲90度での等尺性足関節底屈・背屈筋力を測定[14]
		健常者20名（男性10名，女性10名）	荷重センサーを用いて背臥位での等尺性片側脚伸展筋力を測定[15]
		健常者519名（男性271名，女性248名）	脚伸展パワー測定装置を用いて，股・膝・足関節を含む，複合運動である脚伸展筋力を測定[16]
上肢・体幹筋力に関する先行研究[24]	肩関節筋力	31名の健常者	等速性運動機器を用いて求心性筋力を角速度60，180度/secで測定[18]
		50名の健常者	等速性運動機器を用いて求心性筋力を角速度60，180，300度/secで測定[19]
		30名の健常者	等速性運動機器を用いて求心性・遠心性筋力を角速度60，120，180度/secで測定[20]
	握力と手指筋力	20歳代～75歳以上の健常男女	握力，側腹つまみ力，指尖つまみ力，指腹つまみ力をJAMAR型測定器を用いて測定[21]
	体幹筋力	健常者125名（男性62名，女性63名）	等速性運動機器を用いて体幹筋力を測定[22]
		健常男女	等速性運動機器を用いて体幹筋力を測定[23]

主要関節筋力に関する先行研[34]	体幹筋力	健常者 177 名（男性 98 名，女性 79 名）	等速性運動機器を用いて体幹筋力を測定[25]
		健常者 205 名（男性 102 名，女性 103 名）	等速性運動機器を用いて体幹筋力を測定[26]
		20～69 歳の健常者 1,817 名（男性 579 名，女性 1,238 名）	等尺性筋力測定機器を用いて体幹筋力を測定[27]
		20～70 歳代の健常女性 202 名	等速性運動機器を用いて等尺性・求心性・遠心性収縮での体幹筋力を測定[28]
	膝関節筋力	20～25 歳の健常女性 18 名と 60～79 歳の健常女性 47 名	等速性運動機器を用いて膝関節伸展・屈曲筋力を測定[29]
		63～83 歳の健常男性 23 名	等速性運動機器を用いて膝関節伸展・屈曲筋力を測定[30]
		9～85 歳の健常男性 75 名	等速性運動機器を用いて膝関節伸展筋力を測定[31]
		健常者 280 名（男性 139 名，女性 141 名）	等速性運動機器を用いて膝関節伸展・屈曲筋力を測定[32]
	足関節筋力	健常者 62 名（男性 31 名，女性 31 名）	徒手筋力測定器を用いて，等尺性足関節背屈筋力を測定[33]

2．下肢筋力の基準値―歩行自立度との関連―（表 3）

中枢神経疾患や荷重関節の整形外科疾患のない高齢者では，等尺性膝伸展筋力体重比が 0.40 kgf/kg を上回る全例で院内独歩が自立していた[35]．一方，0.25 kgf/kg を下回った場合，全例が不可能であった[35]．このことから院内独歩に必要な筋力下限値は 0.25 kgf/kg であり，逆に 0.40 kgf/kg を超えると，高い確率で院内独歩が可能になると考えられる．

慢性期脳血管障害片麻痺者でも，非麻痺側等尺性膝伸展筋力体重比が 0.30 kgf/kg[36] 未満では歩行が自立した者はいなかった．

転倒による大腿骨頸部骨折者において院内杖歩行が自立した例の膝伸展ピークトルク体重比（60 度/sec）の下限値は，健側が 0.78 N･m/kg，患側が 0.56 N･m/kg であった[38]．また大腿骨骨折術後者の歩行自立に関連する退院時下肢筋力は，非術側外転筋力が抽出され，体重比が 26.1％で歩行自立者を高い精度で判別できた[39]．

また，移動に制限のない高齢者が 400 m の距離を歩けない，あるいは 10 段の昇段ができなくなる高いリスクを持つ者は，等速性膝伸展筋力が男性 1.13 N･m/kg，女性 1.01 N･m/kg より低い者であり，一方リスクが低い者は，等速性膝伸展筋力が男性 1.71 N･m/kg，女性 1.34 N･m/kg 以上の者である[40]．

その他の歩行の自立に関する下肢筋力の基準値は**表 3** に示す．

表 3　下肢筋力と歩行自立度との関連

対象者	方法	結果
中枢神経疾患や荷重関節の整形外科疾患のない 65 歳以上の高齢者 173 名	院内独歩の可否と等尺性膝伸展筋力の関連について検討	等尺性膝伸展筋力体重比が 0.40 kgf/kg（1.18 N･m/kg*1）を上回る全例で院内独歩可能であり，0.25 kgf/kg（0.74 N･m/kg*1）を下回った場合は全例で不可能であった[35]

慢性期脳血管障害片麻痺者275名	非麻痺側等尺性膝伸展筋力と歩行自立度の関連について検討	等尺性膝伸展筋力体重比が0.55 kgf/kg（1.62 N·m/kg*1）を上回る全例で歩行動作が自立し，0.30 kgf/kg（0.88 N·m/kg*1）を下回った場合は全例自立しなかった[36]
慢性期脳血管障害片麻痺者50名	①自宅周囲を監視なく歩行している「屋外自立群」，②病院内は監視なしで歩行している「屋内自立群」，③屋内歩行時に近位監視あるいは介助が必要な「非自立群」に分類し，膝伸展ピークトルク体重比（30度/sec）との関連について検討	屋外自立群と屋内自立群の非麻痺側膝伸展ピークトルク体重比の最低値は，BRS*2 V，VIの例は0.72 N·m/kg（0.24 kgf/kg*3），BRS III，IVの例は1.00 N·m/kg（0.34 kgf/kg*3）であった[37]
転倒による大腿骨頸部骨折者63名	院内移動が，①杖歩行で自立している例，②歩行器歩行で自立している例，③車いすが必要であった例の3群に分類し，膝伸展ピークトルク体重比（60度/sec）との関連について検討	院内杖歩行自立者の健側膝伸展ピークトルク体重比の下限値は0.78 N·m/kg（0.27 kgf/kg*3）であり，患側膝伸展ピークトルク体重比の下限値は0.56 N·m/kg（0.19 kgf/kg*3）であった[38]
大腿骨骨折術後に理学療法を実施した74名	歩行自立度に関連する退院時下肢筋力とその筋力水準を検討	歩行自立度に関連する退院時下肢筋力は，非術側外転筋力が抽出され，体重比が26.1%で歩行自立者を高い精度で判別できた[39]
70～79歳の移動に制限のない男性1,355名と女性1,429名（平均年齢73.6歳）	平均5.9年追跡し，等速性膝伸展筋力（60度/秒）と400 m歩けない，もしくは10段の昇段ができないリスクを有する者との関連を検討	高リスク者は等速性膝伸展筋力が，男性1.13 N·m/kg，女性1.01 N·m/kgを下回った者 低リスク者は等速性膝伸展筋力が，男性1.71 N·m/kg，女性1.34 N·m/kgを上回った者 中～高のリスクを有する者は，歩行速度が1.22 m/secを下回りやすく，死亡のリスクが高い[40]
運動器疾患がなく，入院前には独歩が可能であった65歳以上の高齢入院患者の男性65名，女性46名（平均年齢73歳）	等速性膝伸展筋力（60度/秒）と歩行自立度の関連を検討	院内独歩可能群の等速性膝伸展筋力の下限値は0.58 N·m/kg(0.20 kgf/kg*3）であった[41]
運動器疾患，精神・心理機能に低下のない養護老人ホーム利用者80名（平均年齢81.3歳）	等尺性膝伸展筋力と階段昇降，入浴動作，歩行，トイレ動作，移乗動作について自立している群と自立していない群との関連を検討	階段昇降は筋力48.5%，それ以外の動作は筋力44～45%で自立群と非自立群を有意に判別できた[42]
入院前に独歩自立していた運動器疾患がない高齢心疾患患者41名（平均年齢73.4歳）	等速性膝伸展ピークトルク値（60度/秒）と歩行自立度が①院内移動が自立しない症例，②一時的に歩行に介助を要したが独歩による院内移動が自立した症例，③入院中を通じて院内移動が自立した症例との関連を検討	独歩自立した症例の下肢筋力の最低値は0.60 N·m/kg(0.20 kgf/kg*3）であった[43]

日中の半分以上を車いす上ですごしていることが多い者を中心とした80歳以上の高齢者26名（平均年齢88.5歳）	レッグエクステンションパワーと立ち上がり，階段昇り，歩行動作の関連を検討	椅子からの立ち上がり，階段昇り，歩行動作が可能になる筋力の最低値は0.50 W/kg[44]
脳血管障害患者30名（歩行自立群17名，非自立群13名）	歩行自立度と膝伸展筋力体重比の関係について検討	麻痺側膝伸展筋力体重比18.3%では陽性識別率93.3%，非麻痺側膝伸展筋力体重比36.0%では陽性識別率66.7%で，自立群を判別できた[45]
65歳以上の歩行障害者22名	膝伸展筋力と歩行可能者，不可能者との関連を検討	両側の膝伸展筋力の合計の割合が約50%で，歩行が可能[46]

*1　下腿長を30 cmとした場合の等尺性膝伸展筋力体重比から換算したトルク体重比
*2　BRS：Brunnstrom motor recovery stage
*3　下腿長を30 cmとした場合の等速性膝伸展ピークトルク体重比から換算した膝伸展筋力体重比

3．下肢筋力の基準値—歩行速度・歩幅との関連—（表4）

道路横断に必要とされる歩行速度は，1.0 m/sec以上である．この歩行速度を有するか否かを判別するための等尺性膝伸展筋力体重比は，運動器疾患のない65歳以上の高齢女性で0.35 kgf/kg[47]，高齢男性では0.36 kgf/kgであった[48]．

慢性期脳血管障害片麻痺者で，1.0 m/sec以上の歩行速度を有する例の非麻痺側等速性膝伸展ピークトルク体重比下限値は，BRS Ⅴ，Ⅵの場合0.72 N·m/kg，BRS Ⅲ，Ⅳの場合1.00 N·m/kgであった[37]．

転倒受傷した大腿骨頸部骨折患者では，1.0 m/sec以上の歩行速度を有する者の最低膝伸展筋力は，健側0.78 N·m/kg，患側0.56 N·m/kgであった[38]．

65歳以上の運動器疾患のない男性患者では，等尺性膝伸展筋力と歩幅の関連は非線形モデルに適合し，等尺性膝伸展筋力が0.40 kgf/kg未満では，筋力の低下に伴う歩幅の短縮が著しくなる[53]．

その他の歩行の速度に関する下肢筋力の基準値は表4に示す．

表4　下肢筋力と歩行速度・歩幅との関連

対象者	方法	結果
運動器疾患のない65歳以上の高齢女性患者65名	10 m最大歩行速度が1.0 m/sec以上の例と1.0 m/sec未満の例の膝伸展筋力について検討	等尺性膝伸展筋力体重比は，歩行速度1.0 m/sec以上の例を判別することが可能な有意な評価尺度であった．体重比0.35 kgf/kg（1.03 N·m/kg）では偽陽性度17.9%，感度72.2%，正診率76.6%，陽性的中率86.7%で，歩行速度1.0 m/sec以上の例を判別できた[47]

運動器疾患のない65歳以上の高齢男性患者156名（平均年齢75.5歳）	10m最大歩行速度が1.0m/sec以上の者と未満の者の等尺性膝伸展筋力について検討	等尺性膝伸展筋力体重比が0.36kgf/kg（1.05N·m/kg）では，偽陽性度は9.0%，感度は90.0%，正診率89.1%，陽性的中率97.5%で，歩行速度1.0m/sec以上の者を判別できた[48)]
慢性期脳血管障害片麻痺者50名	10m歩行速度が① 0.5m/sec未満の例，② 0.5m/sec以上1.0m/sec未満の例，③ 1.0m/sec以上の例の3群に分類し，等速性膝伸展ピークトルク体重比（30度/sec）との関連について検討	歩行速度が1.0m/sec以上の例の非麻痺側等速性膝伸展ピークトルク体重比下限値は，BRS*2 V，Ⅵの例では0.72N·m/kg(0.24kgf/kg*3)，BRS*2 Ⅲ，Ⅳの例では1.00N・m/kg（0.34kgf/kg*3）であった[37)]
転倒受傷し，観血的整復固定術を施行した，認知症がなく，入院前の歩行が自立していた大腿骨頸部骨折患者43名	等速性膝伸展筋力と10m最大歩行速度との関連を検討	1.0m/secの歩行速度で歩行可能な症例の最低膝伸展筋力は健側0.78N·m/kg(0.27kgf/kg*3)，患側0.56N・m/kg（0.19kgf/kg*3）であった[38)]
運動器疾患のない65歳以上の高齢入院患者208名（平均年齢74.7±6.2歳）	10m最大歩行速度が1.0m/sec以上の者と未満の者の膝伸展ピークトルクと脚伸展筋力について検討	膝伸展ピークトルクが0.5N·m/kg（0.17kgf/kg*3）未満，あるいは脚伸展筋力が0.6kg/kg未満の者では，歩行速度が1.0m/sec以上の者はいなかった．一方，膝伸展ピークトルクが0.9N·m/kg（0.31kgf/kg*3）以上，あるいは脚伸展筋力が1.1kg/kg以上では，全対象者が歩行速度1.0m/sec以上であった[49)]
運動器疾患がなく，入院前には独歩が可能であった65歳以上の高齢入院患者の男性65名，女性46名（平均年齢73歳）	等速性膝伸展筋力（60度/秒）と10mの最大歩行速度との関連を検討	1.2N·m/kg(0.41kgf/kg*3)を上回る症例では，筋力水準に寄らず歩行速度は一定．1.2N·m/kg（0.41kgf/kg*3)を下回る症例では，筋力低下に従って歩行速度は急激に低下[41)]
地域在住の65歳以上の女性722名	等尺性膝伸展筋力と4mの距離での最大歩行速度との関連を検討	1.22m/sec以上の歩行速度を有するための等尺性膝伸展筋力の閾値は1.1N·m/kg（0.37kgf/kg*3）[50)]
地域在住の65歳以上の女性1,002名	等尺性膝伸展筋力および屈曲筋力と快適歩行速度との関連を検討	歩行速度は等尺性膝伸展筋力と線形関係があったが，等尺性股関節伸展筋力とは筋力が15kgを下回った場合に関連した[51)]
8m以上の独歩が可能な75歳以上の健常高齢者31名（平均年齢82.1歳）	等速性膝伸展筋力と8mの快適歩行速度と8mの最大歩行速度，それぞれとの関連を検討	最大歩行速度と筋力の関連に変曲点はないが，快適歩行速度と歩幅は，膝伸展ピークトルクが0.85N·m/kg（0.29kgf/kg*3）を下回ると急激に低下する[52)]
65歳以上の男性患者176名	等尺性膝伸展筋力と歩幅の関連を検討	等尺性膝伸展筋力と歩幅の関連は線形モデルに比べて，非線形モデルに適合し，等尺性膝伸展筋力が0.40kgf/kg未満では，筋力の低下に伴う歩幅の短縮が著しい[53)]

*1 下腿長を30cmとした場合の等尺性膝伸展筋力体重比から換算したトルク体重比
*2 BRS：Brunnstrom motor recovery stage
*3 下腿長を30cmとした場合の等速性膝伸展ピークトルク体重比から換算した膝伸展筋力体重比

4．下肢筋力の基準値―立ち上がり動作・階段昇降動作との関連―（表５）

運動器疾患のない65歳以上の高齢者の等尺性膝伸展筋力体重比が0.35 kgf/kgを上回った場合，全例が座面高40 cmの台から手を用いないで立ち上がることができた[35, 54]．一方，0.20 kgf/kgを下回った場合には全例で不可能であった[35, 54]．

階段昇り動作は，中枢神経疾患や荷重関節の整形外科疾患のない高齢患者において，等尺性膝伸展筋力体重比が0.50 kgf/kgを上回った場合，全例で可能であった[35]．0.25 kgf/kgを下回った場合，全例で不可能であった[35]．

慢性期脳血管障害片麻痺者では，非麻痺側等尺性膝伸展筋力が0.80 kgf/kgを上回った場合には全例で階段昇降動作が自立した[36]．逆に，0.30 kgf/kg以下では全例が不可能であった[36]．

座面高20 cm台から上肢の補助なく立ち上がるためのカットオフ値は，膝伸展筋力0.40 kgf/kg以上と前方リーチ距離29.5 cm以上であり，座面高40 cm台では膝伸展筋力0.24 kgf/kgであった[56]．

その他の立ち上がり動作および階段昇降動作に関する下肢筋力の基準値は**表５**に示す．

表５　下肢筋力と立ち上がり動作・階段昇降動作との関連

対象者	方法	結果
運動器疾患のない65歳以上の高齢患者205名	座面高20 cm，30 cm，40 cmの台からの立ち上がり動作の可否を評価し，等尺性膝伸展筋力体重比との関連について検討	・40 cm台からの立ち上がり：等尺性膝伸展筋力体重比が0.35 kgf/kg（1.03 N·m/kg*1）を上回る全例で可能であった．一方，0.20 kgf/kg（0.59 N·m/kg*1）を下回った場合は全例で不可能であった[54] ・30 cm台からの立ち上がり：等尺性膝伸展筋力体重比が0.45 kgf/kg（1.32 N·m/kg*1）を上回る全例で可能であった．一方，0.20 kgf/kg（0.59 N·m/kg*1）を下回った場合は全例で不可能であった[54] ・20 cm台からの立ち上がり：等尺性膝伸展筋力体重比が0.55 kgf/kg（1.62 N·m/kg*1）を上回る全例で可能であった．一方，0.30 kgf/kg（0.88 N·m/kg*1）を下回った場合は全例で不可能であった[54]
中枢神経疾患や荷重関節の整形外科疾患のない65歳以上の高齢患者173名	椅子からの立ち上がり動作の可否，階段の昇り動作の可否と，等尺性膝伸展筋力体重比の関連について検討	・椅子からの立ち上がり動作：等尺性膝伸展筋力体重比が0.35 kgf/kg（1.03 N·m/kg*1）を上回る全例で可能であった．一方，0.20 kgf/kg（0.59 N·m/kg*1）を下回った場合は全例で不可能であった[35] ・階段昇り動作：等尺性膝伸展筋力体重比が0.50 kgf/kg（1.47 N·m/kg*1）を上回る全例で可能であった．一方，0.25 kgf/kg（0.74 N·m/kg*1）を下回った場合は全例で不可能であった[35]

筋力低下を主症状とする入院患者142名	40 cm，30 cm，20 cm，10 cm高の台から反動を使わず，両脚および片脚で立ち上がり可能な高さと等尺性最大膝伸展トルクとの関連について検討	40 cm，30 cm，20 cm，10 cmの各台からの立ち上がりに必要な体重支持指数*3は，両脚での立ち上がりの場合，片脚あたりそれぞれ28.9±7.2%，35.3±5.0%，44.3±3.5%，51.9±14.0%であり，片脚での立ち上がりの場合はそれぞれ62.3±14.3%，68.0±13.7%，90.2±9.2%，102.7±11.8%であった[55]
65歳以上の患者302例	座面高40 cm台と20 cm台において上肢支持を必要とする群としない群の4群に分類し，上肢補助が必要または不必要となる身体機能の基準値を検討	座面高20 cmから上肢の補助なく立ち上がるための身体機能因子とそのカットオフ値は，膝伸展筋力≧0.40 kgf/kg（≧1.2 N·m/kg*1）（感度0.73，特異度0.80，陽性的中率0.93，陰性的中率0.46）と前方リーチ距離≧29.5 cm（感度0.80，特異度0.60，陽性的中率0.87，陰性的中率0.47）であった．また，膝伸展筋力≧0.40（≧1.2 N·m/kg*1）かつ，前方リーチ距離≧29.5 cmの条件では感度0.86，特異度0.85，陽性的中率0.96，陰性的中率0.58という高い精度で判別可能であった[56] さらに，座面高が40 cm台では，膝伸展筋力のカットオフ値は0.24 kgf/kg（0.71 N·m/kg*1）でこの条件下では感度0.80，特異度0.80，陽性的中率0.84，陰性的中率0.74であった[56]
運動器疾患のない65歳以上の高齢患者131名	蹴上げ16.5 cm，踏面30.0 cm，16段の階段を1足1段，手すりを使用せずに連続して昇る方法で完遂できた例とできなかった例の等速性膝伸展ピークトルク体重比（60度/sec）について検討	等速性膝伸展ピークトルク体重比が0.6 N・m/kg（0.20 kgf/kg*4）を下回った例の90%以上で階段昇り動作が困難となり，一方，1.0 N・m/kg（0.34 kgf/kg*4）を上回った例の90%以上，1.2 N・m/kg（0.41 kgf/kg*4）を上回った例の全例で階段昇り動作が自立した[57]
慢性期脳血管障害片麻痺者275名	非麻痺側等尺性膝伸展筋力体重比と，立ち上がり動作自立の可否，階段昇降の自立の可否との関連について検討	等尺性膝伸展筋力体重比が0.60 kgf/kg（1.76 N·m/kg*1）を上回る全例で立ち上がり動作が自立し，0.80 kgf/kg（2.35 N·m/kg*1）を上回る全例で階段昇降動作が自立した[36]
男性急性心筋梗塞者49名	階段昇降に必要とされる6METsの運動耐容能の獲得に関わる因子について検討	Receiver operative characteristic (ROC) 曲線によると，ストレングスエルゴで測定した下肢筋力体重比1.43 N·m/kgでは，正診率94%，陽性的中率78%で6METs以上の運動耐容能を有しているか否かを判別できた[58]
高齢者31名（女性16名，男性15名；平均年齢72.8歳）	等尺性膝伸展筋力と手を用いずに高さ16.5～18インチの台からの立ち上がり動作との関連を検討	ROC曲線の結果，等尺性膝伸展筋力体重比が46.3%によって高い精度で椅子からの立ち上がりの可否を判別できた[59]
70～79歳の移動に制限のない男女1,429名（平均年齢73.6歳）	平均5.9年追跡し，等速性膝伸展筋力（60度/秒）と400 m歩けない，もしくは10段の昇段ができないリスクを有する者との関連を検討	高リスクを有する者の等速性膝伸展筋力は，男性1.13 N·m/kg，女性1.01 N·m/kgを下回った者[39] 低リスク者の等速性膝伸展筋力は男性1.71 N・m/kg，女性1.34 N·m/kgを上回った者[39]
地域在住の65歳以上の女性1,002名	等尺性膝伸展筋力および屈曲筋力と18インチの座面高から，手を使わずに5回反復した際の時間との関連を検討	椅子からの立ち上がり所要時間は，等尺性膝伸展筋力が10 kg，等尺性股伸展筋力が15 kgを下回った際にのみ関連し，それ以上の筋力レベルでは関連しなかった[52]

整形外科的疾患のある60歳以上の129名	等尺性膝伸展筋力と座面高40 cmからの立ち上がりを30秒間実施した際の反復回数との関連を検討	等尺性膝伸展筋力が0.35 kgf/kg（1.03 N·m/kg*1）未満では，両者の間に有意な相関があるが，等尺性膝伸展筋力が0.35 kgf/kg（1.03 N·m/kg*1）以上群では，両者の間に有意な相関なし[60]

*1 下腿長を30 cmとした場合の等尺性膝伸展筋力体重比から換算したトルク体重比
*2 BRS：Brunnstrom motor recovery stage
*3 体重支持指数：等尺性最大膝伸展筋力を体重で除した値の百分率
*4 下腿長を30 cmとした場合の等速性膝伸展ピークトルク体重比から換算した膝伸展筋力体重比

5．徒手筋力検査（MMT）による筋力値と客観的筋力（表6，表7）

MMTによる筋力値と客観的に測定された筋力値（一部計算によって算出）の関連について**表6**に示す．**表7**はMMT 3が正常筋力値の何%に相当するかを示したものである．ポリオ患者を対象とした古い研究データであるが，抗重力位での単関節運動には，どのくらいの筋力が必要になるのかが示されている．

健常者のMMT 3に必要な筋力を計算式によって求めた報告[65]によると，ポリオ患者のデータに比較して，股関節のMMT 3にはより大きな筋力が必要となっている．これらのデータは，抗重力位において，筋力トレーニングを処方する際の負荷量の目安として使用できる．

表6　MMTによる筋力値と客観的筋力の関連

対象者	方法	結果
50～90歳の中高年者179名の333脚（男性78名，女性101名）	MMT 3以上の膝伸展筋を対象にプラス・マイナスの段階づけをしたMMT値と等速性膝伸展ピークトルク体重比（60度/sec）との関連について検討	·男女ともMMT 3（3，3+）の等速性膝伸展ピークトルク体重比は0.3 N·m/kg前後にあり，男性の最高値は0.53 N·m/kg，女性の最高値は0.56 N·m/kgであった[61] ·MMT 4（4−，4，4+）の等速性膝伸展ピークトルク体重比は，男性0.36～1.45 N·m/kg，女性0.33～1.32 N·m/kgであった[61] ·MMT 5（5−，5）の等速性膝伸展ピークトルク体重比は，男性0.36～1.45 N·m/kg，女性0.33～1.32 N·m/kgであった[61]
50歳以上の中高年者123名の155脚（男性41名，女性82名）	MMT 3以上の膝伸展筋を対象にプラス・マイナスの段階づけをしたMMT値と等尺性膝伸展筋力値との関連について検討	·MMT 3（3，3+）の等尺性膝伸展筋力体重比の平均は15%で6～42%の範囲に分布していた[62] ·MMT 4（4−，4，4+）の等尺性膝伸展筋力体重比は23～58%の範囲に分布していた[62] ·MMT 5（5−，5）の等尺性膝伸展筋力体重比の平均は55%であった．全体の約30%は主要な移動動作自立に十分な筋力値（50%）を下回っていた[62]

表 7　MMT による筋力値と正常筋力値の関連

<table>
<tr><th>対象者</th><th>方法</th><th>結果</th></tr>
<tr><td rowspan="2">ポリオ患者</td><td>頸部，上肢，体幹，下肢筋力の MMT 3 は，定量的筋力評価のどの程度に相当するのかを検討</td><td>・MMT 3 は，定量的に測定した正常な筋力の 2～42%の間に相当する
・頸屈曲，体幹屈曲，足関節底屈の MMT 3 は正常な筋力の 30%以上に相当する．股関節伸展，外転，屈曲，内転の MMT 3 は正常な筋力の約 20%に相当する
・肩関節屈曲，外転は正常な筋力の約 10%に相当する
・肘関節屈曲，伸展，足関節背屈などは正常な筋力の 5%未満にすぎない
・股関節伸展，膝関節伸展，足関節底屈についての詳細は下表を参照[63]</td></tr>
<tr><td>MMT による筋力値は，定量的筋力評価で正常といわれる筋力の何%に相当するのかを検討</td><td><table>
<tr><th>MMT</th><th>股関節伸展</th><th>膝関節伸展</th><th>足関節底屈</th></tr>
<tr><td>5</td><td>65.25±17.93</td><td>53.53±15.52</td><td>81.31±20.58</td></tr>
<tr><td>4</td><td>42.64±15.02</td><td>42.48±8.48</td><td>46.25±7.80</td></tr>
<tr><td>3＋</td><td>27.62±12.92</td><td>19.51±5.82</td><td>—</td></tr>
<tr><td>3</td><td>20.03±10.66</td><td>9.09±3.47</td><td>34.14±7.30</td></tr>
<tr><td>3－</td><td>7.11±3.23</td><td>6.33±2.55</td><td>—</td></tr>
<tr><td>2＋</td><td>4.85±2.10</td><td>3.98±1.74</td><td>22.11±7.22</td></tr>
<tr><td>2</td><td>5.33±2.10</td><td>2.55±1.63</td><td>13.11±6.35</td></tr>
<tr><td>2－</td><td>3.07±1.29</td><td>1.94±1.43</td><td>7.55±4.19</td></tr>
<tr><td>1</td><td>1.94±1.29</td><td>1.02±0.82</td><td>2.86±2.24</td></tr>
<tr><td>0</td><td>1.29±0.97</td><td>0.71±0.61</td><td>—</td></tr>
</table>
定量的な筋力評価による正常筋力を 100%とした場合，股関節伸展，膝関節伸展，足関節底屈の MMT 3 は，50%ではなく，それぞれ 20%，9%，34%程度に相当する[64]</td></tr>
<tr><td>健常者</td><td>肩・肘・股・膝関節における抗重力位での自重による最大モーメントの計算値をMMT 3とし，MMT 3 は先行研究における各関節の等速性最大トルクの何%に相当するのかを検討</td><td>・肩関節周囲筋は女性で 7～27%，男性で 7～21%に相当する[65]
・肘関節周囲筋は女性で 7%，男性で 8～10%に相当する[65]
・股関節外転は女性で 65%，男性で 44%に相当する．股関節屈曲は女性で 32%，男性で 22%に相当する．股関節伸展は女性で 39%，男性で 25%に相当する[65]
・膝関節周囲筋は女性で 5～10%，男性で 5～8%に相当する[65]</td></tr>
</table>

2　関節可動域の基準値

1．ADL と上肢関節可動域（表 8）

洗面や着衣，食事といった ADL の中では，ボタンの着脱に最も大きい肘関節屈曲角度を要する．特にシャツの第 1 ボタンのはめ・はずしでは肘関節屈曲 120 度を要し[66]，それ以外の ADL では，肘関節屈曲 105 度の可動域があれば動作遂行上ほとんど支障がない[66]．また肘関節伸展は−75 度以上の可動域があれば，動作遂行上大きな問題がない[66]．

関節リウマチ者の前開きシャツの着衣動作では，肩関節屈曲 80 度以下，肘関節屈曲 100 度以下の場合は着衣工程のいずれかが障害される[67]．よって，着衣動作の自立には少なくとも肩関節屈曲 80 度，肘関節屈曲 100 度が必要である．

前腕は回外 50 度での固定，手関節は掌屈 0〜20 度の範囲で，最も多くの ADL が遂行できる[68]．

表 8　上肢関節可動域と ADL の関連

対象者	方法	結果
健常者 10 名	装具により肘関節の屈曲・伸展を固定し，角度と動作の可否について検討	・シャツの第 1 ボタンのはめ・はずしに最も大きな肘関節屈曲角度を要し，屈曲 120 度の可動域があれば可能[66] ・他の動作は肘関節屈曲 105 度の可動域があればほとんど支障がない[66] ・肘関節伸展は−75 度以上の可動域があれば動作遂行上問題ない[66]
関節リウマチ者 33 名	前開きシャツの着衣動作を 10 工程に分けて，全工程が可能な者を自立者，1 工程でも不可能な者を非自立者として分類し，上肢機能について検討	肩関節屈曲 80 度以下，肘関節屈曲 100 度以下の者は，着衣工程のいずれかが障害される[67]
健常者 13 名	前腕と手関節を一定角度に固定し，前腕回内外および手関節掌背屈の関節可動域制限による ADL 遂行能力について検討	前腕回外 50 度，手関節掌屈 0〜20 度において，最も多くの ADL が遂行できる[68]

2．ADL と下肢関節可動域（表 9）

人工股関節全置換術後症例において，術後に股関節屈曲・外転・外旋を組み合わせた方法での靴下着脱動作が可能となった際の股関節可動域の平均角度は，屈曲 83.5 度，外転 27.7 度，外旋 33.3 度であった[69]．

一側の股関節臼蓋形成術を行った症例の靴ひも結び，立ち座り，床からの物拾い動作は，股関節屈曲 120 度以上の場合は困難なく可能，もしくはいくらかの困難を伴っても可能であった[70]．一方，股関節屈曲 110 度を下回った場合には，各動作が不可能となる症例が出現し始めた．股関節屈曲 70 度を下回った場合には，全例が困難もしくは不可能となり，通常の動作様式で動作を遂行可能な症例はいなかった[70]．股関節屈曲 120 度以上が動作自立の基準値に，70 度が下限値となる．

外来にて保存的治療中の変形性股関節症患者では，靴下着脱と足の爪切りの遂行が可能か否かには，股関節屈曲角度が有意に関連し，股関節屈曲角度が 65 度以下のすべての下肢では，靴下着脱と足の爪切りが容易にできず，一方，股関節屈曲角度が 95 度以上の下肢の 98.9％で，靴下着脱と足の爪切りの遂行が可能である[71]．

健常成人の和式トイレ肢位の股関節可動域の平均は，屈曲 110 度，外転 19 度，内旋 19 度であった[72]．

表 9　下肢関節可動域と ADL の関連

対象者	方法	結果
人工股関節全置換術後者 121 名，137 肢	座位で股関節屈曲・外転・外旋を組み合わせた方法で靴下着脱動作が達成された際の，股関節屈曲・外転・外旋角度を測定し，平均値を算出	平均値は，股関節屈曲 83.5±10.4 度，外転 27.7±10.1 度，外旋 33.3±9.6 度，総和 144.5±23.2（95～205）度であった[69]
一側の股関節臼蓋形成術を行った 135 名	股関節可動域と靴ひも結び，立ち座り，床からの物拾い動作との関連を検討	・靴ひも結び：股関節屈曲 120 度以上では全例が困難なく可能であった．110 度を下回った場合には関節可動域の低下に従い不可能な例が増加した．70 度を下回った場合には通常の動作様式で困難なく遂行できる例がいなかった[70] ・立ち座り：股関節屈曲 120 度以上では全例が困難なく可能であった．110 度を下回った場合には関節可動域の低下に従い，動作が非常に困難な例が出現した．70 度を下回った場合には通常の動作様式で困難なく遂行できる例がいなかった[70] ・床からの物拾い：股関節屈曲 120 度以上では全例がいくらかの困難を伴ったとしても可能であった．70 度を下回った場合には通常の動作様式で遂行できる例はおらず，全例が非常に困難もしくは不可能であった[70]

保存治療中の変形性股関節症患者121名の膝関節の屈曲制限のない228下肢	股関節角度と靴下着脱動作，足の爪切り動作との関連を検討 靴下着脱と足の爪切りの遂行能力は，容易に可能な下肢，困難を伴うが可能な下肢，動作の遂行が不可能な下肢の3つに分類	股関節屈曲角度が65度以下のすべての下肢では，靴下着脱と足の爪切りが容易にできず，股関節屈曲角度が95度以上の下肢の98.9%では靴下着脱と足の爪切りの遂行が可能であった[71]
健常者30名	磁気角度計を用いて，しゃがみ込み位，和式トイレ肢位の角度を測定	・しゃがみ込み位：股関節角度の平均は，屈曲105（69～125）度，外転10（0～23）度，内旋4（－12～30）度であった[72] ・和式トイレ肢位：股関節角度の平均は，屈曲110（84～135）度，外転19（6～37）度，内旋19（2～39）度であった[72]
健常者42名	足関節背屈可動域としゃがみ込み動作の関係について検討	足関節背屈可動域が小さいほどしゃがみ込み時の重心位置は後方に偏移[73] 背屈可動域が20度以上の対象者は全員がしゃがみ込み動作可能．10度未満の対象者は全員がしゃがみ込み動作不可能であった[73]
健常者80名（男性43名，女性37名）	しゃがみ込み動作に必要な足関節背屈角度を検討	自動背屈角度，他動背屈角度は，可能群/不可能群の順に，18.3±4.1度/10.6±4.1度，44.2±6.7度/30.9±6.9度であり，しゃがみ込み動作の可否を判別することが可能な感度と特異度の和が最も高くなる自動・他動背屈角度は14.3度，36.5度であった[74]

3　バランス能力の基準値

1．パフォーマンステストの基準値（表10）

Functional Reach Test（FRT）値 23.7 cm を境として，在宅で自立した生活を送っている高齢女性と部分介助を要する高齢女性とを良好に判別できる[75]．

施設入所中の脳血管障害片麻痺者において，歩行が自立している例と自立していない例とを判別する FRT の基準値は，FRT 値を身長で除した値が 0.16 cm/cm（身長 160 cm の場合 25.6 cm）である[76]．

心大血管疾患者では，歩行の自立例と非自立例を判別する FRT 値は 26.0 cm である[77]（図1，p255）．

通所リハビリテーションを利用している高齢者において，バスなどの公共交通機関を利用して遠方への活動を行う者（遠方活動群）と自宅周囲での屋外活動のみを行う者（近隣活動群）とでは，timed up and go test（TUGT）値 18 秒と performance-oriented mobility assessment（POMA）26 点を境として良好に判別できる[78]．また，冬期に積雪によって外出を制限される者とされない者とは，TUGT 15.5 秒を境として良好に判別できる[79]．

表 10　パフォーマンステストと移動動作能力の関連

対象者	方法	結果
60～95 歳の高齢女性で在宅生活もしくは施設入所している者 51 名	自立した在宅生活を送っている者と老人保健施設に入所し部分的に介助を要して生活を送っている者の FRT 値について検討	判別分析の結果，自立群と非自立群を最もよく判別する FRT 値は 23.7 cm であり，判別率は 77.4% であった[75]
老人保健施設に入所している，歩行，立位保持が可能な脳血管障害片麻痺者 87 名	FIM の歩行能力分類に基づいて，7・6 点の者を歩行自立群，5・4 点の者を歩行非自立群に分類し，歩行自立に関する判定の目安となる FRT 値について検討	FRT による歩行自立の判定の目安として，FRT 値を身長で除した値が 0.16 cm/cm（身長 160 cm の者で 25.6 cm）で，感度 95.4%，特異度 95.9%，的中精度 95.4% であった[76]
30 秒以上の開眼立位保持が可能な 65 歳以上の高齢心大血管疾患者 217 例	FIM の移動自立度に従い，6 点以上の者を歩行自立群，5 点以下の者を歩行非自立群に分類し，歩行自立に関する判定の目安となる M-FRT 値について検討	receiver operative characteristic（ROC）曲線を求めた結果，M-FRT 値は歩行自立度を有意に判別することの可能な因子であり，M-FRT 値 26.0 cm をカットオフ値とした場合，感度，特異度，正診率，陽性的中率はいずれも高い値であった[77]
老人保健施設，特別養護老人ホーム，有料老人ホームに入所する高齢者，および通所リハビリテーション，外来リハビリテーションを利用している高齢者 265 名	屋外活動を行っていない屋内活動者を屋内群，自宅周囲での屋外活動のみを行う者を近隣活動群，公共交通機関を利用して遠方まで 1 人で活動を行う者を遠方活動群に分類し，3 群の TUGT，POMA について検討	近隣活動群と遠方活動群間の TUGT と POMA は，95% 信頼区間が重なり合わず明確な境界値を示し，その値は TUGT 18 秒，POMA 26 点であった[78]
日常生活に支障のない健常高齢者 88 名	積雪による制約がなく外出が可能な者を外出自立群，積雪や凍結による外出の回避や抑制，冬期間のみの介助や監視を要した者を外出自立困難群に分類し，2 群の TUGT について検討	判別特性分析を用いた検討では，TUGT 15.5 秒を境として，外出自立群と外出自立困難群を判別することができ，判別的中率 95.3%，感度 78.8% であった[79]

・FRT：functional reach test
・FIM：functional independence measure
・M-FRT：modified functional reach test
・TUGT：timed up and go test
・POMA：performance-oriented mobility assessment

2．片脚立位時間の基準値―健常者の平均値―（表 11，表 12）

健常者の片脚立位時間を**表 11**[80]に示す．60 歳代以降では，開眼での片脚立位時間が，30 秒未満の者が半数以上である．

片脚立位時間と歩行移動能力の関連について**表 12** に示す．

高齢障害者における全転倒者の 89.2%が，利き脚の片脚立位時間が 2 秒未満であり，移動レベルや転倒の有無は 2 秒を境に有意差がある[81]．

地域在住の健常高齢者における，医学的な処置を考慮するような有害な転倒を予測する独立した因子として，5 秒間の片脚立位保持の可否がある[82]．

また，入院中の 65 歳以上の高齢者では，片脚立位時間 1.02 秒を転倒者と非転倒者のカットオフ値にした際に，感度は 67%，特異度は 89%であった[83]．

重大な医学的問題のない 60 歳以上の高齢者では，5 秒間の片脚立位能力がない場合，ADL に障害を持つ者の割合は有意に高くなる[84]．このことから，片脚立位時間が 5 秒以下となる場合，高齢者の転倒や動作能力低下のリスクは高まると考えられる．

脳血管障害による片麻痺者の片脚立位時間と杖処方に関しては，杖なし群は全例が麻痺側の片脚立位時間が5秒以上，T 字杖群と四脚杖群は全例が麻痺側の片脚立位時間が1秒未満であった[85]．また，杖なし群は全例が T 字杖支持での麻痺側片脚立位が 30 秒以上可能，四脚杖群は全例が T 字杖支持での麻痺側片脚立位が 1 秒未満，T 字杖群は T 字杖支持での麻痺側片脚立位が 1～30 秒以上に分布した[85]．このことから，片麻痺者では麻痺側片脚立位時間が 5 秒以上可能であれば杖なし，麻痺側片脚立位＋非麻痺側手 T 字杖支持が 1 秒未満ならば四脚杖，その他が T 字杖となるのが，おおまかな選択基準になるといわれている．

表 11　健常者の片脚立位時間[80]

対象者	方法	結果				
				平均値（秒）	最小値（秒）	30 秒未満の者の占める割合（%）
20～79歳の健常者184名	最長を 30 秒として片脚立位時間を測定	20 歳代　32 名	開眼	30	30	0
			閉眼	28.8±2.3	22.5	25
		30 歳代　30 名	開眼	30	30	0
			閉眼	27.8±5.0	8.4	23
		40 歳代　31 名	開眼	29.7±1.3	23	6
			閉眼	24.2±8.4	3.5	24
		50 歳代　30 名	開眼	29.4±2.9	14.3	6
			閉眼	21.0±9.5	5.1	57
		60 歳代　30 名	開眼	22.5±8.6	4.8	57
			閉眼	10.2±8.6	2.1	90
		70 歳代　31 名	開眼	14.2±9.3	1.2	90
			閉眼	4.3±3.0	0.7	100

表 12　片脚立位時間と歩行移動能力の関連

対象者	方法	結果
特別養護老人ホーム利用者，高齢障害者 105 名（脳血管障害者，失調症者，パーキンソン病者などを含む）	開眼片脚立位時間と機能的移動レベルの関連について検討	全転倒者の 89.2%が利き脚の片脚立位時間が 2 秒未満であり，2 秒を境として移動レベルや転倒の有無に有意差があった[81]
60 歳以上の地域在住健常高齢者 316 名（平均年齢 73 歳）	片脚立位時間が 5 秒間可能か否かを測定し，以後 3 年間の転倒との関連について検討	年齢が 73 歳以上であること，片脚立位が 5 秒間できないことは，医学的な処置を考慮する有害な転倒を予測する独立した因子であった[82]
入院中の 65 歳以上の高齢者 30 名（椅子からの立ち上がり，6 m 以内の歩行は可能）	片脚立位時間などの 4 つのバランステストと 12 カ月間で，2 回以上の転倒の有無について調査・検討	片脚立位時間は転倒群と非転倒群とで有意差があり，カットオフ値を 1.02 秒としたときの感度は 67%，特異度 89%であった[83]
60 歳以上の重大な医学的問題のない高齢者 512 名（平均年齢 73.7 歳）	片脚立位時間が 5 秒間不可能な者，5 秒間なんとか可能な者，5 秒以上問題なく可能な者に分類し，日常生活関連動作との関連を検討	日常生活関連動作が 1 つ以上障害されている者の割合は 5 秒間の片脚立位ができない者の 60.6%，5 秒間の片脚立位がなんとかできる者の 45.5%，片脚立位が問題なく 5 秒以上できる者の 33.3%にみられ，片脚立位能力に有意差があった[84]
入院中の脳血管障害片麻痺者 23 名	片脚立位時間を，①非麻痺側片脚立位，②麻痺側片脚立位，③麻痺側片脚立位＋非麻痺側手にて T 字杖支持の 3 条件下で測定．立位時間と処方された杖の種類との関連を検討	・麻痺側片脚立位時間は，杖なし群は全例が 5 秒以上，T 字杖群と四脚杖群は全例が 1 秒未満であった[85] ・麻痺側片脚立位＋ T 字杖支持において，杖なし群は全例 30 秒以上可能，四脚杖群は全例 1 秒未満，T 字杖群は 1～30 秒以上の広い範囲に分布した[85]

3．重心動揺の基準値―健常者の基準値―（表 13，表 14）

重心動揺計による静的重心動揺の年代別正常値[86]を男女別に表 13，表 14 に示す．

表 13　重心動揺検査における健常者データ―女性・開眼・閉足 60 秒の計測値[86]

年齢（歳）	外周面積平均（＋SD）cm^2	矩形面積平均（＋SD）cm^2	実効値面積平均（＋SD）cm^2	総軌跡長平均（＋SD）cm	単位時間軌跡長平均（＋SD）cm	ロンベルグ率	
						総軌跡長平均（＋SD）	外周面積平均（＋SD）
0～4.9	7.32 −10.48	16.99 −24.75	3.07 −4.32	127.92 −162	2.13 −2.7	1.39 −1.69	1.39 −1.86
5～9.9	5.87 −8.27	13.27 −18.84	2.64 −3.74	112.83 −139.25	1.88 −2.32	1.41 −1.66	1.42 −1.87
10～14.9	4 −5.64	9.72 −14.2	2.17 −3.32	88.91 −107.51	1.48 −1.79	1.35 −1.54	1.48 −1.98
15～19.9	3.26 −4.79	7.27 −10.79	1.76 −2.71	72.13 −89.71	1.2 −1.5	1.33 −1.54	1.4 −1.92
20～24.9	2.88 −4.25	6.47 −9.68	1.58 −2.45	67.47 −83.46	1.12 −1.39	1.34 −1.55	1.35 −1.81
25～29.9	2.93 −4.19	6.46 −9.23	1.63 −2.43	67.65 −80.32	1.13 −1.34	1.36 −1.57	1.32 −1.76
30～34.9	2.25 −3.13	5.18 −7.53	1.15 −1.66	64.24 −78.24	1.07 −1.3	1.32 −1.55	1.48 −2.08
35～39.9	2.68 −3.83	5.87 −8.35	1.32 −1.97	69.48 −82.34	1.16 −1.37	1.44 −1.71	1.42 −2
40～44.9	2.58 −3.86	5.84 −8.68	1.43 −2.22	63.78 −77.73	1.06 −1.3	1.4 −1.71	1.3 −1.79
45～49.9	2.65 −3.81	6.38 −9.31	1.35 −2.08	70.2 −86.22	1.17 −1.44	1.49 −1.78	1.55 −2.08
50～54.9	3.04 −4.27	7.35 −10.99	1.87 −3.16	74.03 −94.35	1.23 −1.57	1.43 −1.69	1.43 −1.99
55～59.9	3.57 −5.31	7.77 −11.47	1.95 −3.17	78.93 −94.75	1.32 −1.58	1.41 −1.69	1.37 −1.84
60～64.9	3.95 −6.02	8.67 −13.15	1.81 −2.79	83.29 −105.74	1.39 −1.76	1.4 −1.64	1.4 −1.91
65～69.9	4.2 −6.01	9.23 −13.18	2 −2.8	87.98 −113.12	1.47 −1.89	1.43 −1.67	1.34 −1.81
70～74.9	5.37 −7.84	11.95 −17.57	2.45 −3.58	101.26 −135.67	1.76 −2.3	1.32 −1.56	1.24 −1.75
75～79.9	5.17 −7.45	11.53 −16.98	2.53 −3.72	105.93 −141.02	1.77 −2.35	1.35 −1.57	1.32 −1.8
80～84.9	4.72 −6.96	10.6 −15.9	1.95 −2.88	112.97 −150.1	1.88 −2.5	1.2 −1.39	1.19 −1.76
85～89.9	4.93 −6.37	11.64 −14.95	2.12 −2.72	137.52 −178.53	2.29 −2.98	1.25 −1.47	1.43 −1.83

表 14　重心動揺検査における健常者データ—男性・開眼・閉足 60 秒の計測値[86)]

年齢（歳）	外周面積平均（＋SD）cm²	矩形面積平均（＋SD）cm²	実効値面積平均（＋SD）cm²	総軌跡長平均（＋SD）cm	単位時間軌跡長平均（＋SD）cm	ロンベルグ率	
						総軌跡長平均（＋SD）	外周面積平均（＋SD）
0～4.9	9.45 −13.69	21.21 −30.96	4.11 −5.96	150 −192.1	2.5 −3.2	1.44 −1.8	1.47 −1.95
5～9.9	6.88 −9.78	16.11 −23.1	3.19 −4.71	120.95 −148.25	2.02 −2.47	1.47 −1.83	1.54 −2.07
10～14.9	4.7 −6.95	10.76 −16.33	2.38 −3.71	95.52 −119.48	1.59 −1.99	1.37 −1.62	1.6 −2.26
15～19.9	4.38 −6.7	10.51 −16.18	2.41 −3.81	84.79 −108.53	1.41 −1.81	1.39 −1.63	1.44 −2.11
20～24.9	2.86 −4.17	6.26 −8.99	1.6 −2.4	71.02 −91.53	1.18 −1.53	1.4 −1.66	1.44 −2.06
25～29.9	3.15 −4.66	6.8 −9.99	1.71 −2.76	78.7 −102.1	1.31 −1.7	1.41 −1.65	1.49 −2.11
30～34.9	2.94 −4.53	6.78 −10.48	1.71 −2.79	74.01 −92.95	1.23 −1.55	1.5 −1.79	1.52 −2.15
35～39.9	2.93 −4.42	6.38 −9.49	1.63 −2.61	77.13 −92.84	1.29 −1.55	1.41 −1.65	1.54 −2.14
40～44.9	3.52 −5	7.93 −11.01	1.89 −2.77	82.86 −101.84	1.38 −1.7	1.53 −1.83	1.63 −2.26
45～49.9	3.27 −5.36	7.42 −12.27	1.75 −3.15	80.65 −105.03	1.34 −1.75	1.58 −1.89	1.67 −2.54
50～54.9	3.61 −4.87	7.86 −10.53	2.25 −3.42	86.32 −108.45	1.44 −1.81	1.54 −1.82	1.26 −1.7
55～59.9	3.14 −4.58	6.56 −9.06	1.47 −2.17	98.25 −129.66	1.64 −2.16	1.4 −1.69	1.49 −2.11
60～64.9	4.25 −6.42	9.46 −14.52	2.02 −3.1	102.32 −129.98	1.71 −2.17	1.47 −1.74	1.53 −2.18
65～69.9	4.95 −7.24	10.99 −16.22	2.3 −3.46	109.85 −145.45	1.82 −2.42	1.48 −1.73	1.56 −2.21
70～74.9	5.3 −8	11.65 −17.33	2.59 −3.84	116.36 −159.16	1.94 −2.65	1.61 −1.98	1.54 −2.2
75～79.9	5.09 −7.21	11.5 −17.21	2.69 −3.93	113.01 −142.45	1.88 −2.37	1.39 −1.75	1.44 −2.12
80～84.9	4.58 −7.13	11.29 −19.32	1.78 −2.46	132.34 −193.63	2.21 −3.23	1.44 −1.7	1.49 −2.19
85～89.9	6.44 −9.84	14.81 −23.59	2.76 −4.08	132.93 −172.15	2.22 −2.87	1.52 −2.14	1.36 −2.13

4．下肢荷重率の基準値 —歩行・移乗・またぎ動作・昇降動作との関連—（表15）

片麻痺患者では，麻痺側下肢荷重率（麻痺側下肢へ荷重できる最大の重量を体重で除した値の百分率）が，60％以上の全例が杖や装具などを用いて屋内歩行が自立し，80％以上では全例が屋外歩行自立であり[87]，また院内歩行が自立している者と介助を要する者は，麻痺側荷重率71％では高い精度で判別できる[88]．また，またぎ動作が自立して安全に可能か否か，階段の昇降動作が自立して可能か否かは，それぞれ麻痺側荷重率80.5％，84.0％によって，高い精度で判別できる[87, 90]．

端座位保持可能な障害高齢者では，下肢荷重力体重比52.6％で移乗動作の自立群を判別できる[92]．

整形外科疾患者では，病棟ADLで4点歩行器を使用していたか，あるいは車いすを使用していたかは，安静時荷重率40％，最大荷重率75％でそれぞれ判別できる[93]．

表15　下肢荷重率と歩行自立度との関連

対象者	方法	結果
上肢の支持がなく10秒以上の立位保持が可能，かつ介助歩行レベル以上の脳血管障害片麻痺者79名	麻痺側下肢荷重率と屋内・屋外歩行の自立度について検討	麻痺側下肢荷重率が60％以上の者では全例が屋内歩行自立し，80％以上の者では全例が屋外歩行自立[87] *1
立位保持が可能な片麻痺者79名	杖や装具などの移動補助具を用いて院内歩行が自立している者を自立群，医療スタッフによる監視もしくは介助を要する者を介助群に分類し，両群の下肢荷重率について検討	Receiver operative characteristic（ROC）曲線を求めた結果，麻痺側下肢荷重率は自立群を判別する有意な因子であり，麻痺側荷重率71％では感度93.3％，偽陽性度14.7％，正診率89.4％，陽性的中率89.4％で自立群を判別できた[88] *1
上肢の支持なく立位保持が可能な脳血管障害片麻痺患者	6分間歩行距離と麻痺側・非麻痺側下肢荷重率との関連を検討した	6分間歩行距離と麻痺側下肢荷重率は有意な正の相関を示し（r=0.66），6分間歩行距離が300 m以上では，36例中34例が麻痺側下肢荷重率80％以上であり，500 m以上では9例中9例が麻痺側下肢荷重率90％以上であった[89] *1
脳血管障害患者117名（男性68名，女性49名）	障害物またぎ動作歩行（ONG）の自立獲得に必要な麻痺側下肢荷重率を検討した 障害物またぎ動作歩行：10個の木製ブロック（高さ10 cm×縦10 cm×横55 cm）を50 cm間隔で配置し，またぎながら5往復する．自立して安全に可能であれば自立群，監視および介助が必要であれば非自立群	麻痺側下肢荷重率が80.5％では，感度97.9％，偽陽性度7.6％，予測精度94.7％，陽性的中率97.9％で自立群を判別できた[90] *1

上肢の支持なく立位保持が可能な脳血管障害片麻痺患者 110 名	蹴上 18 cm，踏面 30 cm，段数 12 段の階段を自立して昇降できる者を自立群，医療スタッフによる監視もしくは介助を要する者を介助群に分類し，両群の下肢荷重率について検討した	ROC 曲線を求めた結果，麻痺側下肢荷重率は自立群を判別する有意な因子であり，麻痺側下肢荷重率 84.0%では感度87.5%，偽陽性度7.7%，正診率 90.9%，陽性的中率 93.8%で自立群を判別できた[91] *1
端座位保持可能な障害高齢者 83 名	FIM の移乗動作得点項目で 3 群（6〜7 点：自立群，5 点：監視群，2〜4 点：介助群）に分類し，下肢荷重力体重比について検討	移乗動作の自立を判別する際の下肢荷重力体重比のカットオフ値は 52.6%で，ROC 曲線を求めた結果，感度 77%，特異度 81%，陽性的中率 71%，陰性的中率 86%，正診率 80%で自立群を判別できた[92] *2
TKA，THA，人工骨頭，PFNA の手術を施行した 13 名	安静時および最大の術側下肢荷重量を体重比百分率で算出した荷重率（%）を，理学療法場面で使用中の歩行補助具 3 群間（平行棒，4 点歩行器，T 字杖），また病棟で使用中の歩行補助具 3 群間（車いす，4 点歩行器，T 字杖）の比較	・安静荷重率 35%までが平行棒，35%以上は 4 点歩行器，45%以上は T 字杖が選択できる[93] ・最大荷重率は 55%までが平行棒，55%以上には 4 点歩行器，80%以上には T 字杖が選択できる[93] ・ROC 曲線を求めた結果，病棟 ADL で使用した補助具のうち，車いすと 4 点歩行器の判別点は安静時荷重率 40%では感度 78.1%，特異度 65.4%，最大荷重率 75%では感度 70.8%，特異度 76.9%で 4 点歩行器群を判別できた[93] *3

*1 下肢荷重率：2 台の市販体重計上に立位をとり，非麻痺側，麻痺側それぞれに最大限体重を偏位させ 5 秒間安定した保持が可能であった荷重量を体重で除した値

*2 下肢荷重力体重比は，端座位で体重計に対し最大努力下で 3 秒間下肢荷重位を保持した左右測定値の和を体重比百分率で正規化したもの

*3 安静時術側下肢荷重量は「前をみて楽に立ってください」と指示した際に体重計に生じた重量
最大術側下肢荷重量は，両手，片手支持あるいは支持なしのいずれかで「できる限り手術したほうの足に体重を乗せてください」と指示した際の重量

・TKA：total knee arthroplasty
・THA：total hip arthroplasty
・PFNA：proximal femoral nail antirotation

5．バランス能力と筋力・下肢荷重率と筋力，それぞれと歩行自立度（図1，図2，表16）[77, 94]

心大血管疾患者を対象として，functional reach test（FRT）値と等尺性膝伸展筋力体重比（kgf/kg）が歩行自立度に及ぼす影響について検討が行われた．等尺性膝伸展筋力体重比が0.4を上回る場合，全例が院内歩行自立し，0.2を下回る場合，全例が院内歩行非自立であった．等尺性膝伸展筋力体重比が0.2～0.4の対象者86名では，院内歩行自立者と非自立者が混在していたが，FRT値が26.0 cmを超える場合，90％以上の確率で院内歩行が自立していた[77]．筋力水準が低い場合，立位バランスの良好な症例で動作が自立する可能性が高いことが示された．

また65歳以上の高齢入院患者では，等尺性膝伸展筋力が0.27～0.37 kgf/kgの間で院内独歩可能者と不可能者が混在していたが，この筋力水準では下肢荷重率84％で良好に両者を判別できる[94]．

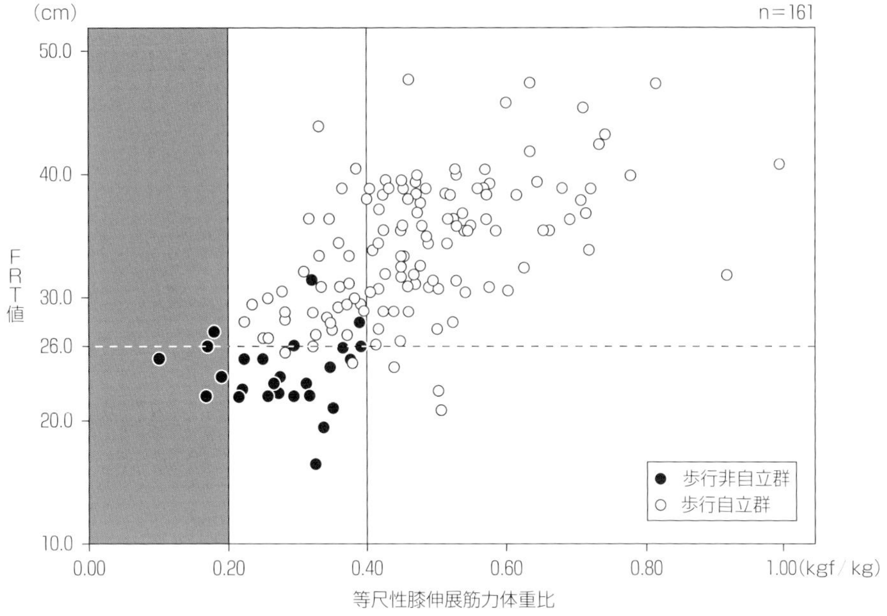

図1　FRT値，等尺性膝伸展筋力体重比と歩行自立度

表16　その他の基準値—日常生活動作

対象者	方法	結果
65歳以上の高齢入院患者114名（平均年齢75.5歳）	歩行自立度を院内独歩可能者と不可能者とし，下肢荷重率，等尺性膝伸展筋力との関連を検討	・下肢荷重率84.0％によって歩行の自立を高い精度で判別できた[94] ・筋力が0.37 kgf/kg（1.09 N·m/kg*1）以上で全対象者の歩行が自立し，0.27 kgf/kg（0.79 N·m/kg*1）未満で全対象者の歩行が非自立した[94] ・0.27～0.37 kgf/kgでは，歩行可能者と不可能者が混在したが，下肢荷重率84.0％で良好に判別できた[94]

一側下肢完全免荷歩行練習の指示のあった下肢傷害者29名	ダイナモメーターで測定した上肢筋力が両側松葉杖一側下肢完全歩行の可否を判別する指標になるかを検討	握力体重比が0.69 kgf/kgでは，感度63%，偽陽性度5%，正診率76%，陽性的中率56%，陰性的中率85%の精度で両側松葉杖一側下肢完全歩行の自立群を判別できた[95)
高齢入院患者257名	ペットボトル開栓に必要な握力値について検討	口頭でペットボトルの開栓が可能な群と開栓不可能群では，握力値に有意差があり，ペットボトル開栓に必要な握力の閾値は15.0 kgf（感度：87.9%，特異度：94.0%，正診率：95.0%）[96)
パーキンソン病患者24名（男性11名，女性13名），年齢77.1±9.0歳	重症度と膝伸展筋力，下肢荷重率の関連について検討	・膝伸展筋力体重比は，YahrステージⅠ～Ⅲ群，ステージⅣ・Ⅴ群の順に，0.36 kgf/kg，0.25 kgf/kgであり，有意差があった ・最大下肢荷重率は順に83.2%，74.0%であり，有意差があった．筋力体重比が0.20 kgf/kgを下回る症例，あるいは最大下肢荷重率が71%を下回る症例はすべてステージⅣ・Ⅴ群であった[97)
歩行補助具を使用せずに10 m以上の連続歩行が可能な75歳以上の高齢患者261名	1.0 m/sec以上の歩行速度を有するための歩幅身長比を検討	歩幅身長比は1.0 m/sec以上の歩行速度を要する群を有意に判別する因子であり，歩幅身長比が31.0%をカットオフ値とした場合，正診率は90.4%であった[98)

*1 下腿長を30 cmとした場合の等尺性膝伸展筋力体重比から換算したトルク体重比

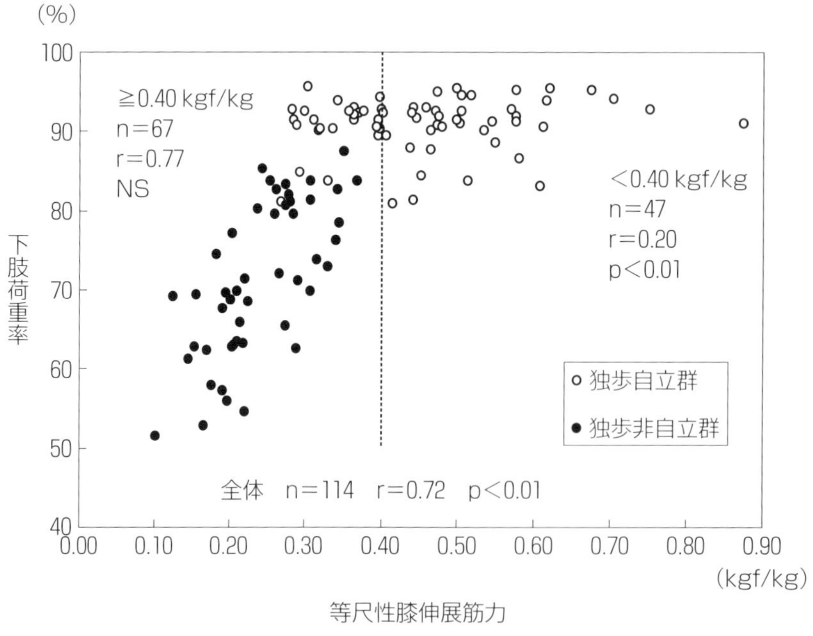

図2 等尺性膝伸展筋力区分と下肢荷重率の関係
（文献89）より）

4　酸素摂取量の基準値 (表 17)

地域在住高齢者では最高酸素摂取量が 20 mℓ/kg/min を境に，この値を上回った場合には，最高酸素摂取量の大小は身体活動量に影響を与えない．逆に下回った場合には最高酸素摂取量が減少すると身体活動量も減少する[99]．このため自立生活を営む身体機能を維持するための最高酸素摂取量は，おおよそ 20 mℓ/kg/min と推測される．さらに，日常生活を送るうえでの最低の最高酸素摂取量は 12～14 mℓ/kg/min 程度といわれている[100]．

表 17　酸素摂取量と身体活動量の関連

対象者	方法	結果
65～97 歳の地域在住高齢者	自立した生活能力を維持するための最大随意身体能力について検討	心肺運動負荷試験により得られた最高酸素摂取量 20 mℓ/kg/min を下回った場合には，最高酸素摂取量の変化に対する身体活動量の変化は大きく，上回った場合は小さい[99)100)]

5　身体機能維持に必要な歩行量（表 18）

中高年者の歩数と下肢筋力の関係を分析した研究では，4,000～8,000 歩の群は 8,000 歩以上の群と比較して，下肢筋力に有意差がなかった．一方，4,000 歩未満の群は 4,000～8,000 歩の群に比較して，筋力が有意に低下していた[101]．

在宅での自立生活を送っている高齢女性と老人保健施設入所中の虚弱高齢女性は，6 分間歩行距離 363 m，1 日の歩数は 4,542 歩で良好に判別できる[75]．

健康日本 21 による 70 歳以上の高齢者の日常生活における 1 日の歩数目標は，男性 5,436 歩，女性 4,604 歩である[102]．

表 18　身体機能と歩行量の関連

対象者	方法	結果
男性中高年者 18 名	歩数計での歩数と大腿中央部の筋横断面積，大腿四頭筋・ハムストリングスのピークトルクとの関係について検討	歩数が 4,000～8,000 歩の群の大腿四頭筋ピークトルクと筋横断総面積は，歩数が 8,000 歩以上の群とはそれぞれ有意差はなく，歩数が 4,000 歩未満の群に比べて有意に高い値であった[101]
60～95 歳の高齢女性で在宅生活もしくは施設入所している者 51 名	自立した在宅生活を送っている者と老人保健施設に入所し，部分的に介助を要して生活を送っている者の 6 分間歩行距離，1 日の歩数について検討	判別分析の結果，自立群と非自立群を最もよく判別するのは 6 分間歩行 363 m，1 日の歩数 4,542 歩で，判別率はそれぞれ 97.9%，92.5%であった[75]
70 歳以上の高齢者	健康日本 21 による高齢者の日常生活における 1 日の歩数目標	70 歳以上の男性は 5,436 歩，女性は 4,604 歩をそれぞれ 1 日の歩数の基準値とし，目標値としては男性 6,700 歩，女性 5,900 歩とする[102]

6　日常生活に必要な歩行スピード（表19，表20）

本邦において制限のない屋外歩行を実現するには，最も速い信号機の設定が1 m/secとなっているため，それ以上の歩行スピードが必要である[103, 104]（表19）．

高齢者および片麻痺者における実用的な歩行スピードと連続歩行距離の報告を表20に示す．高齢者での実用的な屋外歩行に必要な歩行スピードとしては，概ね1.53〜1.83 m/sec，片麻痺者では0.40〜0.42 m/secと報告されている[105, 106, 108〜110]．連続歩行距離に関しては，多くの研究で1,000 m程度の歩行距離が必要とされている．

表19　青信号点灯時間と歩行速度との関連

対象	方法	結果
北九州市小倉南・北区の130の歩道	歩道の長さ（m）と歩道用信号機の青の点灯時間（sec）と点滅時間（sec），両者を合わせた総合時間（sec）を計測し，横断に必要な速さを算出	歩行速度を1.0 m/secとした場合，総合時間内に渡れる横断歩道は全体の98%，点灯時間内に渡れる横断歩道は全体の91%であった[103]
無作為に抽出した横断歩道50カ所	横断歩道の長さと青信号の点灯時間および点滅時間を調査し，青信号点灯中に横断歩道を渡るのに必要な10 m歩行時間を算出	青信号点灯中に必要な10 mの歩行時間（歩行速度）は9.6〜64.6秒（0.15〜1.04 m/sec），平均21.1秒（0.83 m/sec）であった[104]

表 20　実用的歩行スピードと連続歩行距離の基準値

対象	方法	結果
脳血管障害による片麻痺者で，退院時に 100 m 歩行を獲得した 94 名	退院時に平常どおりの杖，装具を用いて，自由歩行での 10 m，100 m の距離の所要時間を計測	・100 m 歩行時間が 4 分以内（0.42 m/sec）の者は，10 m と 100 m までの歩行速度に大きな差はない[105] ・独歩が可能な者は，100 m 歩行時間が 4 分以内(0.42 m/sec)の者に限られていた[105] ・1 km 以上の歩行が可能な者の極めて多数は，100 m 歩行時間が 4 分以内（0.42 m/sec）であった[105]
身体障害者更生施設で理学療法を受けた，発症から 6 カ月経過した脳血管障害による片麻痺者 45 名	更生施設に入所，退所した際の 10 m 歩行速度，最大歩行距離，歩行の実用性について検討	退所時に公共交通機関の利用が自立した者は，最低でも 10 m 歩行速度が 24 m/min（0.40 m/sec）で，最大歩行距離は全例が 1 km 以上であった[106]
60〜77 歳の健常高齢者 21 名(男性 4 名，女性 17 名)と 16〜29 歳の健常成人 17 名（男性 10 名，女性 7 名）	屋内での自然な歩行速度を計測	健常高齢者の歩行速度は 2.4 km/h（0.67 m/sec），健常成人は 4.2 km/h（1.17 m/sec）であった[107]
60〜99 歳の 71 名	日常の活動性によって 3 群に分類し，歩行形態や健康を比較	活動性が家庭内のみ，活動性に制限あり，活動性に制限なしの順に歩行速度は 40±18 cm/sec（0.40 m/sec），60±22 cm/sec（0.60 m/sec），93±18 cm/sec（0.93 m/sec）であり，最大歩行距離は 140 m，800 m，3,500 m であった[108]
基本的 ADL が自立している 65 歳以上の高齢者 736 名（男性 295 名，女性 441 名）	初回調査から 6 年間の追跡調査を行い，歩行・食事・トイレ・入浴・着替えの ADL 項目の障害の発生の予測について検討	前期高齢者（75 歳未満）では，最大歩行速度（通常速度）が男性で 1.82（1.26）m/sec，女性で 1.71（0.91）m/sec 以上，後期高齢者（75 歳以上）では最大歩行速度（通常速度）が男性で 1.35（1.05）m/sec，女性で 1.35（0.88）m/sec 以上あれば，将来的に自立した生活を送ることができる[109]
65 歳以上の高齢者 86 名（男性 45 名，女性 41 名）	最大歩行速度と老研式活動能力指標との関連を検討	「友人宅を訪ねる」などの移動が関連する項目が不可能な者は，全例が最大歩行速度が 80 m/min (1.33 m/sec）以下であった．「バス・電車で外出をする」など老研式活動能力指標の全項目可能な者は，概ね 110 m/min（1.83 m/sec）以上の最大歩行速度を維持していた[110]

7　筋力トレーニングの効果（表21）

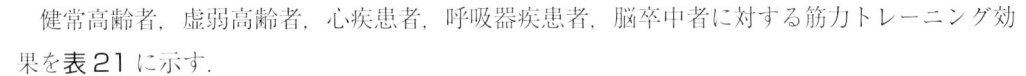

健常高齢者，虚弱高齢者，心疾患者，呼吸器疾患者，脳卒中者に対する筋力トレーニング効果を表21に示す．

筋力トレーニング効果は，膝伸展1RMでみた場合，健常高齢者で42～107%[111~113]，虚弱高齢者では113～174%の増加がある[114, 115]．また，心疾患患者と呼吸器疾患患者では，膝伸展1RMが25～52%[116~118]，膝伸展ピークトルクが29～32%[119, 120]の増加がある．1事例であるが，重度の左室機能障害者では膝伸展1RMは138%，膝伸展ピークトルクは91%の大きな増加が報告されている[121]．

脳卒中者では，2週間のトレーニングで等尺性膝伸展筋力が健側21%，患側41%の増加[122]，6～8週間のトレーニングで麻痺側膝伸展ピークトルクが15～45%[123~125]，12週のトレーニングでは健側膝伸展1RMが38%，患側膝伸展1RMが31%の増加が報告されている[126]．

軽負荷での筋力トレーニング効果も報告[128~130]されている．機能的に障害を負った地域住民（平均年齢77.6歳）の100名に週に3回，10週間自宅でセラバンドと自重での筋力強化運動を行った結果，膝伸展筋力と足関節底屈筋力は10～16%増加した[128]．また錘を付けたベストを着ての階段昇降を週3回，12週間実施し，膝伸展筋力は9.6%の増加と，階段昇降中の2重積と自覚的疲労度のそれぞれ13.2%，9.8%の低下が報告されている[130]．

表21　筋力トレーニング効果

対象者	方法	結果
健常高齢男性12名（60～72歳）	80% 1RMの負荷での等張性膝屈伸を12週実施（3日/週，8回3セット）	1RMの12週間後の増加率は膝伸展筋力107%，膝屈曲筋力226%．等運動性ピークトルクの増加率は膝伸展10%，膝屈曲18%（60度/秒），膝伸展16.7%，膝屈曲14.7%（240度/秒）であった[111]
健常高齢男性4名と女性7名（平均年齢67.2歳）	75%1RMの負荷での等張性circuitトレーニングを15週実施（3日/週，8回3セット）	膝伸展筋力1RMの増加率は42%であり，股伸展・屈曲はそれぞれ30%と97%であった[112]
健常高齢女性14名（60～77歳）	67% 1RMの負荷での等張性circuitトレーニングを16週実施（3日/週，12回1～2セット）	膝伸展筋力1RMの増加率は45%であり，等尺性筋力の増加は31%であった[113]
虚弱高齢者10名（86～96歳）	50～80% 1RMの負荷での等張性膝伸展8週実施（3日/週，8回3セット）	膝伸展筋力1RMの増加率は174%であった[114]
虚弱高齢男性37名と女性63名（72～98歳）	80% 1RMの負荷での等張性膝・股伸展10週実施（3日/週，8回3セット）	筋力トレーニング実施者は，非実施者に比べて113%増加した[115]

冠動脈疾患者（平均年齢55歳；35〜70歳）	40% 1RMの負荷での等張性circuitトレーニングを10週実施（3日/週，8回3セット）	膝伸展筋力1RMの増加率は52%であった[116]
冠動脈疾患者10名	有酸素運動と50〜80% 1RMの負荷での等張性膝・脚伸展トレーニングを10週実施（2日/週，8回3セット）	脚伸展1RMの増加率は21%，膝伸展のそれは25%増加であった[117]
呼吸器疾患患者34名（平均年齢73歳）	50〜85% 1RMの負荷での等張性膝・脚伸展運動を8週実施（3日/週，10回3セット）	膝伸展筋力1RMの増加率は44%であった[118]
心疾患患者105名（男性74名，女性31名；平均年齢62.7歳）	週3回の頻度で8週間，60% 1RMの負荷で5回を1セットとし4〜6セットの筋力トレーニングを含む運動療法を行ったⅠ群，有酸素トレーニングを中心とした運動療法を行ったⅡ群，運動療法を行わなかったⅢ群での筋力推移を検討	膝伸展ピークトルクの増加率はⅠ群29%，Ⅱ群8%，Ⅲ群4%，1RMのそれはⅠ群45%，Ⅱ群16%であった[119]
65歳以上の心筋梗塞患者（男性19名，女性16名；平均年齢72.9歳）	週3回の頻度で8週間にわたり，60% 1RMの強度で5回1セットを4〜6セットの下肢筋力トレーニングを含む運動療法を行ったⅠ群と運動療法を指導しなかったⅡ群の1カ月と3カ月後の膝伸展ピークトルクを測定	膝伸展ピークトルクの増加率はⅠ群32%，Ⅱ群9%であり，Ⅰ群の膝伸展1RMの増加率は52%であった[120]
心筋梗塞後の重度左室機能障害者1名（男性，左室駆出率28%，最高酸素摂取量3.2METS），67歳	60% 1RMでの膝伸展5回を4〜6セットと下腿三頭筋，大殿筋，腹筋のトレーニングとトレッドミル歩行	増加率は膝伸展ピークトルク91%，膝伸展1RMは138%であった[121]
脳卒中片麻痺患者15名（男性7名，女性8名；平均年齢63歳），下肢のBRSはⅣかⅤで，介助なく10m歩行が可能	従来の運動療法に加え，2週間毎日，大腿四頭筋に対する筋力トレーニングを実施（等尺性最大筋力の70〜80%の負荷で7秒保持を25回）	膝伸展筋力の増加率は，健側21%，患側41.9%であった[122]
慢性期脳卒中片麻痺男性11名（平均年齢52歳）	Max60 deg/secでの等速性膝屈伸を8週実施（3日/週，10回3セット）	麻痺側膝伸展ピークトルクの増加率は34%であった[123]
慢性期脳卒中片麻痺男性8名と女性2名（平均年齢64.6歳）	角速度60，120，180 deg/secの等速性膝屈伸運動を6週間実施（10回を3セットずつ計9回を週2回）	麻痺側膝伸展ピークトルクの増加率は20〜45%であった[124]

慢性期脳卒中片麻痺男性10名，女性5名（平均年齢67歳）	角速度30，60，120 deg/secでの等速性膝屈伸を6週間実施（6〜8回を3セットずつ計9回を週3回）	麻痺側下肢の等運動性筋力の増加率は15〜20%であった[125]
発症後6カ月〜6年で50歳以上の軽度または中等度の脳卒中患者42名（上肢ストレッチのみ実施したコントロール群21名と下肢筋力トレーニングを実施した介入群21名）	両側脚伸展，膝関節伸展，足関節背屈・底屈を70% 1RMの負荷で8〜10回を3セットとし週3日，12週間実施	介入群の1RMの増加率は，両側脚伸展筋力が16.2%，麻痺側膝伸展筋力が31.4%，非麻痺側膝伸展筋力が38.2%，麻痺側足関節背屈が66.7%，麻痺側足関節底屈が35.5%，非麻痺側足関節底屈が14.7%であった[126]
発症後4〜48カ月の脳卒中患者24名（平均年齢61歳；トレーニングなしのコントロール群9名と下肢筋力トレーニングを実施した介入群15名）	動的膝関節屈曲・伸展を負荷なしで5回，最大負荷の25%で5回，最大負荷の80%で6〜8回を2セット週2回，10週間実施し，介入前・10週後・5カ月後に筋力を評価	介入群では，10週後，5カ月後ともに非麻痺側・麻痺側の動的膝関節屈曲・伸展筋力が34〜70%増加し，等速度性膝関節屈曲・伸展筋力が，14〜73%増加した[127]
機能的に障害を負った地域住民の男性50名と女性50名（77.6±7.6歳）	・週に3回，10週間自宅でセラバンドと自重での筋力強化運動（10回2セット）を行った ・セラバンドは，6〜9回疲れなく，正確に運動できる強さ（色）とし，漸増させた	10週間後には膝伸展筋力と足関節底屈筋力は10〜16%増加した[128]
60〜90歳の機能障害のあるナーシングホーム入居者14名	・週3回，6週間，膝関節90度屈曲位での5秒の等尺性最大収縮を5回，股関節角度90度，135度，180度の3つの肢位でそれぞれ行った． ・3週目からはそれぞれの股関節肢位で初回評価の10%負荷での高速度での等張性収縮を追加し，負荷は1週ごとに10%ずつ増加させた	・等尺性膝伸展筋力の増加は男性0.47±0.11 kg/日，女性0.38±0.12 kg/日[129] ・プログラムを完遂した14名の対象者のうち75%の増加は，持久力35%，筋力15%，速度10%[129] ・リハビリ終了後4カ月後にも改善は維持[129]
65歳以上の地域在住高齢者45名（SPPB*が11点以下）	錘を付けたベストを着ての階段昇降を週3回，12週間実施（運動は42段の昇降を3セットでベストの錘は体重の2%ずつ増加）	膝伸展筋力は9.6%増加し，階段昇降中の2重積と自覚的疲労度はそれぞれ13.2%，9.8%低下した[130]

*SPPB：short physical performance battery

8 ストレッチングの効果（表22）

持続した膝関節の屈曲拘縮がある者では，高負荷で1分間のストレッチングを反復した脚に比べて，低負荷で1時間といった長時間にわたるストレッチングを実施した脚で改善は大きく，また全対象脚で改善した[131]．

健常者では，ヒラメ筋に対してはstatic stretchでは効果がないのに対して，contract-relaxやcontract-relax-antagonist-relaxを用いた場合に効果がある[132]．また股関節外転では，1回のストレッチング時間が45秒のストレッチングを行った群に比べて，15秒間のストレッチングを行った群で有意に大きかったこと[133]，ハムストリングスでは30秒と60秒を行った場合には，ストレッチングを行わない場合や15秒のストレッチングに比べて効果が大きい[134]．下腿三頭筋に対する週4回の頻度で，15分間のストレッチと30分間のストレッチを4週間継続し，効果を比較した結果，15分ストレッチにおいて背屈角度は有意に改善したが，30分ストレッチで有意な改善がなかった[135]．

このように健常者と拘縮を呈した者では必要なストレッチング時間が異なる可能性があり，さらなる検討が必要である．

術後患者に関しては初回TKAを施行した膝OA患者190例212膝を対象に，術後2週間時の膝屈曲角度を予測する因子を検討し，「膝屈曲角度」「膝伸展筋力」で予測できること，術前の膝屈曲角度が117.5度より大きい群では術後2週後の膝関節角度が最大（113.5±11.7度）と予測されること，術前の膝屈曲度が107.5度以下で術前膝伸展筋力が0.90 N･m/kg以下の群の予測値は，90.3±10.8度と予測されることが報告されている[136]．また，橈骨遠位端骨折術後患者26例26手を対象に手関節掌屈・背屈の自動ROMとその健側比を術後から2週ごとに調査し，術後4週時の健側比が掌屈約60%，背屈約70%以上の群では12週時に健側比95%以上を獲得したこと，術後12週では掌屈の平均健側比は83.3%，背屈の平均健側比は97.5%であったことが報告されている[137]．

多くのデータを紹介したが，現場の実感としては見通しを示すためのデータは全く不足している．特に，ROM訓練，動作練習に関するデータはまだまだ不十分である．信頼性があって，簡易で，安価で，汎用性に優れた評価方法による臨床データや理学療法効果の蓄積が今後も必要である．

（大森圭貢）

表 22　ストレッチングの効果

対象者	方法	結果
ナーシングホームに入所中の 3 カ月以上持続した両側の膝関節の 30 度以上の屈曲拘縮があり，歩行が不可能，あるいは移乗が全介助の 11 名	(2 回/日) ×(5 日/週) ×4 週間 左右膝関節に A，B のいずれかを実施 A：高負荷で 15 分間のストレッチング（徒手で可能な範囲で強く 1 分間ストレッチし 15 秒休憩を 15 分間繰り返す） B：低負荷で 1 時間のストレッチング（介達牽引で 1 週ごとに重錘負荷を漸増）	4 週後の膝関節伸展角度は介入前に比べ，A では 6.4±8.9°，B では 22.7±11.3°改善し，B でより効果が高く，また B では 11 名全員が改善したが，A では 11 名中 2 名で拘縮が進行した [131]
健常成人男性 12 名（21～33 歳）	ヒラメ筋に対して① static stretch，②contract-relax，③contract-relax-antagonist-relax の 3 つの方法を用い，効果を比較	効果は②と③にあったが①にはなく，改善は③，②，①の順に大きかった [132]
健常成人男性 72 名	股関節外転に対して 15 秒，45秒，2分のストレッチングを行い，抵抗力と関節可動域を比較	3 つの方法とも外転可動域は有意に改善し，抵抗力は低下した．外転可動域は，45 秒のストレッチングを行った群に比べて 15 秒間のストレッツチングを行った群で有意に大きかった [133]
健常成人 57 名（男 40 名，女 17 名；21～37 歳）	ハムストリングスに対して 15，30，60 秒の各ストレッチングを週 5 回 ×6 週行った群と行わなかった群（コントロール群）で効果を比較	30 秒ストレッチ群と 60 秒ストレッチング群の改善は，それぞれ 12.5 度，10.86 度であり，コントロール群の 0.27 度と 15 秒ストレッチング群の 3.78 度に比べて有意に大きかった [134]
健常学生 4 名	下腿三頭筋に対する週 4 回の頻度で 15 分間のストレッチと 30 分間のストレッチを 4 週間継続し，効果を比較	・介入 1 週目の足関節背屈角度の平均値は，15 分ストレッチにおいて，ストレッチ前 8.9±0.8 度，後 10.5±0.5 度であり，背屈角度は有意に改善したが，30 分ストレッチで有意な改善がなかった [135] ・介入 4 週目の 15 分ストレッチ前背屈角度は，12.4±0.8 度であった [135]
初回 TKA を施行した膝 OA 患者 190 例 212 膝	術後 2 週間時の膝屈曲角度を予測する因子を検討	・「膝屈曲角度」「膝伸展筋力」で予測できた [136] ・術前の膝屈曲角度が 117.5 度より大きい群では術後 2 週後の膝関節角度が最大（113.5±11.7 度）と予測された [136] ・術前の膝屈曲角度が 107.5 度以下で術前膝伸展筋力が 0.90 N·m/kg 以下の群の予測値は 90.3±10.8 度と予測された [136]
橈骨遠位端骨折術後患者 26 例 26 手	・手関節掌屈・背屈の自動 ROM とその健側比を術後から 2 週ごとに調査 術後早期の角度の健側比が術後 12 週時の角度の健側比に及ぼす影響を調査	・術後 12 週では，掌屈の平均健側比は 83.3%，背屈の平均健側比は，97.5% であった [137] ・術後 4 週時の健側比が掌屈約 60%，背屈約 70% 以上の群では 12 週時に健側比 95% 以上を獲得した [137]

第3版　あとがき

応用行動分析学に基づく日常生活動作訓練をマスターしたセラピストが日々活躍するようになった．○○○○病院のＳ君は２年目のセラピストだ．親に言われて無理やり理学療法士養成校に送られ，昔はやる気のない学生だった．その彼が脳血管障害によって両側片麻痺，意識障害，全失語によってコミュニケーションが全くとれない患者を担当した．次の動作を身体的ガイドで教示し，動作を再現させる身体的教示の手法と逆方向連鎖化の技法を用いて寝返り，起き上がり動作を自立させた．最終的には，近位監視下で杖歩行まで可能になったそうである．その後，転院すると言語指示に従えないこの患者さんは寝たきり状態となった．怒った家族は抗議した．困った担当セラピストは，どうすればいいのか，Ｓ君に電話をかけてきたそうである．

私のセミナー生だが，たいしたものだ．経験年数や，学生時代の成績は関係ない．リハビリテーション効果を最大限に引き出す動作訓練を実施すれば，だれもが達人セラピストになれる．無作為化臨床比較試験，英語論文，インパクトファクターが研究の値打ちを決めるのか？　皆さん一人ひとりが自分の頭で考えていただきたい．何が大切なのか？　理学療法士は何をすべきなのか？医学の進歩によって昔は助からなかった病気が治癒するようになっている．重症片麻痺者の日常生活動作の予後は，だれが変えるのだろうか？

行動分析家としての修業は今も続いている．私の一番大切な人が認知症になった．日常生活動作障害に対する介入方法はわかっている．行動に成功しやすいように先行刺激を調整し，適切な行動に注目する．そして，できたら強化刺激を与える．不適切な行動は無視し，後で私が解決する．でも，同じことが何度も繰り返されると「イライラ」してしまい，感情が表情に出る．口調が激しくなる．大切な人の怖がる表情をみて，落ち込む．応用行動分析学的に正しい方法がわかっていても，実践することは容易ではない．私の修行はどこまでも続くようだ．

第2版 あとがき

職場の図書館にいるとき，聞き慣れない言葉を耳にした.「『リハコツ』はどこにありますか？」. 美人の司書さんはキョトンとした顔をしている. 理解されていないと思った学生は，あわてて「あの青い表紙の，このぐらいの大きさで，このくらいの厚さで」と説明を加える.そこで，司書さんは気づいた.「『リハビリテーション効果を最大限に引き出すコツ』ですね」. 自分の本だから覚えているが，たしかにこの本の題名は長い. 利用頻度の高い本には例外なくこのような略語がつけられている. そう考えると悪い気持ちにはならない. 皆さん，本書の略語は「リハコツ」でいきます（三輪書店さんよろしいでしょうか）.

第Ⅳ章には新たな事例が加わった. 仲間が執筆してくれた内容である. 2007年，北海道ではリハビリテーションのための応用行動分析学研究会（http://www.reha-aba.com）が発足し，2010年からは，雑誌「リハビリテーションと応用行動分析学」が年1回発行されている. 2011年には，鈴木誠先生を中心として行動リハビリテーション研究会（http://www.koudo-reha.com/）が設立された. 2012年の3月からは雑誌「行動リハビリテーション」が発行されている. 本書の充実は，これらの仲間の研究活動の賜物である.

最近では，行動リハビリテーション研究会を窓口として，面識のない先生方からも症例の相談や論文化に関する相談をいただくようになった. 日々，仲間の輪は広がっていっている.

「行動分析学的にみて適切に行動する」という修行は，今も続いている. 逆に言うと，今でも「ムカムカ」して不適切な行動をとってしまうことがある. 情けない. この第2版の作成時期にも，いくつかの仕事が重なって「いらいら」していた. このような状況にもかかわらず，冷静に執筆・編集活動に取り組めたのは担当してくれた三輪書店の小林美智さんのおかげである. 深く感謝したい.

第1版 あとがき

「個人にレッテルを貼らない」とは書いたが，何度言っても理解できない対象者や勉強をしない学生を目の前にすると「なんでもう！」とか「やる気がないな」と自然に思ってしまう．それどころか学生にタメ口を聞かれ，「ムカムカ」とレスポンデント行動を誘発されてしまう．行動分析のおかげで，そこから自分に内言で語りかける．「いやいや，問題なのは言葉づかい．『社会性のないやつだ』などと，レッテルを貼ってはいけない」．でも顔は引きつっていたりして．臨床でも，評価結果をグラフ化したり，動作訓練内容を教示したプリントを作成したり，面倒でサボりたくなる．しょっちゅう，怒りにまかせて行動してしまい後悔ばかり．行動分析を勉強すれば適切な行動がとれるかといえば，そんなことはありません．日々，いらつく感情を抑え，適切な行動は何だと問いかける修行です．

私とは違い，行動分析の専門家はさすがです．何年か前，行動分析学会に参加していた私はホテルの朝食バイキング会場にいた．すると「いや，これいいね！」と，左手箸操作技能を高めるための身体的ガイドをまねながら，すたすたと一人の男性が近づいてきた．『うれしかった』．前日の私の発表を見てくれていたのだ．面識はなかったが，その先生のことは知っていた．なぜならその先生は有名大学の教授で，日本行動分析学会前代表だったから．私が勝手に行動分析の先生と尊敬している山本淳一先生．知り合ってから10年近くになるが，これまで注意されたことが一度もない．それどころかいつも貴重な助言をいただき，論文執筆まで手伝ってもらっている．自然と他人の良いところが褒められる行動分析家の先生方をみて，いつも思う．行動が本当に美しく，かっこいい．

だから私は，「行動分析的に行動する」という修行が続けられている．以前の私は，不適切な対応がとても多かった．でも最近は行動分析のおかげで人間関係を少しはましに築けるようになってきたと思う．本書をなんとか発刊できたのは，そのような仲間が協力してくれたおかげである．本当に感謝したい．

最後に，いつも私の執筆行動に強化刺激を与えつづけてくれた三輪書店の渡辺愛里さん，田中智子さんに深く感謝します．

引用文献

第Ⅰ章

1) Pulmonary Rehabilitation：joint ACCP/AACVPR evidence based guidelines. ACCP/AACVPR：Pulmonary Rehabilitation Guidelines Panel. American Association of Cardiovascular and Pulmonary Rehabilitation. *Chest* **112**：1363-1396, 1997
2) 奈良　勲（監），内山　靖（編）：理学療法学事典．医学書院，2006，p335，p759
3) 二木　立：脳卒中患者の障害の構造の研究．総合リハビリテーション　**11**：465-476，1983
4) 岩崎史明，斎藤佑太，他：脳卒中片麻痺患者の基本動作能力の獲得状況について．第51回日本理学療法学術大会抄録集，**43**：Suppl(2)，2016
5) 岡田一馬，中田衛樹，他：脳血管障害片麻痺患者の回復期における基本動作能力の変化．行動リハビリテーション　**6**：2-7，2017

第Ⅱ章

1) 杉山尚子，他：行動分析学入門．産業図書，1998，pp7-8
2) 安生祐治，山本淳一：硬式野球におけるスローイング技能の改善—行動的コーチングの効果の分析．行動分析学研究　**6**：3-22，1991
3) Baio, J, et al：Prevalence of autism spectrum disorder among children aged 8 years：autism and developmental disabilities monitoring network, 11 sites, United States, 2014. *MMWR Surveill Summ* **67**：1-23, 2018
4) American Psychiatric Association：高橋三郎，大野　裕（監訳）：DSM-5 精神疾患の診断・統計マニュアル．医学書院，2014

第Ⅲ章

1) 杉山尚子：行動する人間の理解．長田久雄（編）：看護学生のための心理学．医学書院，2002，pp231-265
2) 川口沙織，山﨑裕司，他：レッグプレス運動が立位保持時間に及ぼす影響．高知リハビリテーション学院紀要　**19**：79-82，2018
3) 川渕正敬，他：脳卒中片麻痺患者の非麻痺側下肢筋力と動作能力の関連．理学療法学　**30**(suppl)：70，2003
4) 田中宏太佳，他：健常中高年者の日常生活の活動性と下肢筋力・筋横断面積．リハ医学　**27**：459-463，1990
5) 吉松博信，坂田利家：肥満症の行動療法．日内会誌　**90**：154-165，2001
6) Buchner DM, et al：Effects of physical activity on health status in older adults. Ⅱ. Intervention studies. *Annu Rev Public Health* **13**：469-488, 1992
7) 山﨑裕司：機器による筋力測定．総合リハ　**35**：724-725，2007
8) 山﨑裕司，他：等尺性膝伸展筋力と移動動作の関連—運動器疾患のない高齢患者を対象として．総合リハ　**30**：747-752，2002
9) 渡辺　敏：救命救急センター・ICUにおける病棟理学療法．PTジャーナル　**41**：615-621，2007
10) 鈴木　誠，他：重度失語および重度痴呆患者における注目・賞賛の有効性．作業療法　**23**：198-205，2004
11) 松井　剛，他：拒否的な認知症患者に対する介入．行動リハビリテーション　**4**：2-7，2015
12) 矢作　満：運動障害性構音障害患者に対する身体接触の有効性．行動リハビリテーション　**2**：38-42，2013
13) 矢作　満：維持期の失語症患者に対する音読訓練．行動リハビリテーション　**3**：58-61，2014
14) 松井　剛，他：拒否的な患者に対する起立歩行訓練—喫煙を強化刺激とした介入．行動リハビリ

テーション **3**：43−48，2014
15）鈴木　誠，他：ルール制御理論に基づく座位バランス訓練の有効性．総合リハ **29**：651−654，2001
16）上村朋美，他：運動療法を拒否していた失語症患者に対する応用行動分析学的介入効果．高知リハビリテーション学院紀要 **17**：27−30，2016
17）石井　亙，他：間食行動に対する応用行動分析学的介入．リハビリテーションと応用行動分析学 **1**：16−20，2010
18）松井　剛，他：リハビリテーション拒否を続ける認知症患者に対するアイスを報酬とした介入．行動リハビリテーション **6**：23−27，2017
19）大口拓也，他：プリンを強化刺激とした認知症患者に対する起き上り動作練習．高知リハビリテーション学院紀要 **19**：89−92，2018
20）川村明範，山﨑裕司：事前のオリエンテーション内容がストレッチ時の不安感や疼痛に与える影響．高知リハビリテーション学院紀要 **9**：45−48，2008
21）横山仁志，他：先行刺激が理学療法に与える影響．行動分析学会第23回年次大会発表論文集，2005，p36
22）岡田一馬，他：グラフ提示が医療スタッフの注目度に与える影響．行動分析学会第23回年次大会発表論文集，2005，p61
23）Hiroto DS, Seligman MEP：Generality of learned helplessness in man. *Journal of Personality and Social Psychology* **31**：311−327, 1975
24）津田　彰（監訳）：学習性無力感―パーソナル・コントロールの時代をひらく理論．二瓶社，2000，pp108−112
25）富田　駿，他：失語症を有する重度片麻痺患者に対する寝返り動作練習―下肢挙上による難易度調整を用いて．行動リハビリテーション **5**：2−5，2016
26）Suzuki M, et al：Predicting recovery of upper-body dressing ability after stroke. *Arch Phys Med Rehabil* **87**：1496−1502, 2006
27）Martin GL, Treffy D：Treating self-distraction and developing self-care with a severely retarded girl：a case study. *Psycological Aspects of Disability* **17**：125−131, 1970
28）桂下直也，他：光フィードバック装置を用いた歩行器歩行練習の効果．高知リハビリテーション学院紀要 **9**：23−27，2008
29）山﨑裕司，中村明香：身体的ガイドを用いた箸操作練習―箸操作技能と学習効果の関係．高知リハビリテーション学院紀要 **8**：39−42，2007
30）山﨑裕司，山本淳一：左手箸操作練習における動作学習体験．リハビリテーション教育研究 **11**：101−103，2006
31）山﨑裕司，鈴木　誠：身体的ガイドとフェイディング法を用いた左手箸操作の練習方法．総合リハ **33**：859−864，2005
32）豊田　輝，他：練習方法の違いが模擬大腿義足歩行技能に及ぼす影響について．理学療法科学 **23**：67−71，2008
33）山﨑裕司，松下恵子：シェイピング，プロンプトフェイディングの技法を用いた車椅子キャスター上げ練習方法の効果．高知リハビリテーション学院紀要 **9**：29−33，2008

第Ⅳ章

1）榊原僚子，他：変形性股関節症患者に対して応用行動分析学を用いた介入の有効性に関する検討―痛みと歩行能力向上を認めた一症例検討．理学療法科学 **25**：473−479，2010
2）山本哲生，山﨑裕司：筋力トレーニングの導入が困難であった虚弱高齢患者に対する応用行動分析学的介入．総合リハ **33**：277−281，2005
3）石井　亙，他：間食行動に対する応用行動分析学的介入．リハビリテーションと応用行動分析学 **1**：16−20，2010
4）山﨑裕司，他：座位時間延長を目的とした応用行動分析学的介入―長期臥床後，起立性低血圧を

有した症例．高知リハビリテーション学院紀要　**4**：19–24，2003
5）山﨑裕司，他：不安によって身体活動が困難となった患者に対する応用行動分析学的介入．高知リハビリテーション学院紀要　**6**：35–40，2005
6）松井　剛，加藤宗規，他：拒否的な患者に対する起立歩行訓練―喫煙を強化刺激とした介入．行動リハビリテーション　**3**：42–47，2014
7）松井　剛，加藤宗規：リハビリテーション拒否を続ける認知症患者に対するアイスを報酬とした介入．行動リハビリテーション　**6**：23–27，2011
8）上村朋美，加藤宗規：希望していた入浴と組み合わせることにより車椅子座位保持延長を認めた一症例．第35回関東甲信越ブロック理学療法士学会プログラム抄録集，p96，2016
9）Suzuki M, et al：Predicting recovery of upper-body dressing ability after stroke. *Arch Phys Med Rehabil*　**87**：1496–1502, 2006
10）上村　賢，他：着座動作訓練に対する傾斜計の有効性．リハビリテーションと応用行動分析学　**2**：20–24，2011
11）鈴木　誠，他：箸操作訓練における手掛かり刺激の調整．総合リハ　**34**：585–591，2006
12）鈴木　誠，他：ルール制御理論に基づく座位バランス訓練の有効性．総合リハ　**29**：837–842，2001
13）千葉直之，他：認知症に対する口頭指示と文字教示を用いたトイレ時のナースコール指導．リハビリテーションと応用行動分析学　**1**：12–15，2010
14）川渕正敬，他：脳卒中片麻痺者の非麻痺側膝伸展筋力と移動動作の関連．高知リハビリテーション学院紀要　**12**：19–33，2011
15）村永信吾：立ち上がり動作を用いた下肢筋力評価とその臨床応用．昭和医会誌　**61**：362–367，2001
16）山﨑裕司，他：片脚起立動作と脚筋力の関連―重錘負荷法による検討．高知県理学療法　**17**：33–37，2010
17）平澤有里，他：健常者の等尺性膝伸展筋力．PTジャーナル　**38**：330–333，2004
18）網本　和：Pusher現象の評価とアプローチ．理学療法学　**23**：118–121，1996
19）牧村奈穂，中山智晴，山﨑裕司：転倒を繰り返す症例に対する移乗動作練習．高知リハビリテーション学院紀要　**18**：19–23，2017
20）大高洋平：回復期リハビリテーションの実践戦略 活動と転倒―リハ効果を最大に，リスクを最小に．医歯薬出版株式会社，p66，2016
21）松井　剛，岡庭千恵，他：全失語によって指示理解不可能でコンプライアンスが著しく低い症例に対するトイレ動作練習―難易度調整を併用した行動連鎖法による介入．行動リハビリテーション　**2**：18–24，2013
22）遠藤有紗，他：進行性核上性麻痺患者に対する逆方向連鎖法を用いた起き上がり動作．行動リハビリテーション　**2**：31–37，2013
23）松井　剛，山﨑裕司，他：Pusher現象を呈した重症片麻痺患者に対する段階的難易度設定による立位訓練．高知リハビリテーション学院紀要　**17**：1–7，2016

第Ⅴ章

1）Schultz W：Getting formal with dopamine and reward. *Neuron*　**36**：241–263, 2002
2）木村　實：大脳基底核の運動制御メカニズム．臨床スポーツ医学　**21**：997–1008，2004
3）鮫島和行：線条体における行動価値と行動選択のメカニズム．実験医学　**24**：2326–2333，2006
4）Schultz W, et al：Changes in behavior-related neuronal activity in the striatum during learning. *Trends Neurosci*　**26**：321–328, 2003
5）Bao S, et al：Cortical remodelling induced by activity of ventral tegmental dopamine neurons. *Nature*　**412**：79–83, 2001
6）北澤　茂：行動分析学の神経生理学的背景．行動リハビリテーション　**2**：3–9，2013
7）Dobkin BH, et al：International randomized clinical trial, stroke inpatient rehabilitation with

reinforcement of walking speed (SIRROWS), improves outcomes. *Neurorehabili Neural Repair* **24**：235–242, 2010
8）道免和久：脳卒中リハビリテーションにおける運動療法の新たなる挑戦．理学療法学 **33**：147–154，2006
9）Kawashima R, et al：Reading aloud and arithmetic calculation improve frontal function of people with dementia. J Gerontol A Biol Sci Med Sci **60**：380–384, 2005
10）川島隆太，山崎律美：痴呆に挑む—学習療法の基礎知識．くもん出版，2004，pp44–47
11）Wilson BA, et al：Behavioural Approaches in Neuropsychological Rehabilitation：Optimizing Rehabilitation Procedure. Psychology Press, New York, 2003, pp66–68
12）西村周祐，山﨑裕司：脳血管障害患者における座位練習の検討—シングルケーススタディの分析．行動リハビリテーション **6**：8–12，2017
13）中山智晴，他：応用行動分析的技法を使用した座位訓練の効果．高知リハビリテーション学院紀要 **11**：41–46，2010
14）富田　駿，他：Pusher 症状を呈する片麻痺患者に対する座位保持練習．高知リハビリテーション学院紀要 **15**：39–43，2014
15）隆杉亮太，他：Pusher，注意障害を呈する重度片麻痺患者に対する座位訓練．高知リハビリテーション学院紀要 **16**：21–24，2015
16）松井　剛，他：Pusher 現象を呈した重症片麻痺患者に対する段階的難易度設定による座位・立位練習．高知リハビリテーション学院紀要 **17**：1–8，2016
17）市川祐生，他：意識障害を有する重症片麻痺患者に対する座位訓練．高知リハビリテーション学院紀要 **17**：21–26，2016
18）遠藤有紗，他：重度の認知症を有した対象者に対するシェイピングの有効性—車椅子操作を獲得した症例を経験して．リハビリテーションと応用行動分析学 **5**：22–26，2015
19）山﨑裕司，遠藤晃祥：認知症に対する応用行動分析学的介入．高知リハビリテーション学院紀要 **18**：1–10，2017

第Ⅵ章

1）平澤有里，他：健常者の等尺性膝伸展筋力．PT ジャーナル **38**：330–333，2004
2）横山仁志，他：下肢筋群における 1 Repetition Maximum の測定—その再現性と加齢変化について．PT ジャーナル **32**：875–878，1998
3）山﨑裕司，他：下肢筋群 1Repetition Maximum の測定．高知リハビリテーション学院紀要 **11**：9–12，2010
4）山﨑裕司，他：20 歳代健常者の下肢筋力．高知リハビリテーション学院紀要 **17**：31–34，2016
5）金久博昭，他：発育期青少年の単位筋断面積当りの筋力．体力科学 **34**(suppl)：71–78，1985
6）衣笠　隆，他：男性（18～83 歳）を対象にした運動能力の加齢変化の研究．体力科学 **43**：343–351，1994
7）出村慎一，他：女性高齢者における体力因子構造と基礎体力評価のための組テストの作成．体育学研究 **41**：115–127，1996
8）古田善伯：高齢者の体力評価基準．教育医学 **37**：287–294，1992
9）Larsson L：Morphological and functional characteristics of the ageing skeletal muscle in man. A cross-Sectional Study. *Acta Physiol Scand Suppl* **457**(suppl)：1–36, 1978
10）Larsson L, et al：Muscle strength and speed of movement in relation to age and muscle morphology. *J Appl Physiol Respir Environ Exerc Physiol* **46**：451–456, 1979
11）千田益生：下肢筋力の経年変化—用手力量計による測定．リハ医学 **24**：85–91，1987
12）Rice CL, et al：Strength in an elderly population. *Arch Phys Med Rehabil* **70**：391–397, 1989
13）Cahalan TD, et al：Quantitative measurements of hip strength in different age groups. *Clin Orthop Relat Res* **246**：136–145, 1989
14）山科忠彦，他：高齢者における下腿筋力の年齢変化．永田　晟（編）：生体，運動のシステム．

第12回バイオメカニクス学会，1994，pp391-395
15）吉村茂和，他：片脚伸展筋力の測定．理学療法学　**22**：443-448，1995
16）平野裕一，他：加齢にともなう脚伸展パワー値の変化とその評価．体力科学　**43**：113-120，1994
17）吉村茂和，他：理学療法における標準（値）下肢筋力．PTジャーナル　**32**：607-614，1998
18）Ivey FM Jr, et al：Isokinetic testing of shoulder strength：normal values. *Arch Phys Med Rehabil*　**66**：384-386, 1985
19）Cahalan TD, et al：Shoulder strength analysis using the Cybex Ⅱ isokinetic dynamometer. *Clin Orthop Relat Res*　**271**：249-257, 1991
20）Dvir Z：Isokinetics：Muscle Testing, Interpretation, and Clinical Applications. Churchill Livingstone, New York, 1995, pp181-184
21）Mathiowetz V, et al：Grip and pinch strength：normative data for adults. *Arch Phys Med Rehabil*　**66**：69-74, 1985
22）Smith SS, et al：Quantification of lumbar function.Part 1：isometric and multispeed isokinetic trunk strength measures in sagittal and axial planes in normal subjects. *Spine*　**10**：757-764, 1985
23）Jerome JA, et al：A new robust index for measuring isokinetic trunk flexion and extension. Outcome from a regional study. *Spine*　**16**：804-808, 1991
24）坂本雅昭，他：理学療法における標準（値）上肢・体幹筋力．PTジャーナル　**32**：525-532, 1998
25）高木武二，他：健常者の体幹屈筋，伸筋力について—等速度測定による．理学療法学　**18**：481-485，1991
26）李　俊熙，他：等運動性運動で測定した10代から70代までの健常日本人の体幹筋力．*J Clin Rehabil*　**6**：414-416，1997
27）河村顕治，他：成人における等尺性体幹筋力標準値．日本理学診療医学会誌（運動療法と物理療法）　**13**：145-150，2002
28）武村啓住，他：健常成人女性における体幹筋力の加齢変化．理学療法学　**22**(suppl)：224，1995
29）山端るり子，他：健常女性における膝屈伸筋群の等速性筋出力特性と年齢，歩行能力との関係．理学療法科学　**13**：179-183，1998
30）蛭田秀一，他：高齢者（60～80歳代）の等速性最大筋力—脚伸展，屈曲力および筋持久力．体力科学　**35**：481，1986
31）今泉哲雄，他：加齢にともなう等速性筋出力の推移．体力研究　**82**：42-50，1993
32）Borges O：Isometric and isokinetic knee extension and flexion torque in men and women aged 20-70. *Scand J Rehabil Med*　**21**：45-53, 1989
33）恩幣伸子，他：臨床における足関節背屈筋力の定量化—Daniels法（第5版）による筋力good以上の対象について．理学療法　**15**：914-919，1998
34）坂上　昇：筋力低下の検査・測定—等速性筋力測定器とHand-Held Dynamometer．理学療法　**20**：114-123，2003
35）山﨑裕司，他：等尺性膝伸展筋力と移動動作の関連—運動器疾患のない高齢患者を対象として．総合リハ　**30**：747-752，2002
36）川渕正敬，他：脳卒中片麻痺患者の非麻痺側下肢筋力と動作能力の関連．高知リハビリテーション学院紀要　**12**：29-33，2011
37）青木詩子，他：慢性期片麻痺患者の非麻痺側膝伸展筋力と歩行能力の関連．総合リハ　**29**：65-70，2001
38）萩原洋子，他：転倒による大腿骨頸部骨折症例の下肢筋力と歩行補助具，歩行スピードの関係．総合リハ　**33**：661-665，2005
39）吉沢和也，他：大腿骨頚部・転子部骨折術後患者における退院時歩行自立度に関わる股関節周囲筋の検討．理学療法—技術と研究　**45**：49-55，2017
40）Manini TM, et al：Knee extension strength cutpoints for maintaining mobility. *J Am Geriatr*

Soc **55**：451−457, 2007
41）山﨑裕司，他：高齢患者の膝伸展筋力と歩行速度，独歩自立との関連．総合リハ **26**：689−692，1998
42）池添冬芽，他：高齢者における起居移動動作自立に必要な膝伸展筋力について．理学療法科学 **12**：179−181，1997
43）山﨑裕司，他：高齢心疾患患者の膝伸展筋力と独歩自立の関連．理学療法学 **22**：63−65，1995
44）Bassey EJ, et al：Leg extensor power and functional performance in very old men and women. *Clin Sci* **82**：321−327, 1992
45）Maeda T, et al：Discrimination of walking ability using knee joint extension muscle strength in stoke patients. *J Phys Ther Sci* **13**：87−91, 2001
46）前田哲男，他：高齢歩行障害患者が歩行可能な下肢筋力の推定．運動療法と物理療法 **11**：293−298，2000
47）大森圭貢，他：道路横断に必要な歩行速度を有するための等尺性膝伸展筋力目標値―高齢女性患者における検討．高知リハビリテーション学院紀要 **7**：25−29，2006
48）大森圭貢，他：道路横断に必要な等尺性膝伸展筋力目標値―高齢男性患者における検討．総合リハ **33**：1141−1144，2005
49）大森圭貢，他：道路横断に必要な歩行速度と下肢筋力の関連―高齢入院患者における検討．理学療法学 **28**：53−58，2001
50）Rantanen T, et al：Association of muscle strength with maximum walking speed in disabled older women. Am J Phys Med Rehabil **77**：299−305, 1998
51）Ferrucci L, et al：Depatures from linearity in the relationship between measures of muscular strength and physical performance of the lower extremities：the Women's Health and Aging Study. *J Gerontol A Biol Sci Med Sci* **52**：M275−M285, 1997
52）Judge JO, et al：Exercise to improve gait velocity in older persons. *Arch Phys Med Rehabil* **74**：400−406, 1993
53）大森圭貢，他：運動器疾患のない高齢男性患者の歩幅と下肢筋力の関係―歩幅の著しい短縮をもたらす下肢筋力水準．総合リハ **44**：53−56，2016
54）大森圭貢，他：高齢患者における等尺性膝伸展筋力と立ち上がり能力の関連．理学療法学 **31**：106−112，2004
55）村永信吾：立ち上がり動作を用いた下肢筋力評価とその臨床応用．昭和医会誌 **61**：362−367, 2001
56）遠藤弘司，他：立ち上がり動作における上肢補助の必要性に影響を及ぼす身体機能因子―高齢患者での検討．臨床理学療法研究 **28**：45−49，2011
57）金子弥生，他：階段昇り動作と膝伸展筋力の関連．総合リハ **30**：641−645，2002
58）笠原酉介，他：急性心筋梗塞患者における階段昇降に必要な運動耐容能獲得に関わる因子の検討．第71回日本循環器学会総会学術集会コメディカルセッションプログラム抄録集，2007，p82
59）Bohannon RW：Body weight-normalized knee extension strength explains sit-to-stand independence：a validation study. *J Strength Cond Res* **23**：309−311, 2009
60）山本哲生，他：等尺性膝伸展筋力が30秒椅子立ち上がりテスト成績に与える影響―高齢整形外科疾患患者における検討．高知県理学療法 **16**：23−27，2009
61）平木幸治，他：膝伸展筋の徒手筋力検査値と膝伸展ピークトルク値の関連．総合リハ **31**：785−790，2003
62）北川了三，他：膝伸展筋の徒手筋力検査値と等尺性膝伸展筋力値の関連．高知県理学療法 **11**：2−8，2004
63）Beasley WC：Normal and fair muscle systems：quantitative standards for children 10 to 12 years of age：36 muscular actions. An exhibit shown at the 39th Annual Scientific and Clinical Session, American Congress of Physical Medicine and Rehabilitation, Cleveland, 1961
64）Beasley WC：Quantitative muscle testing：principles and applications to research and clinical

services. *Arch Phys Med Rehabil* **42**：398-425, 1961
65）Dvir Z：Grade 4 in manual muscle testing：the problem with submaximal strength assessment. *Clin Rehabil* **11**：36-41, 1997
66）村田秀雄：ADL における肘関節の可動域．柏木大治（編）：整形外科 MOOK No. 54 肘関節の外傷と疾患．金原出版，1988，pp17-25
67）辻 幸子，他：慢性関節リウマチの更衣動作に関連する上肢機能の検討．第 14 回ハンドセラピィ学術集会特集 **14**：38-39，2002
68）志水宏行，他：前腕骨折の治療成績不良例の ADL 上の問題点―前腕回内外制限および手関節掌背屈制限と ADL との関係．日本ハンドセラピィ学会（編）：ハンドセラピィ 3 骨折 I ―前腕・手部．メディカルプレス，1994，pp35-47
69）花房謙一，他：全人工股関節置換術後の靴下着脱動作訓練プログラム．作業療法 **23**：26-32，2004
70）Johnston RC, et al：Hip motion measurements for selected activities of daily living. *Clin Orthop Relat Res* **72**：205-215, 1970
71）大森圭貢，他：靴下着脱および足の爪切り遂行能力と股関節可動域の関連．保存治療中の変形性股関節症患者における検討．高知リハビリテーション学院紀要 **13**：1-7，2012
72）川崎修平，他：日常生活に必要な股関節可動域について．*Hip Joint* **27**：238-241，2001
73）山﨑裕司，他：足関節背屈可動域としゃがみ込み動作の関係．理学療法科学 **25**：209-212，2010
74）山﨑裕司，他：しゃがみ込み動作に必要な足関節背屈角度．高知リハビリテーション学院紀要 **19**：15-18，2017
75）石原一成，他：虚弱高齢者の自立生活に必要な身体機能水準の設定．デサントスポーツ科学 **24**：193-201，2003
76）成田寿次，他：片麻痺症例の歩行自立の判定に関する functional reach の有用性．PT ジャーナル **40**：751-754，2006
77）森尾裕志，他：高齢心大血管疾患患者における下肢筋力，前方リーチ距離と歩行自立度との関連について．心臓リハビリテーション **12**：113-117，2007
78）島田裕之，他：高齢者の日常生活内容と身体機能に関する研究．日老医誌 **39**：197-203，2002
79）杉原敏道，他：積雪でも外出可能な高齢者の身体能力レベルに関する検討―TUGT を用いての検討．理学療法科学 **20**：179-182，2005
80）Bohannon RW, et al：Decrease in timed balance test scores with aging. *Phys Ther* **64**：1067-1070, 1984
81）今泉 寛：高齢障害者の移動能力における簡易評価法の開発とその有効性―足踏みバランステスト及びつかまり立ちテストとの関係を中心として．昭和医会誌 **59**：73-86，1999
82）Vellas BJ, et al：One-leg balance is an important predictor of injurious falls in older persons. *J Am Geriatr Soc* **45**：735-738, 1997
83）Thomas JI, Lane JV：A pilot study to explore the predictive validity of 4 measures of falls risk in frail elderly patients. *Arch Phys Med Rehabil* **86**：1636-1640, 2005
84）Vellas BJ, et al：One-leg standing balance and functional status in a population of 512 community-living elderly persons. *Aging*（*Milano*） **9**：95-98, 1997
85）松本栄子：脳血管障害者の杖と歩行．理・作・療法 **18**：365-369，1984
86）今岡 薫，他：重心動揺検査における健常者データの集計．*Equilib Res* **12**（suppl）：1-84，1997
87）高橋知佐，他：片麻痺患者における患側荷重率と歩行能力の関連．理学療法学 **30**（suppl）：166，2003
88）明﨑禎輝，他：脳血管障害患者における歩行自立のための麻痺側下肢荷重率．高知リハビリテーション学院紀要 **8**：27-31，2007
89）明﨑禎輝，他：脳血管障害片麻痺患者における 6 分間歩行距離と麻痺側下肢荷重率の関連．理学療法科学 **24**：41-44，2009

90）Akezaki Y：The weight-bearing rate on the paretic limb of cerebrovascular hemiplegic patients necessary for an independent obstacle negotiation gait. *J Jpn Phys Ther Assoc* **12**：9-12, 2009
91）明﨑禎輝，他：脳血管障害片麻痺患者の麻痺側下肢荷重率と階段昇降能力の関連．理学療法科学 **23**：301-305，2008
92）原　毅，他：座位下肢荷重力を用いた障害高齢者の移乗動作自立度判定．日老医誌 **47**：153-157，2010
93）山本遼子，他：歩行補助具と患側下肢荷重量の関係．理学療法研究・長野 **39**：44-47，2011
94）加嶋憲作，他：歩行自立度と下肢荷重率，等尺性膝伸展筋力との関連―高齢入院患者における検討．総合リハ **40**：61-65，2012
95）大森圭貢，他：両側松葉杖一側下肢完全免荷歩行の可否と上肢筋力の関連．高知リハビリテーション学院紀要 **18**：11-16，2017
96）森尾裕志，他：高齢入院患者におけるペットボトルの開栓に必要な握力．専門リハビリテーション **17**：30-35，2018
97）片山訓博，他：パーキンソン病患者の重症度と下肢筋力，下肢荷重率の関係．高知リハビリテーション学院紀要 **19**：11-14，2017
98）森尾裕志，他：高齢患者における最速歩行速度 1.0 m/sec を有するために必要な歩幅に関する研究．リハビリテーションひろば **54**：29-35，2014
99）Cress ME, Meyer M：Maximal voluntary and functional performance levels needed for independence in adults aged 65 to 97 years. *Phys Ther* **83**：37-48, 2003
100）Shephard RJ：Exercise and aging：extending independence in older adults. *Geriatrics* **48**：61-64, 1993
101）田中宏太佳，他：健常中高年者の日常生活の活動性と下肢筋力．筋横断面積―脳卒中片麻痺患者の廃用性筋萎縮予防に関する研究．リハ医学 **27**：459-463，1990
102）健康日本 21 企画検討会，健康日本 21 計画策定検討会：健康日本 21（21 世紀における国民健康づくり運動について）95．厚生労働省，2000
103）高橋精一郎，他：歩行評価基準の一考察―横断歩道の実地調査より．理学療法学 **16**：261-266，1989
104）小泉文昭，他：高齢障害者の生活行動範囲に影響を及ぼす因子についての検討―横断歩道を利用する際の問題点（第 1 報）．四国理学療法士会学会誌 **18**：73-74，1996
105）稲坂　恵，他：片麻痺患者の歩行スピードについて―100 m 歩行を獲得した症例検討．理・作・療法 **16**：865-870，1982
106）宮崎貴朗，他：実践的歩行訓練による慢性期片麻痺者の訓練効果．PT ジャーナル **30**：279-284，1996
107）山岸　豪，徳田哲男：老人歩行―光学的分析による．リハ医学 **12**：97-104，1975
108）Imms FJ, et al：Studies of gait and mobility in the elderly. *Age Ageing* **10**：147-156, 1981
109）新開省二：地域在宅高齢者の「要介護」予防をめざした目標体力水準設定．中年からの老化予防に関する医学的研究．東京都老人総合研究所，2000，pp151-157
110）鈴木堅二，他：地域で自立生活している高齢者の歩行速度と生活関連活動との関連．総合リハ **28**：955-959，2000
111）Frontera WR, et al：Strength conditioning in older men：skeletal muscle hypertrophy and improved function. *J Appl Physiol* **64**：1038-1044, 1988
112）Pyka G, et al：Muscle strength and fiber adaptations to a year-long resistance training program in elderly men and women. *J Gerontol* **49**：M22-M27, 1994
113）Hunter GR, et al：The effects of strength conditioning on older women's ability to perform daily tasks. *J Am Geriatr Soc* **43**：756-760, 1995
114）Fiatarone MA, et al：High-intensity strength training in nonagenarians. Effects on skeletal muscle. *JAMA* **263**：3029-3034, 1990
115）Fiatarone MA, et al：Exercise training and nutritional supplementation for physical frailty in

very elderly people. *N Engl J Med* **330**：1769－1775, 1994
116）Kelemen MH, et al：Circuit weight training in cardiac patients. *J Am Coll Cardiol* **7**：38－42, 1986
117）McCartney N, et al：Usefulness of weightlifting training in improving strength and maximal power output in coronary artery disease. *Am J Cardiol* **67**：939－945, 1991
118）Simpson K, et al：Randomized controlled trial of weightlifting exercise in patients with chronic airflow limitation. *Thorax* **47**：70－75, 1992
119）山﨑裕司，他：心疾患患者に対する筋力トレーニング．理学療法学 **22**：427－432，1995
120）山﨑裕司，他：高齢心筋梗塞患者の下肢筋力と筋力トレーニング．体力科学 **48**：559–568, 1999
121）長谷川輝美，他：心筋梗塞後の重度左室機能障害例に対する運動療法の効果．心臓リハビリテーション **4**：91－95，1999
122）阿部 長，他：慢性期脳卒中片麻痺患者における下肢筋力強化訓練の歩行速度に及ぼす影響．理学療法学 **18**：529－533，1991
123）近藤照彦，他：片麻痺患者の動的下肢筋力トレーニング，Detraining および Retraining がピークトルク値に及ぼす影響．総合リハ **20**：517－521，1992
124）Engardt M, et al：Dynamic muscle strength training in stroke patients：effects on knee extension torque, electromyographic activity, and motor function. *Arch Phys Med Rehabil* **76**：419－425, 1995
125）Sharp SA, et al：Isokinetic strength training of the hemiparetic knee：effects on function and spasticity. *Arch Phys Med Rehabil* **78**：1231－1236, 1997
126）Ouellette MM, et al：High-intensity resistance training improves muscle strength, self-reported function, and disability in long-term stroke survivors. *Stroke* **35**：1404－1409, 2004
127）Flansbjer UB, et al：Progressive resistance training after stroke：effects on muscle strength, muscle tone, gait performance and perceived participation. *J Rehabil Med* **40**：42－48, 2008
128）Chandler JM, et al：Is lower extremity strength gain associated with improvement in physical performance and disability in frail, community-dwelling elders?. *Arch Phys Med Rehabil* **79**：24－30, 1998
129）Fisher NM, et al：Muscle rehabilitation in impaired elderly nursing home residents. *Arch Phys Med Rehabil* **72**：181－185, 1991
130）Bean J, et al：Weighted stair climbing in mobility-limited older people：A pilot study. *J Am Geriatr Soc* **50**：633－670, 2002
131）Light KE, et al：Low-Load Prolonged Stretch vs. High-load brief stretch in treating knee contractures. *Phys Ther* **64**：330－333, 1984
132）Etnyre BR, et al：Gains in range of ankle dorsiflexion using three popular stretching techniques. *Am J Phys Med* **65**：189－196, 1986
133）Madding SW, et al：Effect of duration of passive stretch on hip abduction range of motion. *J Orthop Sports Phys Ther* **8**：409－416, 1987
134）Bandy WD, et al：The effect of time on static stretch on the flexibility of the hamstring muscles. *Phys Ther* **74**：845－850, 1994
135）山﨑裕司，他：下腿三頭筋に対するストレッチ時間と効果の関連．高知リハビリテーション学院紀要 **16**：35－37，2015
136）熊代功児，他：人工膝関節全置換術施行患者の術後 2 週時の膝関節屈曲角度の予測．日本人工関節学会誌 **47**：367－368，2017
137）成田大地，他：橈骨遠位端骨折術後における手関節自動関節可動域の推移調査．日本ハンドセラピィ学会誌 **10**：121－125，2018

参考文献

1）杉山尚子，他：行動分析学入門．産業図書，1998
➡行動分析のすべてを網羅した参考書

2）島宗　理：パフォーマンス・マネジメント—問題解決のための行動分析学．米田出版，2000
➡職場で生じる問題を解決しながら行動分析の基礎が学べる．短期間で読むことができ，入門書として最適

3）杉山尚子：行動する人間の理解．長田久雄（編）：看護学生のための心理学．医学書院，2003
➡看護場面を例にとって，わずか 55 頁で応用行動分析学が紹介されている．入門書として最適

4）杉山尚子：行動分析学入門—ヒトの行動の思いがけない理由（新書）．集英社，2005
➡行動分析の基礎が学べる．短期間で読破可能．低価格もうれしい

5）Mazur JE（著），磯　博行，他（訳）：メイザーの学習と行動 日本語版第 2 版．二瓶社，1999
➡学習と行動の基礎理論について，多くの実験データを引用しながら紹介している

6）Alberto PA，Troutman AC（著），佐久間徹，他（訳）：はじめての応用行動分析 日本語版第 2 版．二瓶社，2004
➡教育場面における問題事例を考えながら行動分析が学べる

7）Berni R，Fordyce WE（著），大橋正洋，他（訳）：ナースのための行動療法—問題行動への援助．医学書院，1982
➡病院，施設内で生じる問題事例が多数紹介されている．医療スタッフであれば必見の一冊（現在絶版）

8）山本淳一，池田聡子：応用行動分析で特別支援教育が変わる—子どもへの指導方略を見つける方程式．図書文化，2005
➡特別支援教育現場における行動分析を用いた教育手法が紹介されている．自閉症や ADHD（注意欠陥多動性障害），学習障害の子どもに携わる機会のあるセラピストには必読の書

9）山本淳一，池田聡子：できる！をのばす行動と学習の支援—応用行動分析によるポジティブ思考の特別支援教育．日本標準，2007
➡行動分析を用いた教育手法がわかりやすいイラストで紹介されている．特別支援教育にかかわらず，教育現場に勤めるセラピストには入門書として最適

10）河合伊六（監），辻下守弘，小林和彦（編）：リハビリテーションのための行動分析学入門．医歯薬出版，2006
➡行動分析学の基礎がリハビリテーション現場の具体例によって説明されている．その他，リハビリテーションのさまざまな分野における行動分析学の応用方法が示されている

11）山﨑裕司（編）：理学療法士・作業療法士のためのできる！　ADL 練習．南江堂，2016
➡重症片麻痺者，認知症患者に対する動作練習の極意を 130 本の動画によって紹介

索引

リハビリテーション効果を最大限に引き出すコツ
―応用行動分析で運動療法とADL訓練は変わる　第3版

発　行――2008年4月5日　第1版第1刷
2010年6月15日　第1版第3刷
2012年5月25日　第2版第1刷
2018年2月10日　第2版第4刷
2019年6月15日　第3版第1刷
2022年4月1日　第3版第2刷
2024年8月30日　第3版第3刷 ©

編　集――山﨑裕司・山本淳一
発行者――青山　智
発行所――株式会社 三輪書店
〒113-0033 東京都文京区本郷6-17-9　本郷綱ビル
電話 03-3816-7796　FAX 03-3816-7756
http://www.miwapubl.com
印刷所――壮光舎印刷 株式会社

ISBN 978-4-89590-663-0 C3047